U0202411

新编护理学规范与常见护理技术

主编 张锦军 李 晨 袁婷婷 李海霞

张 红 雷桂华 汪 静 孙金云

上海科学技术文献出版社

Shanghai Scientific and Technological Literature Press

图书在版编目（CIP）数据

新编护理学规范与常见护理技术／张锦军等主编
.-- 上海：上海科学技术文献出版社,2023
ISBN 978-7-5439-8946-7

Ⅰ.①新… Ⅱ.①张… Ⅲ.①护理学 Ⅳ.①R47

中国国家版本馆CIP数据核字（2023）第194667号

组稿编辑：张　树
责任编辑：王　珺
封面设计：宗　宁

新编护理学规范与常见护理技术

XINBIAN HULIXUE GUIFAN YU CHANGJIAN HULI JISHU

主　　编：张锦军　李　晨　袁婷婷　李海霞　张　红　雷桂华　汪　静　孙金云
出版发行：上海科学技术文献出版社
地　　址：上海市长乐路746号
邮政编码：200040
经　　销：全国新华书店
印　　刷：山东麦德森文化传媒有限公司
开　　本：787mm×1092mm 1/16
印　　张：18.75
字　　数：477千字
版　　次：2023年8月第1版　2023年8月第1次印刷
书　　号：ISBN 978-7-5439-8946-7
定　　价：198.00元

编委会

主　编

张锦军　李　晨　袁婷婷　李海霞

张　红　雷桂华　汪　静　孙金云

副主编

张美娟　周　娜　吴杰斐　唐雪萍

赵瑞连　祁　云

编　委（按姓氏笔画排序）

刘秀芝（莒县中医医院）

祁　云（东部战区总医院秦淮医疗区）

孙金云（诸城龙城中医医院）

李　晨（枣庄市妇幼保健院）

李海霞（青岛市黄岛区灵山卫中心卫生院）

吴杰斐（兖矿新里程总医院）

汪　静（菏泽市牡丹区人民医院）

张　红（高密市结核病防治所）

张美娟（济宁市兖州区人民医院）

张锦军（山东省泰山医院）

周　娜（山东省第二人民医院）

赵瑞连（冠县新华医院）

袁婷婷（枣庄市妇幼保健院）

唐雪萍（四川省宜宾市第一人民医院）

雷桂华（夏津县人民医院）

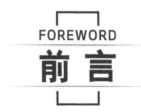

FOREWORD
前言

　　当今世界科技飞速发展,护理教育水平的不断提高、护理研究的广泛开展、护理实践的复杂性增加、护理知识体系的完善和扩展,都推动着护理学成为一门独立的学科。随着人民生活水平、文化水平日益提高,人们的健康观念也发生了巨大改变,健康生活成为社会关注的热点问题。同时,医学的目的已由"救死扶伤,实行人道主义"转变为"延长寿命,提高生命质量和健康促进"。这是观念的更新,也是历史的进步。为进一步规范护理行为,切实对患者实施优质护理,更好地体现人文关怀,编者在参考了大量国内外最新文献之后,编写了《新编护理学规范与常见护理技术》一书。

　　本书编写时融合国内外最新的护理理论,展现了最新的护理技术,在力求内容覆盖面广、信息量大的同时,注重内容的先进性、科学性、实用性,旨在为读者提供新理论、新方法和新的护理临床实践知识。本书首先介绍了护理学的基础知识,然后重点阐述了临床各科疾病的护理诊断、护理评估、护理问题、护理措施等内容。本书内容丰富、重点突出,结合了当前我国护理行业的实际情况,在内容编写上顺应学科专业发展趋势及教学改革,反映了现代护理学的新观点。本书具有很强的临床指导价值,可为临床一线护理人员提供指导和帮助,也可作为医学院校学生和临床实习护士的学习参考用书。

　　由于编写时间仓促,加之编者自身学识水平和工作实践存在局限,本书难免存在疏漏之处。为了进一步提高本书的质量,诚恳地希望各位读者不吝赐教,提出宝贵意见。

《新编护理学规范与常见护理技术》编委会

2023 年 4 月

CONTENTS

目 录

第一章 护理程序

第一节 概 述

护理程序是一种系统而科学地安排护理活动的工作方法,目的是确认和解决护理对象对现存或潜在健康问题的反应,是指在护理服务活动中,通过一系列有目的、有计划、有步骤的行动,为护理对象提供生理、心理、社会、文化及发展的整体护理。

一、护理程序的特征

护理程序作为护理人员照顾护理对象的独特工作方法,具有以下几个方面的特征。

(一)个体性

根据患者的具体情况和需求设计护理活动,满足不同的需求。

(二)目标性

以识别及解决护理对象的健康问题,以及对健康问题的反应为特定目标,全面计划及组织护理活动。

(三)系统性

以系统论为理论框架,指导护理工作的各个步骤系统而有序地进行,每一项护理活动都是系统中的一个环节,保证了护理活动的连续性。

(四)连续性

不限于某特定时间,而是随着护理对象反应的变化随时进行。

(五)科学性

综合了现代护理学的理论观点和其他学科的相关理论,如控制论、需要论等学说为理论基础。

(六)互动性

在整个过程中,护理人员与护理对象、同事、医师及其他人员密切合作,以全面满足服务对象的需要。

(七)普遍性

护理程序适合在任何场所、为任何护理服务对象安排护理活动。

二、护理程序的理论基础

护理程序在现代护理理论基础上产生，通过一系列目标明确的护理活动为服务对象的健康服务，可作为框架运用到面向个体、家庭和社区的护理工作中。相关的理论基础主要包括系统论、需要层次论、生长发展理论、应激适应理论、沟通理论等，具体见表1-1。

表 1-1　护理程序的理论基础与应用

理论	应用
一般系统论	理论框架、思维方法、工作方法
需要层次论	指导分析资料、提出护理问题
生长发展理论	制订计划
应激适应理论	确定护理目标、评估实施效果
沟通理论	收集资料、实施计划、解决问题过程

三、护理程序的步骤

护理程序由评估、诊断、计划、实施和评价5个步骤组成，这5个步骤之间相互联系，互为影响（图1-1）。

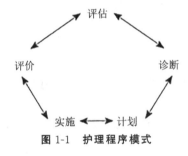

图 1-1　护理程序模式

（一）护理评估

护理评估是护理程序的第一步，收集护理对象生理、心理、社会方面的健康资料并进行整理，以发现和确认服务对象的健康问题。

（二）护理诊断

在评估基础上确定护理诊断，以描述护理对象的健康问题。

（三）护理计划

对如何解决护理诊断涉及的健康问题作出决策，包括排列护理诊断顺序、确定预期目标、制订护理措施和书写护理计划。

（四）护理实施

护理实施即按照护理计划执行护理措施的活动。

（五）护理评价

护理评价即将护理对象对护理的反应与预期目标进行比较，根据预期目标达到与否，评定护理计划实施后的效果。必要时，应重新评估服务对象的健康状况，引入护理程序的下一个循环。

（张美娟）

第二节 护 理 评 估

护理评估是有目的、有计划、有步骤地收集有关护理对象生理、心理、社会文化和经济等方面的资料,对此进行整理与分析,以判断服务对象的健康问题,为护理活动提供可靠的依据。具体包括收集资料、整理资料和分析资料三部分。

一、收集资料

(一)资料的来源

1.直接来源

护理对象本人,是第一资料来源也是主要来源。

2.间接来源

(1)护理对象的重要关系人,也就是社会支持性群体,包括亲属、关系亲密的朋友、同事等。

(2)医疗活动资料,如既往实验室报告、出院小结等健康记录。

(3)其他医护人员、放射医师、化验师、药剂师、营养师、康复师等。

(4)护理学及其他相关学科的文献等。

(二)资料的内容

在收集资料的过程中,各个医院均有自己设计的收集资料表,无论依据何种框架,基本内容主要包括一般资料、生活状况及自理程度、健康检查及心理社会状况等。

1.一般资料

一般资料包括患者姓名、性别、出生日期、出生地、职业、民族、婚姻、文化程度、住址等。

2.现在的健康状况

现在的健康状包括主诉、现病史、入院方式、医疗诊断及目前用药情况。目前的饮食、睡眠、排泄、活动、健康管理等日常生活型态。

3.既往健康状况

既往健康状况包括既往史、创伤史、手术史、家族史、有无过敏史、有无传染病。既往的日常生活型态、烟酒嗜好、女性还包括月经史和婚育史。

4.护理体检

护理体检包括体温、脉搏、呼吸、血压、身高、体重、生命体征、各系统的生理功能及有无疼痛、眩晕、麻木、瘙痒等,有无感觉(视觉、听觉、嗅觉、味觉、触觉)异常,有无思维活动、记忆能力等障碍等认知感受形态。

5.实验室及其他辅助检查结果

实验室及其他辅助检查结果包括最近进行的辅助检查的客观资料,如实验室检查、X线、病理检查等。

6.心理方面的资料

心理方面的资料包括对疾病的认知和态度、康复的信心,病后情绪、心理感受、应对能力等变化。

7.社会方面的资料

社会方面的资料包括就业状态、角色问题和社交状况;有无重大生活事件,支持系统状况等;有无宗教信仰;享受的医疗保健待遇等。

(三)资料的分类

1.按照资料的来源划分

按照资料的来源包括主观资料和客观资料。主观资料指患者对自己健康问题的体验和认识。包括患者的知觉、情感、价值、信念、态度、对个人健康状态和生活状况的感知。主观资料的来源可以是患者本人,也可以是患者家属或对患者健康有重要影响的人。客观资料指检查者通过观察、会谈、体格检查和实验等方法得到或被检测出的有关患者健康状态的资料。客观资料获取是否全面和准确主要取决于检查者是否具有敏锐的观察能力及丰富的临床经验。

当护士收集到主观资料和客观资料后,应将两方面的资料加以比较和分析,可互相证实资料的准确性。

2.按照资料的时间划分

按照资料的时间划分包括既往资料和现时资料。既往资料是指与服务对象过去健康状况有关的资料,包括既往病史、治疗史、过敏史等。现时资料是指与服务对象现在发生疾病有关的状况,如现在的体温、脉搏、呼吸、血压、睡眠状况等。

护士在收集资料时,需要将既往资料和现时资料结合起来分析。

(四)收集资料的方法

1.观察

观察是指护理人员运用视、触、叩、听、嗅等感官获得患者、家属及患者所处环境的信息并进行分析判断,是收集有关服务对象护理资料的重要方法之一。观察贯穿在整个评估过程中,可以与交谈同时进行。护士应及时、敏锐、连续的对服务对象进行观察,如果患者出现面容痛苦、呈强迫体位,就提示患者可能有疼痛,由此进一步询问持续时间、部位、性质等。观察作为一种技能,护理人员在实践中需要不断培养和锻炼,以期得到发展和提高。

2.交谈

护患之间的交谈是一种有目的的医疗活动,使护理人员获得有关患者的资料和信息。一般可分为以下两种。

(1)正式交谈:是指事先通知患者,有目的、有计划的交谈,如入院后的采集病史。

(2)非正式交谈:是指护士在日常护理工作中与患者随意自然的交谈,不明确目的,不规定主题、时间,是一种"开放式交流",以便及时了解到服务对象的真实想法和心理反应。交谈时护士应注意沟通技巧的运用,对一些敏感性话题应注意保护患者的隐私。

3.护理体检

护理人员运用体检技能,为护理对象进行系统的身体评估,获取与护理有关的生命体征、身高、体重等,以便收集与护理诊断、护理计划有关的患者方面的资料,及时了解病情变化和发现护理对象的健康问题。

4.阅读

阅读包括查阅护理对象的医疗病历(门诊和住院)、各种护理记录及实验室和辅助检查结果,以及有关文献等。也可以用心理测量及评定量表对服务对象进行心理社会评估。

二、整理资料

为了避免遗漏和疏忽相关和有价值的资料,得到完整全面的资料,常依据某个护理理论模式设计评估表格,护理人员依据表格全面评估,整理资料。

(一)按戈登的功能性健康形态整理分类

1.健康感知-健康管理形态

健康感知-健康管理形态指服务对象对自己健康状态的认识和维持健康的方法。

2.营养代谢形态

营养代谢形态包括食物的利用和摄入情况。如营养、液体、组织完整性、体温调节以及生长发育等的需求。

3.排泄形态

排泄形态主要指肠道、膀胱的排泄状况。

4.活动-运动形态

活动-运动形态包括运动、活动、休闲与娱乐状况。

5.睡眠-休息形态

睡眠-休息形态指睡眠、休息以及精神放松的状况。

6.认知-感受形态

认知-感受形态包括与认知有关的记忆、思维、解决问题和决策以及与感知有关的视、听、触、嗅等功能。

7.角色-关系形态

家庭关系、社会中角色任务及人际关系的互动情况。

8.自我感受-自我概念形态

自我感受-自我概念形态指服务对象对于自我价值与情绪状态的信念与评价。

9.性-生殖形态

性-生殖形态主要指性发育、生殖器官功能及对性的认识。

10.应对-压力耐受形态

应对-压力耐受形态指服务对象压力程度、应对与调节压力的状况。

11.价值-信念形态

价值-信念形态指服务对象的思考与行为的价值取向和信念。

(二)按马斯洛需要层次进行整理分类

1.生理需要

体温 39 ℃,心率 120 次/分,呼吸 32 次/分,腹痛等。

2.安全的需要

对医院环境不熟悉,夜间睡眠需开灯,手术前精神紧张,走路易摔倒等。

3.爱与归属的需要

患者害怕孤独,希望有亲友来探望等。

4.尊重与被尊重的需要

如患者说:"我现在什么事都不能干了""你们应该征求我的意见"等。

5.自我实现的需要

担心住院会影响工作、学习,有病不能实现自己的理想等。

(三)按北美护理诊断协会的人类反应形态分类

1.交换

交换包括营养、排泄、呼吸、循环、体温、组织的完整性等。

2.沟通

沟通主要指与人沟通交往的能力。

3.关系

关系指社交活动、角色作用和性生活形态。

4.价值

价值包括个人的价值观、信念、宗教信仰、人生观及精神状况。

5.选择

选择包括应对能力、判断能力及寻求健康所表现的行为。

6.移动

移动包括活动能力、休息、睡眠、娱乐及休闲状况,日常生活自理能力等。

7.感知

感知包括感知能力等。

8.知识

知识包括自我概念,感知和意念;包括对健康的认知能力、学习状况及思考过程。

9.感觉

感觉包括个人的舒适、情感和情绪状况。

三、分析资料

(一)检查有无遗漏

将资料进行整理分类之后,应仔细检查有无遗漏,并及时补充,以保证资料的完整性及准确性。

(二)与正常值比较

收集资料的目的在于发现护理对象的健康问题。因此护士应掌握常用的正常值,将所收集到的资料与正常值进行比较,并在此基础上进行综合分析,以发现异常情况。

(三)评估危险因素

有些资料虽然目前还在正常范围,但是由于存在危险因素,若不及时采取预防措施,以后很可能会出现异常,损害服务对象的健康。因此,护士应及时收集资料评估这些危险因素。

护理评估通过收集服务对象的健康资料,对资料进行组织、核实和分析,确认服务对象对现存的或潜在的健康问题或生命过程的反应,为作出护理诊断和进一步制订护理计划奠定了基础。

四、资料的记录

(一)原则

书写全面、整洁、简练、流畅,客观资料运用医学术语,避免使用笼统、模糊的词,主观资料尽量引用护理对象的原话。

(二)记录格式

根据资料的分类方法,根据各医院,甚至各病区的特点自行设计,多采用表格式记录。与患者第一次见面收集到的资料记录称入院评估,要求详细、全面,是制订护理计划的依据,一般要求入院后 24 小时内完成。住院期间根据患者病情天数,每天或每班记录,反映了患者的动态变化,用以指导护理计划的制订、实施、评价和修订。

(吴杰斐)

第三节　护理诊断

护理诊断是护理程序的第二个步骤,是在评估的基础上对所收集的健康资料进行分析,从而确定服务对象的健康问题及引起健康问题的原因。护理诊断是一个人生命过程中的生理、心理、社会文化发展及精神方面健康状况或问题的一个简洁、明确的说明,这些问题都是属于护理职责范围之内,能够用护理的方法解决的问题。

一、护理诊断的概念

1990 年,北美护理诊断协会提出并通过了护理诊断的定义:护理诊断是关于个人、家庭、社区对现存或潜在的健康问题及生命过程反应的一种临床判断,是护士为达到预期的结果选择护理措施的基础,这些预期结果应能通过护理职能达到。

二、护理诊断的组成部分

护理诊断有 4 个组成部分:名称、定义、诊断依据和相关因素。

(一)名称

名称是对服务对象健康状况的概括性的描述。应尽量使用按北美护理诊断协会认可的护理诊断名称,以有利于护士之间的交流和护理教学的规范。常用改变、受损、缺陷、无效或低效等特定描述语。例如,排便异常:便秘;有皮肤完整性受损的危险。

(二)定义

定义是对名称的一种清晰的、正确的表达,并以此与其他诊断相鉴别。一个诊断的成立必须符合其定义特征。有些护理诊断的名称虽然十分相似,但仍可从定义中发现彼此的差异。例如,"压力性尿失禁"的定义是"个人在腹内压增加时立即无意识地排尿的一种状态""反射性尿失禁"的定义是"个体在没有要排泄或膀胱满胀的感觉下可以预见的不自觉地排尿的一种状态"。虽然二者都是尿失禁,但前者的原因是腹内压增高,后者的原因是无法抑制的膀胱收缩。因此,确定诊断时必须认真区别。

(三)诊断依据

诊断依据是作出护理诊断的临床判断标准。诊断依据常常是患者所具有的一组症状和体征,以及有关病史,也可以是危险因素。对于潜在的护理诊断,其诊断依据则是原因本身(危险因素)。

诊断依据依其在特定诊断中的重要程度分为主要依据和次要依据。

1.主要依据

主要依据是指形成某一特定诊断所应具有的一组症状和体征及有关病史,是诊断成立的必要条件。

2.次要依据

次要依据是指在形成诊断时,多数情况下会出现的症状、体征及病史,对诊断的形成起支持作用,是诊断成立的辅助条件。

例如,便秘的主要依据是"粪便干硬,每周排大便不到 3 次",次要依据是"肠鸣音减少,自述肛门部有压力和涨满感,排大便时极度费力并感到疼痛,可触到肠内嵌塞粪块,并感觉不能排空"。

(四)相关因素

相关因素是指造成服务对象健康状况改变或引起问题产生的情况。常见的相关因素包括以下几个方面。

1.病理生理方面的因素

病理生理方面的因素指与病理生理改变有关的因素。例如,"体液过多"的相关因素可能是右心衰竭。

2.心理方面的因素

心理方面的因素指与服务对象的心理状况有关的因素。例如,"活动无耐力"可能是由疾病后服务对象处于较严重的抑郁状态引起。

3.治疗方面的因素

治疗方面的因素指与治疗措施有关的因素(用药、手术创伤等)。例如,"语言沟通障碍"的相关因素可能是使用呼吸机时行气管插管。

4.情景方面的因素

情景方面的因素指环境、情景等方面的因素(陌生环境、压力刺激等)。例如,"睡眠型态紊乱"可能与住院后环境改变有关。

5.年龄因素

年龄因素指在生长发育或成熟过程中与年龄有关的因素。如婴儿、青少年、中年、老年各有不同的生理、心理特征。

三、护理诊断与合作性问题及医疗诊断的区别

(一)合作性问题——潜在并发症

在临床护理实践中,护士常遇到一些无法完全包含在按北美护理诊断协会制订的护理诊断中的问题,而这些问题也确实需要护士提供护理措施,因此,1983 年 Lynda Juall Carpenito 提出了合作性问题的概念。她把护士需要解决的问题分为两类:一类经护士直接采取措施可以解决,属于护理诊断;另一类需要护士与其他健康保健人员尤其是医师共同合作解决,属于合作性问题。

合作性问题需要护士承担监测职责,以及时发现服务对象身体并发症的发生和情况的变化,但并非所有并发症都是合作性问题。有些可通过护理措施预防和处理,属于护理诊断;只有护士不能预防和独立处理的并发症才是合作性问题。合作性问题的陈述方式是"潜在并发症:XXXX"。如"潜在并发症:脑出血"。

(二)护理诊断与合作性问题及医疗诊断的区别

1.护理诊断与合作性问题的区别

护理诊断是护士独立采取措施能够解决的问题;合作性问题需要医师、护士共同干预处理,处理决定来自医护双方。对合作性问题,护理措施的重点是监测。

2.护理诊断与医疗诊断的区别

明确护理诊断和医疗诊断的区别对区分护理和医疗两个专业、确定各自的工作范畴和应负的法律责任非常重要。二者主要区别见表1-2。

表 1-2　护理诊断与医疗诊断的区别

项目	护理诊断	医疗诊断
临床判断的对象	对个体、家庭、社会的健康问题/生命过程反应的一种临床判断	对个体病理生理变化的一种临床判断
描述的内容	描述的是个体对健康问题的反应	描述的是一种疾病
决策者	护士	医疗人员
职责范围	在护理职责范围内进行	在医疗职责范围内进行
适应范围	适用于个体、家庭、社会的健康问题	适用于个体的疾病
数量	往往有多个	一般情况下只有一个
是否变化	随病情的变化而改变	一旦确诊则不会改变

四、护理诊断的陈述

戈登主张护理诊断的陈述应包括三部分:健康问题、症状或体征、原因。

(一)健康问题

健康问题包括服务对象现存的和潜在的健康问题。

(二)症状或体征

症状或体征是指与健康问题有关的症状或体征。临床症状或体征往往提示服务对象有健康问题存在,如急性心肌梗死时心前区疼痛是此人健康问题的重要特征。

(三)原因

原因是指影响服务对象健康状况的直接因素、促发因素或危险因素。疾病的原因往往是比较明确的,而健康问题的原因往往因人而异,如失眠,其原因可能有焦虑、饥饿、环境改变、体位不舒适等,而且不同的疾病可能有相同的健康问题。

一个完整的护理诊断通常由三部分构成,即:①健康问题(problem);②原因(etiology);③症状或体征(symptoms or signs),又称 PES 公式,如营养失调:高于机体需要量(P)、肥胖(S)、与进食过多有关(E)。

但目前临床上趋向于将护理诊断简化为两部分,即 P＋E 或 S＋E。如皮肤完整性受损(P),与局部组织长期受压有关(E)。便秘(S),与生活方式改变有关(E)。

无论三部分陈述还是两部分陈述,原因的陈述不可或缺,只有明确原因才能为制订护理计划指明方向,而且原因的陈述常用"与……有关"来连接,准确表述健康问题与原因之间的关系,有助于护士确定该诊断是否成立。

五、陈述护理诊断的注意事项

(1)名称清楚:护理诊断所列名称应明确、简单易懂。

(2)护理诊断并非医疗诊断,应是由护理措施能够解决的问题。

(3)勿将医学诊断当作导致问题的相关因素,如"潜在性皮肤受损:与糖尿病有关"。

(4)勿将护理对象的症状或体征当作问题,如"尿少:与水的摄入不足有关"。

(5)勿将护理诊断的问题与相关因素相混淆,如"糖尿病知识不足:与缺乏糖尿病知识有关"。

(6)全面诊断:列出的护理诊断应贯彻整体的观点,做全面的诊断。故一个患者可有多个护理诊断,并随病情发展而变化。

(7)避免作出带有价值判断的护理诊断,如"卫生不良与懒惰有关""社交障碍与缺乏道德有关"。

(8)避免使用可能引起法律纠纷的语句,如"有受伤的危险与护士未加床档有关"。

护理诊断对服务对象的健康状况进行了准确的描述,界定了护理工作的范畴,指出了护理的方向,为护理计划的制订提供了依据。

(唐雪萍)

第四节　护理计划

护理计划是护理程序的第三个步骤,是制订护理对策的过程。护理人员在评估及诊断的基础上,对患者的健康问题、护理目标及护士所要采取的护理措施的一种书面说明,通过护理计划,可以使护理活动有组织、有系统地满足患者的具体需要。

一、护理计划的种类

护理计划从与服务对象刚接触开始,直到因服务对象离开医疗机构终止护患关系而结束。计划的类型可分为入院护理计划、住院护理计划和出院护理计划。

(一)入院护理计划

入院护理计划指护士经入院评估后制订的综合护理计划。评估资料不仅来源于书面数据,而且来源于服务对象的身体语言和直觉信息。由于住院期有逐渐缩短的趋势,因此计划应在入院评估后尽早开始,并根据情况及时修改。

(二)住院护理计划

护士根据获取的新评估资料和服务对象对护理的反应,制订较入院计划更为个体化的住院护理计划。住院护理计划也可在护士接班后制订,主要确定本班为服务对象所提供的护理项目。根据住院评估资料,护士每天制订护理计划,以达到以下目的:①确定服务对象的健康状况是否发生改变。②排列本班护理活动的优先顺序。③决定本班需要解决的核心问题。④协调护理活动,通过一次护理活动解决服务对象多个问题。

(三)出院护理计划

随着平均住院期的缩短,患者出院后仍然需要护理。因此,出院护理计划是总体护理计划的重要组成部分。有效出院护理计划的制定从第一次与服务对象接触开始,护士以全面而及时的满足服务对象需要的信息为基础,根据服务对象住院和出院时的评估资料,推测如何满足服务对象出院后的需要而制定。

二、护理计划的过程

护理计划包括四方面的内容:①排列护理诊断的顺序;②制定预期目标;③制定护理措施;④书写护理计划。

(一)排列护理诊断的顺序

由于护理诊断往往不只是一个,因此,在拟定计划时首先应明确处理护理诊断提出问题的先后次序。一般对护理诊断的排序按首优、中优、次优进行排列,分出轻重缓急,先解决主要问题或以主要问题为重点,再依次解决所有问题,做到有条不紊。

1.首优问题

涉及的问题是直接威胁生命,需要立即采取行动予以解决的问题。如心排血量减少、气体交换受损、清理呼吸道无效、不能维持自主呼吸、严重体液不足、组织灌流量改变等问题。

2.中优问题

涉及的问题不直接威胁生命,但对护理对象的身心造成痛苦并严重影响健康的问题。如急性疼痛、组织或皮肤完整性受损、体温过高、睡眠形态紊乱、有受伤的危险、有感染的危险、焦虑、恐惧等。

3.次优问题

涉及的问题需要护理人员的少量支持就可以解决或可以考虑暂时放后面的问题,虽然不如生理需要和安全需要问题迫切,但并非不重要,同样需要护士给予帮助,使问题得到解决,以便对象达到最佳健康状态。如社交孤立、家庭作用改变、角色冲突、精神困扰等。

首优、中优、次优的顺序在护理的过程中不是固定不变的,随着病情的变化,威胁生命的问题得以解决,生理需要获得一定程度的满足后,中优或次优的问题可以上升为"首优问题"。

(二)排列护理诊断顺序应遵循的原则

1.结合护理理论模式

常用的有马斯洛的人类基本需要层次论。先考虑满足基本生活的需要,再考虑高水平的需要。即将对生理功能平衡状态威胁最大的问题排在最前面。如对氧气的需要优先于对水的需要,对水的需要优先于对食物的需要。

2.紧急情况

危及生命的问题始终摆在护理行动的首位。

3.与治疗计划相一致

要考虑不与医疗措施相抵触。

4.取得护理对象的信任与合作

注重服务对象的个人需求,尊重护理对象的意愿,共同讨论达成一致,即服务对象认为最为迫切的问题,如果与治疗、护理原则无冲突,可考虑优先解决。

5.尊重服务对象的健康价值观和信仰

根据服务对象的健康价值观和信仰排列护理诊断顺序。

6.考虑设备资源及所需的时间

一定要考虑在现有的条件下能否实施,否则计划形同虚设,措施无法实施,问题也就得不到解决。

7.潜在的问题要全面评估

一般认为现存问题应优先解决,但有时潜在的和需协同处理的问题并非首优问题,有时后者比前者更重要。护士应根据理论知识和临床经验对潜在的问题全面评估。例如,大面积烧伤处于休克期时,有体液不足的危险,如果不及时预防,就会危及服务对象生命,应列为首优问题。

(三)制定预期目标

预期目标也称预期结果,是期望的护理结果。指在护理措施实施之后,期望能够达到的健康状态或行为的改变,其目的是为制定的护理措施提供方向及为护理效果评价提供标准。

1.分类

根据实现目标所需的时间分为短期目标和长期目标。

(1)短期目标:是指在较短的时间内(几天、几小时)能够达到的目标,适合于住院时间较短、病情变化快者。例如,"3天后,服务对象下床行走 50 米""用药 2 小时后服务对象自述疼痛消失"等都是短期目标。

(2)长期目标:是指需要相对较长时间(数周、数月)才能够达到的目标。可以分为两类:一类是需要护士针对一个长期存在的问题采取连续性行动才能达到的长期目标,例如,一个长期卧床的服务对象需要护士在整个卧床期间给予精心的皮肤护理以预防发生压疮,长期目标可以描述为"卧床期间皮肤完整无破损";另一类是需要一系列短期目标的实现才能达到的长期目标,例如,"半年内体重减轻 12 kg",最好通过一系列短期目标来实现,可以定为"每周体重减轻0.5 kg"。短期目标的实现使人看到进步,增强实现长期目标的信心。

2.陈述

目标的陈述方式:主语+谓语+行为标准+条件状语。

(1)主语:是指服务对象或服务对象的一部分或与服务对象有关的因素。如护理对象的血压、脉搏、体重等。主语为护理对象本人时可以省略。

(2)谓语:是指主语将要完成且能被观察到的行为,用行为动词陈述。如说明、解释、走、喝等。

(3)行为标准:是指主语完成该行为将要达到的程度。如时间、距离、速度、次数、重量、计量单位(个、件等)、容量等。

(4)条件状语:是指服务对象完成该行为所必须具备的条件状况,即在什么样的条件下达到目标,并非所有目标陈述都包括此项。如在护士的帮助下、在学习后、在借助扶手后等。

3.制定预期目标的注意事项

(1)目标应以服务对象为中心:目标陈述的是服务对象的行为,而非护理活动本身。目标应说明服务对象将要做什么、怎么做、什么时候做、做到什么程度,而不是描述护士的行为或护士采取的护理措施。

(2)目标应切实可行:既应在护理对象的能力范围之内,又要能激发服务对象的能动性,且与医疗条件相匹配。

(3)目标应有明确的针对性:一个预期目标只能针对一个护理诊断,一个护理诊断可有多个预期目标。

（4）目标应具体：预期目标应是可观察、可测量的，避免使用含糊不清、不明确的词，如活动适量、饮酒量减少等，不易被观察和测量，难以进行评价。

（5）目标应有时间限制：预期目标应注明具体时间，如3天后，2小时内、出院时等，为确定何时评价提供依据。

（6）目标必须有据可依：护士应根据医学、护理知识、个人临床经验及服务对象的实际情况制定目标，以保证目标的可行性。

（7）关于潜在并发症的目标：潜在并发症是合作性问题，仅通过护理往往无法阻止，护士只能监测并发症的发生与发展。因此，潜在并发症的目标可这样书写：并发症被及时发现并得到及时处理。

（四）制定护理措施

护理措施是有助于实现预期目标的护理活动及其具体实施方法。护理措施的制定必须围绕已明确的护理诊断和拟定的护理目标，针对护理诊断提出的原因，结合服务对象的具体情况，运用护理知识和经验作出决策。

1.护理措施的分类

（1）独立性护理措施：是指护士运用护理知识和技能可独立完成的护理活动，即护嘱。

（2）合作性护理措施：是指护士与其他医护人员共同合作完成的护理活动。例如，与营养师一起制定符合服务对象病情的饮食计划。

（3）依赖性护理措施：是指护士执行医嘱的护理活动，例如，给药。然而护士不是盲目地执行医嘱，应能够判别医嘱的正确与否。

2.制定护理措施的原则

（1）护理措施必须具有一定的理论依据，对护理对象是安全的。

（2）护理措施针对护理诊断提出的原因而制订，其目的是为了达到预期的护理目标。

（3）应用现有资源，护理措施切实可行、因人而异，与个体情况相适应，与护理对象的价值观和信仰不相违背。

（4）与其他医护人员的处理方法不冲突，相辅相成。

（5）护理措施的描述应准确、明了。一项完整的护理措施应包括日期、具体做什么、怎样做、执行时间和签名。

（6）鼓励服务对象参与制订护理措施，保证护理措施的最佳效果。

（五）护理计划的书写

护理计划的书写就是将已明确的护理诊断、目标、措施书写成文，以便指导和评价护理活动。各个医疗机构护理计划的书写格式不尽相同，一般都有护理诊断、预期目标、护理措施和评价4个栏目。

书写时注意应用标准医学术语，包括护理活动的合作者，包括出院和家庭护理的内容，制定日期和责任护士要书写完整。

标准护理计划的出现，简化了护理计划的书写工作。标准护理计划是根据临床经验。推测出在一个特定的护理诊断或健康状态下，服务对象所具有的共同的护理需要，根据需要预先印刷好的护理计划表格。护士只需在一系列护理诊断中勾画出与服务对象有关的护理诊断，按标准计划去执行。对于标准护理计划上没有列出，而服务对象却具备的护理诊断，须按护理计划格式填写附加护理计划单，补充服务对象特殊的护理诊断、预期目标、护理措施和评价。

随着计算机在病历管理中的应用,护理计划也逐渐趋向计算机化。标准护理计划被输入存储器后,护士可以随时调阅标准护理计划或符合服务对象实际情况的护理计划。制定某服务对象具体的护理计划,步骤如下:①将护理评估资料输入计算机,计算机将会显示相应的护理诊断。②选定护理诊断后,计算机即可显示与护理诊断相对应的原因、预期目标。③在预期目标后,计算机即提示可行的护理措施。④选择护理措施,制定出一份个体化的护理计划。⑤打印护理计划。

护理计划明确了服务对象健康问题的轻重缓急及护理工作的重点,确定了护理工作的目标,制定了实现预期目标的护理措施,为护士解决服务对象健康问题,满足服务对象健康需要的护理活动提供了行动指南。

(赵瑞连)

第五节 护 理 实 施

护理实施是护理程序的第四个步骤,是将护理计划付诸实施的过程。通过实施,可以解决护理问题,并可以验证护理措施是否切实可行。其工作内容包括:实施措施、写出记录、继续收集资料。这一步不仅要求护士具备丰富的专业知识,还要具备熟练的操作技能和良好的人际沟通能力,才能保证患者得到高质量的护理。

一、实施的过程

(一)实施前思考
要求护士在护理实施前思考以下问题。

1.做什么(what)

回顾已制订好的护理计划,保证计划内容是合适的、科学的、安全的、符合患者目前情况。然后,组织所要实施的护理措施。这样一次接触患者时可以根据计划有顺序地执行数个护理措施。

2.谁去做(who)

确定哪些护理措施是护士自己做,哪些是由辅助护士执行,哪些是由其他医护人员共同完成,需要多少人。一旦护士为患者制订好了护理计划,计划可由下列几种人员完成。①护士本人:由制订护理计划的护理人员将计划付诸行动。②其他医护人员:包括其他护理人员、医师和营养师。③患者及其家属:有些护理措施,需要患者及其家属参与或直接完成。

3.怎么做(how)

实施时将采取哪些技术和技巧,并回顾技术操作、仪器操作的过程。如果需要运用沟通交流,则应考虑在沟通中可能遇到的问题,可以使用的沟通技巧。

4.何时做(when)

根据患者的具体情况、健康状态,选择执行护理措施的时间。

(二)实施过程

1.落实

将所计划的护理活动加以组织,任务落实。

2.执行

执行医嘱,保持医疗和护理有机结合。

3.解答

解答服务对象及家属的咨询问题。

4.评价

及时评价实施的质量、效果,观察病情,处理突发急症。

5.收集资料

继续收集资料,及时、准确地完成护理记录,不断补充和修正护理计划。

6.协作

与其他医护人员保持良好关系,做好交班工作。

二、实施护理计划的常用方法

(一)提供专业护理

护士运用各种相应的护理技巧来执行护理计划,直接给护理对象提供护理服务。

(二)管理

将护理计划的先后次序进行安排、排序,并委托其他护士、其他人员执行护理措施,使护理活动能够最大限度地发挥护士的作用,使患者最大限度地受益。

(三)健康教育

对患者及其家属进行疾病的预防、治疗、护理等方面的知识教育。

(四)咨询指导

提供有助于健康的信息,指导患者进行自我护理或家属、辅助护士对患者的护理。

(五)记录

记录护理计划的执行情况。

(六)报告

及时向医师报告患者出现的身心反应、病情的进展情况。

三、护理实施的记录

护理记录是护理实施阶段的重要内容,是交流护理活动的重要形式。做好护理记录可以保存重要资料,为下一步治疗护理提供可靠依据。护理记录要求及时、准确、可靠地反映患者的健康问题及其进展状况;描述确切客观、简明扼要、重点突出;体现动态性和连续性。

(一)护理记录的内容

护理记录的主要内容包括实施护理措施后服务对象、家属的反应及护士观察到的效果,服务对象出现的新的健康问题与病情变化,所采取的临时性治疗、护理措施,服务对象的身心需要及其满足情况,各种症状、体征,器官功能的评价,服务对象的心理状态等。

(二)护理记录的方法

护理文件记录与护理程序的实施同样重要。护理管理者提倡在临床实践中使用具体而统一的护理实践及程序表格,护士只需记录护理中所遇到的特殊问题。然而,这种方法有一定的法律争议,认为如果在表格中没有相应的记录,就证明护士没有做相应的工作。因此,医院及其他的健康机构要求护士认真、详细、完整地记录护理过程。

临床护理记录的方式很多,目前在以患者为中心的整体护理实践中,多采用 PIO 护理记录格式,这是一种简明而又能体现护理程序的记录法(表 1-3)。

表 1-3　护理病程记录单

科别	病区	床号	姓名	年龄	住院号	
日期	护理诊断/问题(P)	护理目标(G)	护理措施(I)	签名	护理评价(O)	日期/签名

(1)P(problem,问题),指护理诊断或护理问题。

(2)I(intervention,措施),是针对患者的问题进行的护理活动。

(3)O(outcome,结果),护理措施完成后的结果。

在护理实践中,护士需准确及时记录护理程序的实施过程,我国护理界也根据有关法律规定及护理专业组织的具体要求建立相应的记录标准。在执行护理措施的过程中,需要随时观察,继续收集资料,评估服务对象的变化,以便根据服务对象的动态变化修改护理计划。

护理实施是落实护理计划的实际行动,计划实施以后服务对象的健康状况是否达到了预期结果,下一步的护理活动应如何进行,还需要护理评价来完成。

(祁　云)

第六节　护理评价

护理评价是护理程序的最后一个步骤,是确定护理目标是否实现或判断实现的程度。护理评价按预期目标所规定的时间,将护理后服务对象的健康状况与预期目标进行比较并做出评定和修改,了解服务对象对健康问题的反应,验证护理效果,调控护理质量,积累护理经验。

一、列出已制定的护理目标

计划阶段所确定的预期目标可作为护理效果评价的标准。预期目标对评价的作用有以下两个方面。

(1)确定评价阶段所需收集资料的类型。

(2)提供判断服务对象健康资料的标准。

例如,预期结果:①每天液体摄入量不少于 2 500 mL;②尿液排出量与液体摄入量保持平衡;③残余尿量低于 100 mL。根据以上预期目标,任何一名护士都能明确护理评价时所应收集资料的类型。

二、收集与目标有关的资料

为评价预期目标是否达到,护士应收集服务对象的相关主客观资料。有些主客观资料需要证实,如确认主观资料恶心或疼痛时,护士需依据服务对象的主诉,或该主观资料的客观指标(如脉搏、呼吸频率减慢,面部肌肉放松等可作为疼痛缓解的客观指标)。所收集资料应简明、准确地记录,以备与计划中的预期目标进行比较。

三、比较收集到的资料和预期目标

评价预期目标是否实现,即评价通过实施护理措施后,原定计划中的预期目标是否已经达到。评价分两步进行。

(一)服务对象实际行为的变化

列出实施护理措施后服务对象的反应。

(二)将服务对象的反应与预期目标比较,了解目标是否实现

预期目标实现的程度可分为 3 种:①预期目标完全实现;②预期目标部分实现;③预期目标未实现。为便于护士之间的合作与交流,护士在对预期目标实现与否作出评价后,应记录结论。记录内容为结论及支持资料,然后签名并注明评价的时间。结论即预期目标达到的情况,支持资料是支持评价结论的服务对象的反应。

四、重审护理计划

(一)分析原因

在评价的基础上,对目标部分实现或未实现的原因进行分析,找出问题之所在,可询问的问题包括:①所收集的基础资料是否欠准确;②护理诊断是否正确;③预期目标是否合适;④护理措施是否适当,是否得到了有效落实;⑤服务对象的态度是否积极,配合良好;⑥病情是否已经改变或有新的问题发生,原定计划是否失去了有效性。

(二)全面决定

对健康问题重新估计后,做出全面决定,一般有以下 4 种可能。①继续:问题仍然存在,目标与措施恰当,计划继续进行。②停止:问题已经解决,停止采取措施。③确认或排除:对可能的问题,通过进一步的收集资料,给予确认或排除。④修订:对诊断、目标、措施中不适当之处加以修改。

护理程序是护士通过科学的解决问题的方法确定服务对象的健康状态,明确健康问题的身心反应,并以此为依据,制定适合护理对象的护理计划,采取适当的护理措施以解决确认的问题的过程。其目的是帮助护理对象满足其各种需要,恢复或达到最佳的健康状态。运用护理程序不仅能提高护理质量,促进服务对象健康得到恢复,而且能培养护士的逻辑思维,增强其发现问题和解决问题的能力,使业务知识和技能水平得以提高,护患关系也会因此得到改善,同时运用护理程序中完整的护理记录将为护理科研与护理理论的发展奠定基础。

（刘秀芝）

第二章 护理技术

第一节 清洁护理

清洁是患者的基本需求之一,是维持和获得健康的重要保证,清洁可以清除微生物及污垢,防止细菌繁殖,促进血液循环,有利于体内废物排泄,同时清洁使人感到愉快、舒适。

一、口腔护理

口腔护理的目的有以下几方面。①保持口腔的清洁、湿润,使患者舒适,预防口腔感染等并发症。②防止口臭、口垢,促进食欲,保持口腔的正常功能。③观察口腔黏膜和舌苔的变化、特殊的口腔气味,可提供病情的动态信息,如肝功能不全患者,出现肝臭,常是肝昏迷的先兆。

常用的漱口液有生理盐水、朵贝尔溶液(复方硼酸溶液)、1%～3%过氧化氢溶液、2%～3%硼酸溶液、1%～4%碳酸氢钠溶液、0.02%呋喃西林溶液、0.1%醋酸溶液。

(一)协助口腔冲洗

1.目的

协助口腔手术后使用固定器,或对有口腔病变的患者清洁口腔。

2.用物准备

治疗碗、治疗巾、弯盘、生理盐水、朵贝尔溶液、口镜、抽吸设备、压舌板、手电筒、20 mL 空针及冲洗针头。

3.操作步骤

(1)洗手。

(2)准备用物携至患者床旁。

(3)向患者解释。

(4)协助患者采取半坐位式,并于胸前铺治疗巾及放置弯盘。

(5)装生理盐水及朵贝尔溶液于溶液盘内,并接上,用 20 mL 注射器抽吸并连接针头。

(6)协助医师冲洗。

(7)冲洗毕,擦干患者嘴巴。

(8)整理用物后洗手。

(9)记录。

4.注意事项

为了避免冲洗中弄湿患者,必要时给予手电筒照光,冲洗时需特别注意齿缝、前庭外,若有舌苔,可用压舌板外包纱布予以机械性刮除,冲洗中予以持续性的低压抽吸,必要时协助更换湿衣服。

(二)特殊口腔冲洗

1.用物准备

(1)治疗盘:治疗碗(内盛含有漱口液的棉球12~16个,棉球湿度以不能挤出液体为宜;弯血管钳、镊子)、压舌板、弯盘、吸水管、杯子、治疗巾、手电筒,需要时备张口器。

(2)外用药:按需准备,如液状石蜡、冰硼散、西瓜霜、金霉素甘油等,酌情使用。

2.操作步骤

(1)将用物携至床旁,向患者解释以取得合作。

(2)协助患者侧卧,面向护士,取治疗巾,围于颌下,置弯盘于口角边。

(3)先湿润口唇、口角,观察口腔黏膜有无出血、溃疡等现象。对长期应用抗生素、激素者应注意观察有无真菌感染。有活动义齿者,应取下。一般先取上面义齿,后取下面义齿,并放置容器内,用冷开水冲洗刷净,待患者漱口后戴上或浸入清水中备用(昏迷的患者义齿应浸于清水中保存)。浸义齿的清水应每天更换。义齿不可浸于乙醇或热水中,以免变色、变形和老化。

(4)协助患者用温开水漱口后,嘱患者咬合上下齿,用压舌板轻轻撑开一侧颊部,以弯血管钳夹有漱口液的棉球由内向门齿纵向擦洗。同法擦洗对侧。

(5)嘱患者张口,依次擦洗一侧牙齿上内侧面、上颌面、下内侧面、下颌面,再弧形擦洗一侧颊部。同法擦洗另一侧。洗舌面及硬腭部(勿触及咽部,以免引起恶心)。

(6)擦洗完毕,帮助患者用洗水管以漱口水漱口,漱口后用治疗巾拭去患者口角处水。

(7)口腔黏膜如有溃疡,酌情涂药于溃疡处。口唇干裂可涂擦液状石蜡。

(8)撤去治疗巾,清理用物,整理床单。

3.注意事项

(1)擦洗时动作要轻,特别是对凝血功能差的患者要防止碰伤黏膜及牙龈。

(2)昏迷患者禁忌漱口,需用张口器时,应从白齿放入(牙关紧闭者不可用暴力张口),擦洗时须用血管钳夹紧棉球,每次一个,防止棉球遗留在口腔内,棉球蘸漱口水不可过湿,以防患者将溶液吸入呼吸道。

(3)传染病患者的用物按隔离消毒原则处理。

二、头发护理

(一)床上梳发

1.目的

梳发、按摩头皮,可促进血液循环,除去污垢和脱落的头发、头屑,使患者清洁舒适和美观。

2.用物准备

治疗巾、梳子、30%乙醇溶液、纸袋(放脱落头发)。

3.操作步骤

(1)铺治疗巾于枕头上,协助患者把头转向一侧。

(2)将头发从中间梳向两边,左手握住一股头发,由发梢逐渐梳到发根。长发或遇有打结时,可将头发绕在示指上慢慢梳理。避免强行梳拉,造成患者疼痛。如头发成团,可用30%乙醇湿润后,再小心梳理,同法梳理另一边。

(3)长发酌情编辫或扎成束,发型尽可能符合患者所好。

(4)将脱落头发置于纸袋中,撤下治疗巾。

(5)整理床单,清理用物。

(二)床上洗发(橡胶马蹄形垫法)

1.目的

同床上梳发、预防头虱及头皮感染。

2.用物准备

治疗车上备一只橡胶马蹄形垫,治疗盘内放小橡胶单,大、中毛巾各一条,眼罩或纱布,别针,棉球两只(以不吸水棉花为宜),纸袋,洗发液或肥皂,梳子,小镜子,护肤霜,水壶内盛 40～45 ℃热水,水桶(接污水)。必要时备电吹风。

3.操作步骤

(1)备齐用物携至床旁,向患者解释,以取得合作,根据季节关窗或开窗,室温以 24 ℃为宜。按需要给予便盆。移开床旁桌椅。

(2)垫小橡胶单及大毛巾于枕上,松开患者衣领向内反折,将中毛巾围于颈部,以别针固定。

(3)协助患者斜角仰卧,移枕于肩下,患者屈膝,可垫膝枕于两膝下,使患者体位安全舒适。

(4)置马蹄形垫于患者后颈部,使患者颈部枕于突起处,头在槽中,槽形下部接污水桶。

(5)用棉球塞两耳,用眼罩或纱布遮盖双眼或嘱患者闭上眼。

(6)洗发时先用两手掬少许水于患者头部试温,询问患者感觉,以确定水温是否合适,然后用水壶倒热水充分湿润头发,倒洗发液于手掌上,涂遍头发,用指尖揉搓头皮和头发,用力要适中,揉搓方向由发际向头顶部,使用梳子除去落发,置于纸袋中,用热水冲洗头发,直到冲净为止。观察患者的一般情况,注意保暖,洗发完毕,解下颈部毛巾,包住头发,一手托头,一手撤去橡胶马蹄垫。除去耳内棉球及眼罩,用患者自备的毛巾擦干脸部,酌情使用护肤霜。

(7)帮助患者卧于床正中,将枕、橡胶单、浴巾一起自肩下移至头部,用包头的毛巾揉搓头发,再用大毛巾擦干或电风吹干。梳理成患者习惯的发型,撤去上述用物。

(8)整理床单,清理用物。

4.注意事项

(1)要随时观察患者的病情变化,如脉搏、呼吸、血压有异常时应立即停止操作。

(2)注意室温和水温,及时擦干头发,防止患者受凉。

(3)防止水流入眼及耳内,避免沾湿衣服和床单。

(4)虚弱患者不宜洗发。

三、皮肤清洁与护理

(一)床上擦浴

1.用物准备

治疗车上备:面盆两只、水桶两只(一桶盛热水,水温在 50～52 ℃,并按年龄、季节、习惯,增减水温,另一桶接污水)、治疗盘(内置小毛巾两条、大毛巾、浴皂、梳子、小剪刀、50%乙醇、爽身粉)、清洁衣裤、被服。另备便盆、便盆布和屏风。

2.操作步骤

(1)推治疗车至床边,向患者解释,以取得合作。

(2)将用物放在便于操作处,关好门窗调节室温,用屏风或拉布遮挡患者,按需给予便盆。

(3)将脸盆放于床边桌上,倒入热水 2/3 满,测试水温,根据病情放平床头及床尾支架,松开床尾盖被。

(4)将微湿小毛巾包在右手上,为患者洗脸及颈部,左手扶患者头顶部,先擦眼,然后像写"3"字样,依次擦洗一侧额部、颊部、鼻翼部、人中、耳后下颌,直至颈部。另一侧同法操作。用较干毛巾依次擦洗一遍,注意擦净耳郭,耳后及颈部皮肤。

(5)为患者脱下衣服,在擦洗部位下面铺上浴巾,按顺序擦洗两上肢、胸腹部。协助患者侧卧,背向护士依次擦洗后颈部、背臀部,为患者换上清洁裤子。擦洗中,根据情况更换热水,注意擦净腋窝及腹股沟等处。

(6)擦洗的方法为先用涂肥皂的小毛巾擦洗,再用湿毛巾擦去皂液,清洗毛巾后再擦洗,最后用浴巾边按摩边擦干。动作要敏捷,为取得按摩效果,可适当用力。

(7)擦洗过程中,如患者出现寒战、面色苍白等病情变化时,应立即停止擦浴,给予适当的处理,同时注意观察皮肤有无异常。擦洗毕,可在骨突处用 50％乙醇做按摩,扑上爽身粉。

(8)整理床单,必要时梳发、剪指甲及更换床单。

(9)如有特殊情况,需做记录。

3.注意事项

护士操作时,要站在擦浴的一边,擦洗完一边后再转至另一边,站立时两脚要分开,重心应在身体中央或稍低处,拿水盆时,盆要靠近身边,减少体力消耗;操作时要体贴患者,保护患者自尊,动作要敏捷、轻柔,减少翻动和暴露,防止受凉。

(二)压疮的预防及护理

压疮是指机体局部组织由于长期受压,血液循环障碍,造成组织缺氧、缺血、营养不良而致的溃烂和坏死。导致活动受限的因素一般都会增加压疮的发生。常见的因素有压力、剪力、摩擦力、潮湿等。好发部位为枕部、耳郭、肩胛部、肘部、骶尾部、髋部、膝关节内外侧、外踝、足跟。

1.预防措施

预防压疮在于消除其发生的原因。因此,要求做到勤翻身、勤按摩、勤整理、勤更换。交班时要严格细致的交接局部皮肤情况及护理措施。

(1)避免局部长期受压:①鼓励和协助卧床患者经常更换卧位,使骨骼突出部位交替地受压,翻身间隔时间应根据病情及局部受压情况而定。一般 2 小时翻身 1 次,必要时 1 小时翻身 1 次,建立床头翻身记录卡。②保护骨隆突处和支持身体空隙处,将患者体位安置妥当后,可在身体空隙处垫软枕、海绵垫。需要时可垫海绵垫、气垫褥、水褥等,使支持体重的面积宽而均匀,作用于患者身上的正压及作用力分布在一个较大的面积上,从而降低在隆突部位皮肤上所受的压强。③对使用石膏、夹板、牵引的患者,衬垫应平整、松软适度,尤其要注意骨骼突起部位的衬垫,要仔细观察局部皮肤和肢端皮肤颜色改变的情况,认真听取患者反映,适当给予调节,如发现石膏绷带凹凸不平,应立即报告医师,及时修正。

(2)避免潮湿、摩擦及排泄物的刺激:①保持皮肤清洁干燥。大小便失禁、出汗及分泌物多的患者应及时擦干,以保护皮肤免受刺激。床铺要经常保持清洁干燥,平整无碎屑,被服污染要随时更换。不可让患者直接卧于橡胶单上。小儿要勤换尿布。②不可使用破损的便盆,以防擦伤皮肤。

(3)增进局部血液循环:对易发生压疮的患者,要常检查,用温水擦澡、擦背或用湿毛巾行局部按摩。

手法按摩:①全背按摩,协助患者俯卧或侧卧,露出背部,先以热水进行擦洗,再以两手或一手沾上少许50％乙醇按摩。按摩者斜站在患者右侧,左腿弯曲在前,右腿伸直在后,从患者骶尾部开始,沿脊柱两侧边缘向上按摩(力量要能够刺激肌肉组织)至肩部时用环状动作。按摩后,手再轻轻滑至尾骨处。此时,左腿伸直,右腿弯曲,如此有节奏按摩数次,再用拇指指腹由骶尾部开始沿脊柱按摩至第7颈椎。②受压处局部按摩:沾少许50％乙醇,以手掌大、小鱼际紧贴皮肤,压力均匀向心方向按摩,由轻至重,由重至轻,每次3～5分钟。

电动按摩器按摩:电动按摩器是依靠电磁作用,引导治疗器头震动,以代替各种手法按摩,操作者持按摩器根据不同部位选择合适的按摩头,紧贴皮肤,进行按摩。

(4)增进营养的摄入:营养不良是导致压疮的内因之一,又可影响压疮的愈合。蛋白质是身体修补组织所必需的物质,维生素也可促进伤口愈合,因此在病情允许时可给予高蛋白、高维生素膳食,以增进机体抵抗力和组织修复能力。此外,适当补充矿物质,可促进慢性溃疡的愈合。

2.压疮的分期及护理

(1)淤血红润期:为压疮初期,局部皮肤受压或受到潮湿刺激后,开始出现红、肿、热、麻木或有触痛。此期要及时除去致病原因,加强预防措施,如增加翻身次数以及防止局部继续受压、受潮。

(2)炎性浸润期:红肿部位如果继续受压,血液循环仍得不到改善,静脉回流受阻,局部静脉淤血,受压表面呈紫红色,皮下产生硬结,表面有水疱形成,对未破小水疱要减少摩擦,防破裂感染,让其自行吸收,大水疱用无菌注射器抽出疱内液体,涂以消毒液,用无菌敷料包扎。

(3)溃疡期:静脉血液回流受到严重障碍,局部淤血致血栓形成,组织缺血、缺氧。轻者,浅层组织感染,脓液流出,溃疡形成;重者,坏死组织发黑,脓性分泌物增多,有臭味,感染向周围及深部扩展,可达骨骼,甚至可引起败血症。

四、会阴部清洁卫生的实施

(一)目的

保持清洁,清除异味,预防或减轻感染、增进舒适、促进伤口愈合。

(二)用物准备

便盆、屏风、橡胶单、中单、清洁棉球、大量杯、镊子、浴巾、毛巾、水壶(内盛50～52 ℃的温水)、清洁剂或呋喃西林棉球。

(三)操作方法

1.男患者会阴的护理

(1)携用物至患者床旁,核对后解释。

(2)患者取仰卧位。为遮挡患者可将浴巾折成扇形盖在患者的会阴部及腿部。

(3)带上清洁手套,一手提起阴茎,一手取毛巾或用呋喃西林棉球擦洗阴茎头部、下部和阴囊。擦洗肛门时,患者可取侧卧位,护士一手将臀部分开,一手用浴巾将肛门擦洗干净。

(4)为患者穿好衣裤,根据情况更换衣、裤、床单。整理床单,患者取舒适卧位。

(5)整理用物,清洁整齐,记录。

2.女患者会阴部护理

(1)用物至患者床旁,核对后解释。

(2)患者取仰卧位。为遮挡患者可将浴巾折成扇形盖在患者的会阴部及腿部。

(3)先将橡胶单及中单置于患者臀下,再置便盆于患者臀下。

(4)护士一手持装有温水的量杯,一手持夹有棉球的大镊子,边冲水边用棉球擦洗。

(5)冲洗后擦干各部位。撤去便盆及橡胶单和中单。

(6)为患者穿好衣裤,根据情况更换衣、裤、床单。整理床单,患者取舒适卧位。

(7)整理用物,清洁整齐,记录。

(四)注意事项

(1)操作前应向患者说明目的,以取得患者的合作。

(2)在执行操作的原则上,尽可能尊重患者习惯。

(3)注意遮挡患者,保护患者隐私。

(4)冲洗时从上至下。

(5)操作完毕应及时记录所观察到的情况。

(张锦军)

第二节　生命体征的观察与护理

生命体征是体温、脉搏、呼吸及血压的总称,是机体生命活动的客观反映,是评价生命活动状态的重要依据,也是护士评估患者身心状态的基本资料。

正常情况下,生命体征在一定范围内相对稳定,相互之间保持内在联系;当机体患病时,生命体征可发生不同程度的变化。护士通过对生命体征的观察,可以了解机体重要脏器的功能状态,了解疾病的发生、发展、转归,并为疾病预防、诊断、治疗和护理提供依据;同时,可以发现患者现存的或潜在的健康问题,以正确制订护理计划。因此,生命体征的测量及护理是临床护理工作的重要内容之一,也是护士应掌握的基本技能。

一、体温

体温由三大营养物质氧化分解而产生。50%以上迅速转化为热能,50%贮存于 ATP 内,供机体利用,最终仍转化为热能散发到体外。正常人体的温度是由大脑皮质和丘脑下部体温调节中枢所调节(下丘脑前区为散热中枢,下丘脑后区为产热中枢),并通过神经、体液因素调节产热和散热过程,保持产热与散热的动态平衡,所以正常人有相对恒定的体温。

(一)正常体温及生理性变化

1.正常体温

通常说的体温是指机体内部的温度,即胸腔、腹腔、中枢神经的温度,又称体核温度,较高且稳定。皮肤温度被称为体壳温度。临床上通常用口温、肛温、腋温来代替体温。在这三个部位测得的温度接近身体内部的温度,且测量较为方便。三个部位测得的温度略有不同,口腔温度居中,直肠温度较高,腋下温度较低。同时在三个部位进行测量,其温度差一般不超过 1 ℃。这是由于血液在不断地流动,将热量很快地由温度较高处带往温度较低处,因而机体各部的温度一般差异不大。

体温的正常值不是一个具体的点,而是一个范围。机体各部位由于代谢率的不同,温度略有差异,常以口腔、直肠、腋下的平均温度为标准,个体体温可以较正常的平均温度增减0.3～0.6 ℃,健康成人的平均温度波动范围见表2-1。

表2-1 健康成人不同部位温度的波动范围

部位	波动范围
口腔	36.2～37.0 ℃
直肠	36.5～37.5 ℃
腋窝	36.0～36.7 ℃

2.生理性变化

人的体温在一些因素的影响下,会出现生理性的变化,但这种体温的变化,往往是在正常范围内或是一闪而过的。

(1)时间:人的体温24小时内的变动在0.5～1.5 ℃,一般清晨2～6时体温最低,下午2～8时体温最高。这种昼夜的节律波动,可能与人体活动代谢的相应周期性变化有关。如长期从事夜间工作的人员,可出现夜间体温上升、日间体温下降的现象。

(2)年龄:新生儿因体温调节中枢尚未发育完全,调节体温的能力差,体温易受环境温度影响而变化;儿童由于代谢率高,体温可略高于成人;老年人代谢率较低,血液循环变慢,加上活动量减少,因此体温偏低。

(3)性别:一般来说,女性比男性有较厚的皮下脂肪层,维持体热能力强,故女性体温较男性高约0.3 ℃。并且女性的基础体温随月经周期出现规律变化,即月经来潮后逐渐下降,至排卵后,体温又逐渐上升。这种体温的规律性变化与血中孕激素及其代谢产物的变化相吻合。

(4)环境温度:在寒冷或炎热的环境下,机体的散热受到明显的抑制或加强,体温可暂时性的降低或升高。另外,气流、个体暴露的范围大小亦影响个体的体温。

(5)活动:任何需要耗费体力的活动,都使肌肉代谢增强,产热增加,可以使体温暂时性上升1～2 ℃。

(6)饮食:进食的冷热可以暂时性地影响口腔温度,进食后,由于食物的特殊动力作用,可以使体温暂时性地升高0.3 ℃左右。

另外,强烈的情绪反应、冷热的应用以及个体的体温调节机制都对体温有影响,在测量体温的过程中要加以注意并能够做出解释。

3.产热与散热

(1)产热过程:机体产热过程是细胞新陈代谢的过程。人体通过化学方式产热,即食物氧化、骨骼肌运动、交感神经兴奋、甲状腺素分泌增多,以及体温升高均可提高新陈代谢率,而增加产热量。

(2)散热过程:机体通过物理方式进行散热。机体大部分的热量通过皮肤的辐射、传导、对流、蒸发来散热;一小部分的热量通过呼吸、尿、粪便而散发于体外。

当外界温度等于或高于皮肤温度时,蒸发就是人体唯一的散热形式。

辐射是热由一个物体表面通过电磁波的形式传至另一个与它不接触物体表面的一种形式。

在低温环境中,它是主要的散热方式,安静时的辐射散热所占的百分比较大,可达总热量的60%。其散热量的多少与所接触物质的导热性能、接触面积和温差大小有关。

传导是机体的热量直接传给同它接触的温度较低的物体的一种散热方法。

对流是传导散热的特殊形式,是指通过气体或液体的流动来交换热量的一种散热方法。

蒸发是由液态转变为气态,同时带走大量热量的一种散热方法。

(二)异常体温的观察

人体最高的耐受热为40.6～41.4 ℃,低于34 ℃或高于43 ℃,则极少存活。升高超过41 ℃,可引起永久性的脑损伤;高热持续在42 ℃以上24 小时常导致休克及严重并发症。所以对于体温过高或过低者应密切观察病情变化,不能有丝毫的松懈。

1.体温过高

体温过高又称发热,是由于各种原因使下丘脑体温调节中枢的调定点上移,产热增加而散热减少,导致体温升高超过正常范围。

(1)原因。①感染性:如病毒、细菌、真菌、螺旋体、立克次体、支原体、寄生虫等感染引起的发热,最多见。②非感染性:无菌性坏死物质的吸收引起的吸收热、变态反应性发热等。

(2)以口腔温度为例,按照发热的高低将发热分为如下几类。①低热:37.5～37.9 ℃。②中等热:38.0～38.9 ℃。③高热:39.0～40.9 ℃。④超高热:41 ℃及以上。

(3)发热过程:发热的过程常根据疾病在体内的发展情况而定,一般分为三个阶段。①体温上升期:特点是产热大于散热。主要表现为皮肤苍白、干燥无汗,患者畏寒、疲乏,体温升高,有时伴寒战。方式为骤升和渐升。骤升指体温在数小时内升至高峰,如肺炎球菌导致的肺炎;渐升指体温在数小时内逐渐上升,数天内达高峰,如伤寒。②高热持续期:特点是产热和散热在较高水平上趋于平衡。主要表现:体温居高不下,皮肤潮红,呼吸加深加快,脉搏增快并有头痛、食欲缺乏、恶心、呕吐、口干、尿量减少等症状,甚至惊厥、谵妄。③体温下降期:特点是散热增加,产热趋于正常,体温逐渐恢复至正常水平。主要表现为大量出汗、皮肤潮湿、温度降低。老年人易出现血压下降、脉搏细速、四肢厥冷等循环衰竭的症状。方式为骤降和渐降。骤降指体温在数小时内降至正常,如大叶性肺炎、疟疾;渐降指体温在数天内降至正常,如伤寒、风湿热。

(4)热型:将不同时间测得的体温绘制在体温单上,互相连接就构成体温曲线。各种体温曲线形状称为热型。有些发热性疾病有特殊的热型,通过观察体温曲线可协助诊断。但应注意,药物的应用可使热型变得不典型。常见的热型如下。①稽留热:体温持续在39～40 ℃,达数天或数周,24 小时波动范围不超过1 ℃。常见于大叶性肺炎、伤寒等急性感染性疾病的极期。②弛张热:体温多在39 ℃以上,24 小时体温波动幅度可超过2 ℃,但最低温度仍高于正常水平。常见于化脓性感染、败血症、浸润性肺结核等疾病。③间歇热:体温骤然升高达高峰后,持续数小时又迅速降至正常,经过一天或数天间歇后,体温又突然升高,如此有规律地反复发作。常见于疟疾。④不规则热:发热不规律,持续时间不定。常见于流行性感冒、肿瘤等疾病引起的发热。

2.体温过低

体温过低是指由于各种原因引起的产热减少或散热增加,导致体温低于正常范围,称为体温过低。当体温低于35 ℃时,称为体温不升。体温过低的原因如下。①体温调节中枢发育未成熟:如早产儿、新生儿。②疾病或创伤:见于失血性休克、极度衰竭等患者。③药物中毒。

(三)体温异常的护理

1.体温过高

降温措施有物理降温、药物降温及针刺降温。

(1)观察病情:加强对生命体征的观察,定时测量体温,一般每天测温 4 次,高热患者应每 4 小时测温一次,待体温恢复正常 3 天后,改为每天 1~2 次,同时观察脉搏、呼吸、血压、意识状态的变化;及时了解有关各种检查结果及治疗护理后病情好转还是恶化。

(2)饮食护理:①补充高蛋白、高热量、高维生素、易消化的流质或半流质饮食,如粥、鸡蛋羹、面片汤、青菜、新鲜果汁等。②多饮水,每天补充液量 3 000 mL,必要时给予静脉滴注,以保证入量。

由于高热时,热量消耗增加,全身代谢率加快,蛋白质、维生素的消耗量增加,水分丢失增多,同时消化液分泌减少,胃肠蠕动减弱,所以宜及时补充水分和营养。

(3)使患者舒适:①安置舒适的体位让患者卧床休息,同时调整室温和避免噪声。②口腔护理:每天早、晚刷牙,饭前、饭后漱口,不能自理者,可行特殊口腔护理。由于发热患者唾液分泌减少,口腔黏膜干燥,机体抵抗力下降,极易引起口腔炎、口腔溃疡,因此口腔护理可预防口腔及咽部细菌繁殖。③皮肤护理:发热患者退热期出汗较多,此时应及时擦干汗液并更换衣裤和大单等,以保持皮肤的清洁和干燥,防止皮肤继发性感染。

(4)心理调护:注意患者的心理状态,对体温的变化给予合理的解释,以缓解患者紧张和焦虑的情绪。

2.体温过低

(1)保暖:①给患者加盖衣被、毛毯、电热毯等或放置热水袋,注意小儿、老人、昏迷者,热水袋温度不宜过高,以防烫伤。②暖箱:适用于体重<2 500 g,胎龄不足 35 周的早产儿、低体重儿。

(2)给予热饮。

(3)监测生命体征:每小时测体温 1 次,直至恢复正常且保持稳定,同时观察脉搏、呼吸、血压、意识的变化。

(4)设法提高室温:以 22~24 ℃为宜。

(5)积极宣教:教会患者避免导致体温过低的因素。

(四)测量体温的技术

1.体温计的种类及构造

(1)水银体温计:水银体温计又称玻璃体温计,是最常用的最普通的体温计。它是一种外标刻度为红线的真空玻璃毛细管,其刻度范围为 35~42 ℃,每小格 0.1 ℃,在 37 ℃刻度处以红线标记,以示醒目。体温计一端贮存水银,当水银遇热膨胀后沿毛细管上升;因毛细管下端和水银槽之间有一凹陷,所以水银柱遇冷不致下降,以便检视温度。

根据测量部位的不同可将体温计分为口表、肛表、腋表。口表的水银端呈圆柱形,较细长;肛表的水银端呈梨形,较粗短,适合插入肛门;腋表的水银端呈扁平鸭嘴形。临床上口表可代替腋表使用。

(2)其他:如电子体温计、感温胶片、可弃式化学体温计等。

2.测体温的方法

(1)目的:通过测量体温,了解患者的一般情况及疾病的发生、发展规律,为诊断、预防、治疗提供依据。

(2)用物准备:①测温盘内备体温计(水银柱甩至 35 ℃以下)、秒表、纱布、笔、记录本。②若测肛温,另备润滑油、棉签、手套、卫生纸、屏风。

(3)操作步骤:①洗手、戴口罩,备齐用物,携至床旁。②核对患者并解释目的。③协助患者取舒适卧位。④测体温:根据病情选择合适的测温方法。测腋温:擦干汗液,将体温计放在患者腋窝,紧贴皮肤屈肘臂过胸,夹紧体温计。测量 10 分钟后,取出体温计用纱布擦拭。测口温:嘱患者张口,将口表汞柱端放于舌下热窝。嘱患者闭嘴用鼻呼吸,勿用牙咬体温计。测量时间3~5 分钟。嘱患者张口,取出口表,用纱布擦拭。测肛温:协助患者取合适卧位,露出臀部。润滑肛表前端,戴手套用手垫卫生纸分开臀部,轻轻插入肛表3~4 cm。测量时间 3~5 分钟。用卫生纸擦拭肛表。⑤检视读数,放体温计盒内,记录。⑥整理床单位。⑦洗手,绘制体温于体温单上。⑧消毒用过的体温计。

(4)注意事项:①测温前应注意有无影响体温波动的因素存在,如 30 分钟内有无进食、剧烈活动、冷热敷、坐浴等。②体温值如与病情不符,应重复测量。③腋下有创伤、手术或消瘦夹不紧体温计者不宜测腋温;腹泻、肛门手术、心肌梗死的患者禁测肛温;精神异常、昏迷、婴幼儿等不能合作者及口鼻疾病或张口呼吸者禁测口温;进热食或面颊部热敷者,应间隔30 分钟后再测口温。④对小儿、重症患者测温时,护士应守护在旁。⑤测口温时,如不慎咬破体温计,应立即清除玻璃碎屑,以免损伤口腔黏膜;口服蛋清或牛奶,以保护消化道黏膜并延缓汞的吸收;病情允许者,进粗纤维食物,以加快汞的排出。

3.体温计的消毒与检查

(1)体温计的消毒:为防止测体温引起的交叉感染,保证体温计清洁,用过的体温计应消毒。①先将体温计分类浸泡于含氯消毒液内 30 分钟后取出,再用冷开水冲洗擦干,放入清洁容器中备用。(集体测温后的体温计,用后全部浸泡于消毒液中)。②5 分钟后取出清水冲净,擦干后放入另一消毒液容器中进行第二次浸泡,半小时后取出清水冲净,擦干后放入清洁容器中备用。③消毒液的容器及清洁体温计的容器每周进行 2 次高压蒸汽灭菌消毒,消毒液每天更换 1 次,若有污染随时消毒。④传染病患者应设专人体温计,单独消毒。

(2)体温计的检查:在使用新的体温计前,或定期消毒体温计后,应对体温计进行校对,以检查其准确性。将全部体温计的水银柱甩至 35 ℃以下,同一时间放入已测好的 40 ℃水内,3 分钟后取出检视。若体温计之间相差0.2 ℃以上或体温计上有裂痕者,取出不用。

二、脉搏

(一)正常脉搏及生理性变化

1.正常脉搏

随着心脏节律性收缩和舒张,动脉内的压力也发生周期性的波动,这种周期性的压力变化可引起动脉血管发生扩张与回缩的搏动,这种搏动在浅表的动脉可触摸到,临床简称为脉搏。正常人的脉搏节律均匀、规则,间隔时间相等,每搏强弱相同且有一定的弹性,每分钟搏动的次数为60~100 次(即脉率)。脉搏通常与心率一致,是心率的指标。

2.生理性变化

脉率受许多生理性因素影响而发生一定范围的波动。

(1)年龄:一般新生儿、幼儿的脉率较成人快。

(2)性别:同龄女性比男性快。

（3）情绪：兴奋、恐惧、发怒时脉率增快，忧郁时则慢。

（4）活动：一般人运动、进食后脉率会加快；休息、禁食则相反。

（5）药物：兴奋剂可使脉搏增快，镇静剂、洋地黄类药物可使脉搏减慢。

（二）异常脉搏的观察

1.脉率异常

（1）速脉：成人脉率在安静状态下＞100次/分，又称为心动过速。见于高热、甲状腺功能亢进（甲亢，由于代谢率增加而使脉率增快）、贫血或失血等患者。正常人可有窦性心动过速，为一过性的生理现象。

（2）缓脉：成人脉率在安静状态下低于60次/分，又称心动过缓。颅内压增高、病窦综合征、二度以上房室传导阻滞，或服用某些药物如地高辛、普尼拉明、利血平、普萘洛尔等可出现缓脉。正常人可有生理性窦性心动过缓，多见于运动员。

2.脉律异常

脉搏的搏动不规则，间隔时间时长时短，称为脉律异常。

（1）间歇脉：在一系列正常均匀的脉搏中出现一次提前而较弱的脉搏，其后有一较正常延长的间歇（即代偿性间歇），也称期前收缩。见于各种心脏病或洋地黄中毒的患者；正常人在过度疲劳、精神兴奋、体位改变时也偶尔出现间歇脉。

（2）脉搏短绌：同一单位时间内脉率少于心率。绌脉是由于心肌收缩力强弱不等，有些心排血量少的搏动可发出心音，但不能引起周围血管搏动，导致脉率少于心率。脉律完全不规则，心率快慢不一、心音强弱不等。多见于心房纤颤者。

3.强弱异常

（1）洪脉：当心排血量增加，血管充盈度和脉压较大时，脉搏强大有力，称洪脉。见于高热、甲状腺功能亢进、主动脉关闭不全等患者；运动后、情绪激动时也常触到洪脉。

（2）细脉：当心排血量减少，动脉充盈度降低时，脉搏细弱无力，扪之如细丝，称细脉或丝脉。见于大出血、主动脉瓣狭窄和休克、全身衰竭的患者，是一种危险的脉象。

（3）交替脉：节律正常而强弱交替时出现的脉搏，称为交替脉。交替脉是左心衰竭的重要体征。常见于高血压性心脏病、急性心肌梗死、主动脉关闭不全等患者。

（4）水冲脉：脉搏骤起骤落，有如洪水冲涌，故名水冲脉，主要见于主动脉关闭不全、动脉导管未闭、甲亢、严重贫血患者，检查方法是将患者前臂抬高过头，检查者用手紧握患者手腕掌面，可明显感知。

（5）奇脉：在吸气时脉搏明显减弱或消失为奇脉。其产生主要与吸气时，左心室的每搏输出量减少有关。常见于心包腔积液、缩窄性心包炎等患者，是心脏压塞的重要体征之一。

4.动脉壁异常

由于动脉壁弹性减弱，动脉变得迂曲不光滑，有条索感，如按在琴弦上，多见于动脉硬化的患者。

（三）测量脉搏的技术

1.部位

临床上常在靠近骨骼的动脉测量脉搏。最常用最方便的是桡动脉，患者也乐于接受，其次为颞动脉、颈动脉、肱动脉、腘动脉、足背动脉和股动脉等。如怀疑患者心搏骤停或休克时，应选择大动脉为诊脉点，如颈动脉、股动脉。

2.测脉搏的方法

(1)目的:通过测量脉搏,可间接了解心脏的情况,观察相关疾病发生、发展规律,为诊断、治疗提供依据。

(2)准备:治疗盘内备带秒钟的表、笔、记录本及听诊器。

(3)操作步骤:①洗手、戴口罩,备齐用物,携至床旁。②核对患者,解释目的。③协助患者取坐位或半坐卧位,手臂放在舒适位置,腕部伸展。④以示指、中指、无名指的指端按在桡动脉表面,压力大小以能清楚地触及脉搏为宜,注意脉律,强弱动脉壁的弹性。⑤一般情况下所测得的数值乘以 2,心脏病患者、脉率异常者、危重患者则应以 1 分钟记录。⑥协助患者取舒适体位。⑦将脉搏绘制在体温单上。

(4)注意事项:①诊脉前患者应保持安静,剧烈运动后应休息 20 分钟后再测。②偏瘫患者应选择健侧肢体测量。③脉搏细、弱难以测量时,用听诊器测心率。④脉搏短细的患者,应由 2 名护士同时测量,一人听心率,另一人测脉率,一人发出"开始""停止"的口令,记数 1 分钟,以分数式记录:心率/脉率,若心率每分钟 120 次,脉率 90 次,即应写成 120/90 次/分。

三、呼吸

(一)正常呼吸及生理变化

1.正常呼吸的观察

在安静状态下,正常成人的呼吸频率为 16～20 次/分。正常呼吸表现为节律规则,均匀无声且不费力。

2.生理性变化

(1)年龄:一般年龄越小,呼吸频率越快,小儿比成年人稍快,老年人稍慢。

(2)性别:同龄的女性呼吸频率比男性稍快。

(3)运动:运动后呼吸加深加快,休息和睡眠时减慢。

(4)情绪:强烈的情绪变化会刺激呼吸中枢,导致呼吸加快或屏气。如恐惧、愤怒、紧张等都可引起呼吸加快。

(5)其他:环境温度过高或海拔增加,均会使呼吸加深加快,呼吸的频率和深浅度还可受意识控制。

(二)异常呼吸的评估及护理

1.异常呼吸的评估

(1)频率异常。①呼吸过速:在安静状态下,成人呼吸频率超过 24 次/分,称为呼吸过速或气促。见于高热、疼痛、甲亢、缺氧等患者,因血液中二氧化碳积聚,血氧不足,可刺激呼吸中枢,使呼吸加快。发热时,体温每升高 1 ℃,每分钟呼吸增加 3～4 次。②呼吸过缓:在安静状态下,成人呼吸频率少于 10 次/分,称为呼吸过缓。常见于呼吸中枢抑制的疾病,如颅内压增高、麻醉剂及安眠药过量等患者。

(2)节律异常。①潮式呼吸:又称陈-施呼吸,是一种周期性的呼吸异常,周期 0.5～2 分钟,需观察较长时间才能发现。特点表现为开始时呼吸浅慢,以后逐渐加深加快,又逐渐由深快变为浅慢,然后呼吸暂停 5～30 秒后,再重复上述状态的呼吸,如此周而复始,呼吸运动呈潮水涨落样,故称潮式呼吸(图 2-1)。发生机制为当呼吸中枢兴奋性减弱或高度缺氧时,呼吸减弱至暂停,血中二氧化碳增高到一定程度时,通过颈动脉和主动脉的化学感受器反射性地刺激呼吸中枢,使呼吸恢复。随着呼吸的由弱到强,二氧化碳不断排出,使其分压降低,呼吸中枢又失去有效的刺激,呼吸再次减弱至暂停,从而形成了周期性呼吸。常见于中枢神经系统疾病,如脑炎、颅内压增高、酸中毒、巴比妥中毒等患者。②间断呼吸:又称毕奥呼吸,表现为呼吸和呼吸暂停现象交替出现的呼吸。特点是有规律地呼吸几次后,突然暂停呼吸,间隔时间长短不同,随后又开始呼吸,然后反复交替出现(图 2-2)。其发生机制同潮式呼吸,是呼吸中枢兴奋性显著降低的表现,但比潮式呼吸更为严重,多在呼吸停止前出现,预后不佳。常见于颅内病变、呼吸中枢衰竭等患者。

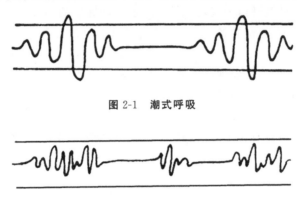

图 2-1　潮式呼吸

图 2-2　间断呼吸

　　(3)深浅度异常。①深度呼吸:又称库斯莫呼吸,是一种深而规则的大呼吸。见于尿毒症、糖尿病等引起的代谢性酸中毒等患者。②浮浅性呼吸:是一种浅表而不规则的呼吸。有时呈叹息样,见于呼吸肌麻痹或濒死的患者。

　　(4)音响异常。①蝉鸣样呼吸:吸气时有一种高音调的音响,声音似蝉鸣,称为蝉鸣样呼吸。其发生机制多由于声带附近有阻塞,使空气进入发生困难所致。见于喉头水肿、痉挛、喉头有异物等患者。②鼾声呼吸:呼气时发出粗糙的呼声。其发生机制由于气管或支气管内有较多的分泌物蓄积,多见于深昏迷等患者。

　　(5)呼吸困难:是指呼吸频率、节律和深浅度都有异常。呼吸困难的患者主观上表现空气不足、呼吸费力;客观上表现用力呼吸、张口耸肩、鼻翼翕动、发绀,辅助呼吸肌也参与呼吸运动,在呼吸频率、节律、深浅度上出现异常改变,根据临床表现可分为如下几种。①吸气性呼吸困难:是由于上呼吸道部分梗阻,使得气体进入肺部不畅,肺内负压极度增高所致,患者感觉吸气费力,吸气时间显著长于呼气时间,辅助呼吸肌收缩增强,出现明显的三凹征(胸骨上窝、锁骨上窝和肋间隙及腹上角凹陷)。多见于喉头水肿或气管、喉头有异物等患者。②呼气性呼吸困难:是由于下呼吸道部分梗阻,使得气体呼出肺部不畅所致,患者呼气费力,呼气时间显著长于吸气时间。多见于支气管哮喘和阻塞性肺气肿患者。③混合性呼吸困难:呼气和吸气均感费力,呼吸的频率加快而表浅。多见于重症肺炎、大片肺不张或肺纤维化的患者。

　　(6)形态异常。①胸式呼吸渐弱,腹式呼吸增强:正常女性以胸式呼吸为主。当胸部或肺有疾病或手术时均使胸式呼吸渐弱,腹式呼吸增强。②腹式呼吸渐弱,胸式呼吸增强:正常男性及儿童以腹式呼吸为主。当有腹部疾病时,如腹膜炎、腹部巨大肿瘤、大量腹水等,使膈肌下降,腹式呼吸渐弱,胸式呼吸增强。

　　2.异常呼吸的护理

　　(1)观察:密切观察呼吸状态及相关症状、体征的变化。

（2）吸氧:酌情给予氧气吸入,必要时可用呼吸机辅助呼吸。

（3）心理护理:根据患者的反应,有针对性地对患者做好患者的心理护理,合理解释及安慰患者,以消除患者的紧张、恐惧心理,有安全感,主动配合治疗和护理。

（4）卧床休息:调节室内温度和湿度,保持空气清新,禁止吸烟;根据病情安置舒适体位,以保证患者的休息,减少耗氧量。

（5）保持呼吸道通畅:及时清除呼吸道分泌物,必要时给予吸痰。

（6）给药治疗:根据医嘱给药治疗,注意观察疗效及变态反应。

（7）健康教育:讲解有效咳嗽和正确呼吸方法,指导患者戒烟。

（三）呼吸测量技术

1.目的

（1）测量患者每分钟的呼吸次数。

（2）协助临床诊断,为预防、治疗、护理提供依据。

（3）观察呼吸的变化,了解患者疾病的发生、发展规律。

2.评估

（1）患者的病情、治疗情况及合作程度。

（2）患者在30分钟内有无活动、情绪激动等影响呼吸的因素存在。

3.操作前准备

（1）用物准备:有秒针的表、记录本和笔。

（2）患者准备:情绪稳定,保持自然的呼吸状态。

（3）护士准备:着装整洁,修剪指甲,洗手,戴口罩。

（4）环境准备:安静、整洁、光线充足。

4.操作步骤

见表2-2。

表 2-2 呼吸测量技术操作步骤

流程	步骤	要点说明
核对	携用物到床旁,核对床号、姓名	确定患者
取体位	测量脉搏后,护士仍保持诊脉手势	分散患者的注意力
测量呼吸	观察患者胸部或腹部的起伏(一起一伏为一次呼吸),一般情况测30秒,将所测数值乘以2即为呼吸频率,如患者呼吸不规则或婴儿应测1分钟	男性多为腹式呼吸,女性多为胸式呼吸,同时应观察呼吸的节律、深浅度、音响及呼吸困难的症状
	如患者呼吸微弱不易观察时,可用少许棉花放于患者鼻孔前,观察棉花纤维被吹动的次数,计数1分钟	
记录	记录呼吸值:次/分,洗手	

5.注意事项

测量患者呼吸时,患者应处于自然呼吸的状态,以保证测量数值的准确性。

四、血压

血压是指血液在血管内流动时对血管壁的侧压力。一般指动脉血压,如无特别注明均指肱动脉的血压。当心脏收缩时，主动脉压急剧升高，至收缩中期达最高值，此时的动脉血压称收缩压。当心室舒张时，主动脉压下降，至心舒末期达动脉血压的最低值，此时的动脉血压称舒张压。

(一)正常血压及生理性变化

1.正常血压

在安静状态下，正常成人的血压范围为(12.0～18.5)/(8.0～11.9) kPa，脉压为4.0～5.3 kPa。

血压的计量单位，过去多用 mmHg(毫米汞柱)，后改用国际统一单位 kPa(千帕斯卡)。目前仍用 mmHg(毫米汞柱)。两者换算公式：1 kPa＝7.5 mmHg、1 mmHg＝0.1 kPa。

2.生理性变化

在各种生理情况下，动脉血压可发生各种变化，影响血压的生理因素有以下几种。

(1)年龄：随着年龄的增长血压逐渐增高，以收缩压增高较显著。儿童血压的计算公式为：

$$收缩压＝80＋年龄×2$$
$$舒张压＝收缩压×2/3$$

(2)性别：青春期前的男女血压差别不显著。成年男子的血压比女性高 0.7 kPa(5 mmHg)；绝经期后的女性血压又逐渐升高，与男性差不多。

(3)昼夜和睡眠：血压在上午 8～10 时达全天最高峰，之后逐渐降低；午饭后又逐渐升高，下午 4～6 时出现全天次高值，然后又逐渐降低；至入睡后 2 小时，血压降至全天最低值；早晨醒来又迅速升高。睡眠欠佳时，血压稍增高。

(4)环境：寒冷时血管收缩，血压升高；气温高时血管扩张，血压下降。

(5)部位：一般右上肢血压常高于左上肢，下肢血压高于上肢。

(6)情绪：紧张、恐惧、兴奋及疼痛均可引起血压升高。

(7)体重：血压正常的人发生高血压的危险性与体重增加呈正比。

(8)其他：吸烟、劳累、饮酒、药物等都对血压有一定的影响。

(二)异常血压的观察

1.高血压

目前基本上采用 1999 年世界卫生组织和国际抗高血压联盟高血压治疗指南的高血压定义：在未服抗高血压药的情况下，成人收缩压≥18.7 kPa(140 mmHg)和/或舒张压≥12.0 kPa(90 mmHg)者。95％的患者为病因不明的原发性高血压，多见于动脉硬化、肾炎、颅内压增高等，最易受损的部位是心、脑、肾、视网膜。

2.低血压

一般认为血压低于正常范围且有明显的血容量不足表现如脉搏细速、心悸、头晕等，即可诊断为低血压。常见于休克、大出血等。

3.脉压异常

脉压增大多见于主动脉瓣关闭不全、主动脉硬化等；脉压减小多见于心包积液、缩窄性心包炎等。

(三)血压的测量

1.血压计的种类和构造

(1)水银血压计：分立式和台式两种，其基本结构都包括输气球、调节空气的阀门、袖带、能充水银的玻璃管、水银槽几部分。袖带的长度和宽度应符合标准：宽度比被测肢体的直径宽 20％，长度应能包绕整个肢体。充水银的玻璃管上标有刻度，范围为 0～40.0 kPa(0～300 mmHg)，每小格表示 0.3 kPa(2 mmHg);玻璃管上端和大气相通,下端和水银槽相通。当输气球送入空气后,水银由玻璃管底部上升,水银柱顶端的中央凸起可指出压力的刻度。水银血压计测得的数值相当准确。

(2)弹簧表式血压计:由一袖带与有刻度 2.7~4.0 kPa(20~30 mmHg)的圆盘表相连而成,表上的指针指示压力。此种血压计携带方便,但欠准确。

(3)电子血压计:袖带内有一换能器,可将信号经数字处理,在显示屏上直接显示收缩压、舒张压和脉搏的数值。此种血压计操作方便,清晰直观,不需听诊器,使用方便、简单,但欠准确。

2.测血压的方法

(1)目的:通过测量血压,了解循环系统的功能状况,为诊断、治疗提供依据。

(2)准备:听诊器、血压计、记录纸、笔。

(3)操作步骤:①测量前,让患者休息片刻,以消除活动或紧张因素对血压的影响;检查血压计,如袖带的宽窄是否适合患者、玻璃管有无裂缝、橡胶管和输气球是否漏气等。②向患者解释,以取得合作。患者取坐位或仰卧,被侧肢体的肘臂伸直、掌心向上,肱动脉与心脏在同一水平。坐位时,肱动脉平第 4 软骨;卧位时,肱动脉平腋中线。如手臂低于心脏水平,血压会偏高;手臂高于心脏水平,血压会偏低。③放平血压计于上臂旁,打开水银槽开关,将袖带平整地缠于上臂中部,袖带的松紧以能放入一指为宜,袖带下缘距肘窝 2~3 cm。如测下肢血压。袖带下缘距腘窝 3~5 cm。将听诊器胸件置于腘动脉搏动处,记录时注明下肢血压。④戴上听诊器,关闭输气球气门,触及肱动脉搏动。听诊器胸件放在肱动脉搏动最明显的地方,但勿塞入袖带内,以一手稍加固定。⑤挤压输气球囊打气至肱动脉搏动音消失,水银柱又升高 2.7~4.0 kPa(20~30 mmHg)后,以每秒 0.5 kPa(4 mmHg)左右的速度放气,使水银柱缓慢下降,视线与水银柱所指刻度平行。⑥在听诊器中听到第一声动脉音时,水银柱所指刻度即为收缩压;当搏动音突然变弱或消失时,水银柱所指的刻度即为舒张压。当变音与消失音之间有差异时,或危重者应记录两个读数。⑦测量后,除尽袖带内的空气,解开袖带。安置患者于舒适卧位。⑧将血压计右倾 45°,关闭气门,气球放在固定的位置,以免压碎玻璃管;关闭血压计盒盖。⑨用分数式:收缩压/舒张压 mmHg 记录测得的血压值,如 15.3/9.3 kPa(110/70 mmHg)。

(4)注意事项:①测血压前,要求安静休息 20~30 分钟,如运动、情绪激动、吸烟、进食等可导致血压偏高。②血压计要定期检查和校正,以保证其准确性,切勿倒置或震动。③打气不可过猛、过高,如水银柱里出现气泡,应调节或检修,不可带着气泡测量。④降至"0",稍等片刻再行第二次测量。⑤对偏瘫、一侧肢体外伤或手术后患者,应在健侧手臂上测量。⑥排除影响血压值的外界因素,如袖带太窄、袖带过松、放气速度太慢测得的血压值偏高,反之则血压值偏低。⑦长期测血压应做到四定:定部位、定体位、定血压计、定时间。

(张锦军)

第三节 休息与睡眠护理

休息与睡眠是人类最基本的生理需要。良好的休息和睡眠如同充分的营养和适度的运动一样,对保持和促进健康起着重要作用。作为护士,必须了解睡眠的分期、影响睡眠的因素及患者的睡眠习惯,切实解决患者的睡眠问题,帮助患者达到可能的最佳睡眠状态。

一、休息

休息是指在一段时间内,通过相对地减少机体活动,使身心放松,处于一种没有紧张和焦虑的松弛状态。休息包括身体和心理两方面的放松,通过休息,可以减轻疲劳和缓解精神紧张。

(一)休息的意义和方式

1.休息的意义

对健康人来说,充足的休息是维持机体身心健康的必要条件;对患者来说,充足的休息是促进疾病康复的重要措施。休息对维护健康具有重要的意义,具体表现为:①休息可以减轻或消除疲劳,缓解精神紧张和压力。②休息可以维持机体生理调节的规律性。③休息可以促进机体正常的生长发育。④休息可以减少能量的消耗。⑤休息可以促进蛋白质的合成及组织修复。

2.休息的方式

休息的方式是因人而异的,取决于个体的年龄、健康状况、工作性质和生活方式等因素。对不同的人而言,休息有着不同的含义。例如,对从事脑力劳动的人而言,他的休息方式可以是散步、打球、游泳等;而对于从事这些活动的运动员来讲,他的休息反而是读书、看报、听音乐。无论采取何种方式,只要达到缓解疲劳、减轻压力、促进身心舒适和精力恢复的目的,就是有效的休息。在休息的各种形式中,睡眠是最常见也是最重要的一种。

(二)休息的条件

要想得到充足的休息,应满足以下三个条件,即充足的睡眠、生理上的舒适和心理上的放松。

1.充足的睡眠

休息的最基本的先决条件是充足的睡眠。充足的睡眠可以促进个体精力和体力的恢复。虽然每个人所需要的睡眠时间有较大的区别,但都有最低限度的睡眠时数,满足了一定的睡眠时数,才能得到充足的休息。护理人员要尽量使患者有足够的睡眠时间和建立良好的睡眠习惯。

2.生理上的舒适

生理上的舒适也就是身体放松,是保证有效休息的前提。因此,在休息之前必须将身体上的不适降至最低程度。护理人员应为患者提供各种舒适服务,包括祛除或控制疼痛、提供舒适的体位或姿势、协助患者搞好个人卫生、保持适宜的温湿度、调节睡眠时所需要的光线等。

3.心理上的放松

要得到良好的休息,必须有效地控制和减少紧张和焦虑,心理上才能得到放松。患者由于生病、住院时个体无法满足社会上、职业上或个人角色在义务上的需要,加之住院时对医院环境及医护人员感到陌生,对自身疾病的担忧等,患者常常会出现紧张和焦虑。因此,护理人员应耐心与患者沟通,恰当地运用其知识和技能,提供及时、准确的服务,尽量满足患者的各种需要,才能帮助患者减少紧张和焦虑。

二、睡眠

睡眠是各种休息中最自然、最重要的方式。人的一生中有 1/3 的时间要用在睡眠上。任何人都需要睡眠,通过睡眠可以使人的精力和体力得到恢复,可以保持良好的觉醒状态,这样人才能精力充沛地从事劳动或其他活动。睡眠对于维持人的健康,尤其是促进疾病的康复,具有重要的意义。

（一）睡眠的定义

现代医学界普遍认为睡眠是一种主动过程,是一种知觉的特殊状态。睡眠时,人脑并没有停止工作,只是换了模式,虽然对周围环境的反应能力降低,但并未完全消失。通过睡眠,人的精力和体力得到恢复,睡眠后可保持良好的觉醒状态。

由此,可将睡眠定义为周期性发生的持续一定时间的知觉的特殊状态,具有不同的时相,睡眠时可相对地不做出反应。

（二）睡眠原理

睡眠是与较长时间的觉醒交替循环的生理过程。目前认为,睡眠由睡眠中枢控制。睡眠中枢位于脑干尾端,它向上传导冲动,作用于大脑皮质(也称上行抑制系统),与控制觉醒状态的脑干网状结构上行激动系统的作用相拮抗,引起睡眠和脑电波同步化,从而调节睡眠与觉醒的相互转化。

（三）睡眠分期

通过脑电图(EEG)测量大脑皮质的电活动,眼电图(EOG)测量眼睛的运动,肌电图(EMG)测量肌肉的状况,发现睡眠的不同阶段脑、眼睛、肌肉的活动处于不同的水平。正常的睡眠周期可分为两个相互交替的不同时相状态,即慢波睡眠和快波睡眠。成人进入睡眠后,首先是慢波睡眠,持续 80～120 分钟后转入快波睡眠,维持 20～30 分钟后,又转入慢波睡眠。整个睡眠过程中有四或五次交替,越近睡眠的后期,快波睡眠持续时间越长。两种睡眠时相状态均可直接转为觉醒状态,但在觉醒状态下,一般只能进入慢波睡眠,而不能进入快波睡眠。

1.慢波睡眠

脑电波呈现同步化慢波时相,伴有慢眼球运动,肌肉松弛但仍有一定张力,亦称正相睡眠或非快速眼球运动睡眠。在这段睡眠期间,大脑的活动下降到最低,使得人体能够得到完全的舒缓。此阶段又可分为四期。

（1）第Ⅰ期:为入睡期,是所有睡眠时相中睡得最浅的一期,常被认为是清醒与睡眠的过渡阶段,仅维持几分钟,很容易被唤醒。此期眼球有着缓慢的运动,生理活动开始减少,同时生命体征和新陈代谢逐渐减缓,在此阶段的人们仍然认为自己是清醒的。

（2）第Ⅱ期:为浅睡期。此阶段的人们已经进入无意识阶段,不过仍可听到声音,仍然容易被唤醒。此期持续 10～20 分钟,眼球不再运动,机体功能继续变慢,肌肉逐渐放松,脑电图偶尔会产生较快的宽大的梭状波。

（3）第Ⅲ期:为中度睡眠期。持续 15～30 分钟。此期肌肉完全放松,心搏缓慢,血压下降,但仍保持正常,难以唤醒并且身体很少移动,脑电图显示梭状波与 δ 波(大而低频的慢波)交替出现。

（4）第Ⅳ期:为深度睡眠期。持续 15～30 分钟。全身松弛,无任何活动,极难唤醒,生命体征比觉醒时明显下降,体内生长激素大量分泌,人体组织愈合加快,遗尿和梦游可能发生,脑电波为慢而高的 δ 波。

2.快波睡眠

快波睡眠亦称异相睡眠或快速眼球运动睡眠(rapid eye movement sleep,REM sleep)。此期的睡眠特点是眼球转动很快,脑电波活跃,与觉醒时很难区分。其表现与慢波睡眠相比,是各种感觉功能进一步减退,唤醒阈值提高,极难唤醒,同时骨骼肌张力消失,肌肉几乎完全松弛。此外,这一阶段还会有间断的阵发性表现,如眼球快速运动、部分躯体抽动,同时有心排血量增加、血压上升、心率加快、呼吸加快而不规则等交感神经兴奋的表现。多数在醒来后能够回忆的生动、逼真的梦境都是在此期发生的。

睡眠中的一些时相对人体具有特殊的意义,如在 NREM 第Ⅳ期的睡眠中,机体会释放大量的生长激素来修复和更新上皮细胞和某些特殊细胞,如脑细胞,故慢波睡眠有利于促进生长和体力的恢复。而 REM 睡眠则对于学习记忆和精力恢复似乎很重要。因为在快波睡眠中,脑耗氧量增加,脑血流量增多,且脑内蛋白质合成加快,有利于建立新的突触联系,可加快幼儿神经系统成熟。同时快波睡眠对保持精神和情绪上的平衡最为重要。因为这一时期的梦境都是生动的、充满感情色彩的,此梦境可减轻、缓解精神压力,使人将忧虑的事情从记忆中消除。非快速眼球运动睡眠与快速眼球运动睡眠的比较见表 2-3。

表 2-3 非快速眼球运动睡眠与快速眼球运动睡眠的比较

项目	非快速眼球运动睡眠	快速眼球运动睡眠
脑电图	第Ⅰ期:低电压 α 节律 8~12 次/秒 第Ⅱ期:宽大的梭状波 14~16 次/秒 第Ⅲ期:梭状波与 δ 波交替 第Ⅳ期:慢而高的 δ 波 1~2 次/秒	去同步化快波
眼球运动	慢的眼球转动或没有	阵发性的眼球快速运动
生理变化	呼吸、心率减慢且规则 血压、体温下降 肌肉渐松弛 感觉功能减退	感觉功能进一步减退 肌张力进一步减弱 有间断的阵发性表现:心排血量增加,血压升高,呼吸加快且不规则,心率加快
合成代谢	人体组织愈合加快	脑内蛋白质合成加快
生长激素	分泌增加	分泌减少
其他	第Ⅳ期发生夜尿和梦游	做梦且为充满感情色彩、稀奇古怪的梦
优点	有利于个体体力的恢复	有利于个体精力的恢复

(四)睡眠周期

对大多数成人而言,睡眠是每 24 小时循环一次的周期性程序。一旦入睡,成人平均每晚经历 4~6 个完整的睡眠周期,每个睡眠周期由不同的睡眠时相构成,分别是 NREM 睡眠的四个时相和 REM 睡眠,持续 60~120 分钟,平均为 90 分钟。睡眠周期各时相按一定的顺序重复出现。这一模式总是从 NREM 第Ⅰ期开始,依次经过第Ⅱ期、第Ⅲ期、第Ⅳ期之后,返回 NREM 的第Ⅲ期然后到第Ⅱ期,再进入 REM 期,当 REM 期完成后,再回到 NREM 的第Ⅱ期(图 2-3),如此周而复始。在睡眠时相周期的任一阶段醒而复睡时,都需要从头开始依次经过各期。

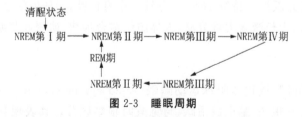

图 2-3 睡眠周期

在睡眠周期中,每一时相所占的时间比例随睡眠的进行而有所改变。一般刚入睡时,个体进入睡眠周期约 90 分钟后才进入 REM 睡眠,随睡眠周期的进展,NREM 第Ⅲ、Ⅳ时相缩短,REM

阶段时间延长。在最后一个睡眠周期中,REM 睡眠可达到 60 分钟。因此,大部分 NREM 睡眠发生在上半夜,REM 睡眠则多在下半夜。

(五)影响睡眠的因素

1.生理因素

(1)年龄:通常人睡眠的需要量与其年龄成反比,但有个体差异。新生儿期每天睡眠时间最长,可达 16～20 小时,成人 7～8 小时。

(2)疲劳:适度的疲劳,有助于入睡,但过度的精力耗竭反而会使入睡发生困难。

(3)昼夜节律:"睡眠-觉醒"周期具有生物钟式的节律性,如果长时间频繁地夜间工作或航空时差,就会造成该节律失调,从而影响入睡及睡眠质量。

(4)内分泌变化:妇女月经前期和月经期常出现嗜睡现象,绝经期妇女常失眠,与内分泌变化有关。

(5)寝前习惯:睡前的一些行为习惯,如看报纸杂志、听音乐、喝牛奶、洗热水澡或泡脚等,当这些习惯突然改变或被阻碍进行时,可能使睡眠发生障碍。

(6)食物因素:含有较多 L-色氨酸的食物,如肉类、乳制品和豆类都能促进入睡、缩短入睡时间,是天然的催眠剂;少量饮酒能促进放松和睡眠,但大量饮酒会干扰睡眠,使睡眠变浅;含有咖啡因的浓茶、咖啡及可乐饮用后使人兴奋,即使入睡也容易中途醒来,且总睡眠时间缩短。

2.病理因素

(1)疾病影响:几乎所有疾病都会影响睡眠。例如,各种原因引起的疼痛未能及时缓解时严重影响睡眠,精神分裂症、强迫性神经症等患者常处于过度觉醒状态。生病的人需要更多时间的睡眠来促进机体康复,却往往因为多种症状困扰或特殊的治疗限制而无法获得正常的睡眠。

(2)身体不适:身体的舒适是获得休息与安睡的先决条件,饥饿、腹胀、呼吸困难、憋闷、身体不洁、皮肤瘙痒、体位不适等都是常见的影响睡眠的原因。

3.环境因素

睡眠环境影响睡眠状况,适宜的温湿度,安静、整洁、舒适、空气清新的环境常可增进睡眠,反之则会对睡眠产生干扰。

4.心理因素

焦虑不安、强烈的情绪反应(如恐惧、悲哀、激动、喜悦)、家庭或人际关系紧张等常常影响患者的睡眠。

5.其他

食物摄入多少、体育锻炼情况、某些药物等也会影响睡眠形态。

(六)促进睡眠的护理措施

1.增进舒适

人们在感觉舒适和放松时才能入睡。为了使患者放松,对于一些遭受病痛折磨的患者采用有效镇痛的方法;做好就寝前的晚间护理,如协助患者洗漱、排便;帮助患者处于正确的睡眠姿势,妥善安置身体各部位的导管、引流管,以及牵引、固定等特殊治疗措施。

2.环境控制

人们睡眠时需要的环境条件包括适宜的室温和通风、最低限度的声音、舒适的床和适当的照明。一般冬季室温 18～22 ℃、夏季 25 ℃左右、相对湿度以 50％～60％为宜;根据患者需要,睡前开窗通风,清除病房内异味,使空气清新;保持病区尽可能的安静,尽量减少晚间交谈;提供清洁、干燥的卧具和舒适的枕头、被服;夜间调节住院单元的灯光。

3.重视心理护理

多与患者沟通交流,找出影响患者休息与睡眠的心理-社会因素,通过鼓励倾诉、正确指导,消除患者紧张和焦虑情绪,恢复平静、稳定的状态,提高休息和睡眠质量。

4.建立休息和睡眠周期

针对患者的不同情况,帮助患者建立适宜的休息和睡眠周期。患者入院后,原有的休息和睡眠规律被打乱,护士应在患者醒时进行评估、治疗和常规护理工作,避免因一些非必需任务而唤醒患者,同时鼓励患者合理安排日间活动,适当锻炼。

5.尊重患者的睡眠习惯

病情允许的情况下,护理人员应尽可能根据患者就寝前的一些个人习惯,选择如提供温热饮料,允许短时间的阅读、听音乐,协助沐浴或泡脚等方式促进睡眠。

6.健康教育

使患者了解睡眠对健康与康复的重要作用,身心放松的重要意义和一些促进睡眠的常用技巧。与患者一起讨论有关休息和睡眠的知识,分析困扰患者睡眠的因素,针对具体情况给予相应指导,帮助患者建立有规律的生活方式,养成良好的睡眠习惯。

(雷桂华)

第四节 口服给药法

口服是一种最常用的给药方法,它既方便又经济且较安全,药物经口服后,通过胃肠黏膜吸收进入血液循环,起到局部或全身的治疗作用。口服法的缺点是吸收慢而不规则;有些药物到达全身循环前要经过肝脏,使药效受到破坏;有的药物在肠内不吸收或具有刺激性而不能口服。病危、昏迷或呕吐不止的患者不宜应用口服法。因此,护士应根据病情、用药目的及药物吸收的快慢,掌握用药的时间。

一、摆药

(一)病区摆药

1.用物

药柜(内有各种药物、量杯、滴管、乳体、药匙、纱布或小毛巾),发药盘或发药车,药杯,小药牌,服药单(本),小水壶内备温开水。

2.操作方法

(1)操作前应洗手、戴口罩,打开药柜将用物备齐。

(2)按服药时间挑选小药牌,核对小药牌及服药单,无误后依床号顺序将小药牌插入发药盘内配药,注意用药的起止时间,先配固体药,后配水剂及油剂。

(3)摆固体药片、药粉、胶囊时应用药匙分发,同一患者的数种药片可放入同一个杯内,药粉或含化药须用纸包。

(4)摆水剂用量杯计量,左手持量杯,拇指置于所需刻度,右手持药瓶先将药液摇匀,标签朝上,举量杯使所需刻度与视线平行,缓缓倒入所需药量(图 2-4),倒毕,以湿纱布擦净瓶口放回原处。同时服用几种水剂时,须分别倒入几个杯内。更换药液品种应洗净量杯。

(5)药液不足 1 mL,须用滴管测量,1 mL＝15 滴,滴时须稍倾斜。为使患者得到准确的药量,避免药液蘸在杯内,应滴入已盛好冷开水的药杯。

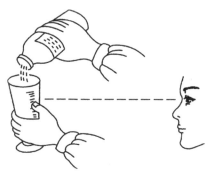

图 2-4　倒药液法

(6)药摆毕,应将药物、小药牌与服药单全部核对一遍;发药前由别人再查对一次,无误后方可发药。

(二)中心药站

有的医院设有中心药站,为住院患者集中摆药。中心药站具有全院宏观调控药品的作用,避免积压浪费,减少病区摆药、取药、退药、保管等烦琐工作。

病区护士每天查房后,将药盘及小药牌一起送到中心药站,由药站专人负责摆药、核对。摆药一次备一天量(三次用量),尔后由病区护士核对取回,按时发给患者。

各病区可另设一小药柜,存放少量的常用药、抢救药、针剂和极少量毒、麻、限制药品等,以备夜间及临时急用。

二、发药

(1)备好温开水,携带发药车或发药盘,服药单进病室。

(2)按规定时间送药至床前,核对床号、姓名,并呼唤患者无误后再发药物,待患者服下后方可离开。

(3)对危重患者护士应予喂服,鼻饲患者应由胃管注入。若患者不在或因故不能当时服药者,将药品带回保管。换药或停药应及时告诉患者,如患者提出疑问,应耐心解释。

(4)抗生素及磺胺类药物需在血液内保持有效浓度,必须准时给药。

三、注意事项

(1)某些刺激食欲的健胃药宜在饭前服,因为刺激舌的味觉感受器,使胃液大量分泌。

(2)某些磺胺类药物经肾脏排出,尿少时即析出结晶引起肾小管堵塞,服药后指导患者多饮水,而对呼吸道黏膜起保护性作用的止咳合剂,服后则不宜立即饮水,以免冲淡药物降低药效。

(3)服用强心苷类药物如洋地黄、地高辛等,应先测脉率、心率,并注意其节律变化,脉率低于 60 次/分或节律不齐时则不可继续服用。

(4)某些药物对牙齿有腐蚀作用或使牙齿染色的药物如酸类或铁剂,服用时避免与牙齿接触,可将药液由饮水管吸入,服后再漱口。

四、发药后处理

药杯用肥皂水和清水洗净,消毒擦干后,放回原处备用。油剂药杯应先用纸擦净后清洗再消毒,同时清洁药盘或发药车。

（张锦军）

第五节 导 尿 术

一、目的

(1)为尿潴留患者解除痛苦,使尿失禁患者保持会阴清洁干燥。

(2)收集无菌尿标本,做细菌培养。

(3)避免盆腔手术时误伤膀胱,为危重、休克患者正确记录尿量,测尿比重提供依据。

(4)检查膀胱功能,测膀胱容量、压力及残余尿量。

(5)鉴别尿闭和尿潴留,以明确肾功能不全或排尿功能障碍。

(6)诊断及治疗膀胱和尿道的疾病,如进行膀胱造影或对膀胱肿瘤患者进行化疗等。

二、准备

(一)物品准备

1.治疗盘内

橡皮圈 1 个,别针 1 枚,备皮用物 1 套,一次性无菌导尿包 1 套(治疗碗两个、弯盘、双腔气囊导尿管、弯血管钳 1 把、镊子 1 把、小药杯内置棉球若干个,液状石蜡棉球瓶 1 个,洞巾 1 块),弯盘 1 个,一次性手套 1 双,治疗碗 1 个(内盛棉球若干个),弯血管钳 1 把、镊子 2 把、无菌手套 1 双,常用消毒溶液如 0.1％苯扎溴铵、0.1％氯己定等,无菌持物钳及容器 1 套,男患者导尿另备无菌纱布 2 块。

2.治疗盘外

小橡胶单和治疗巾 1 套(或一次性治疗巾),便盆及便盆巾。

(二)患者、护理人员及环境准备

患者了解导尿目的、方法、注意事项及配合要点。取仰卧屈膝位,调整情绪,指导或协助患者清洗外阴,备便盆。护理人员应衣帽整齐,修剪指甲,洗手,戴口罩。环境安静、整洁、光线、温湿度适宜,关闭门窗,备屏风或隔帘。

三、评估

(1)评估患者病情、治疗情况、意识、心理状态及合作度。

(2)患者排尿功能异常的程度,膀胱充盈度及会阴部皮肤、黏膜的完整性。

(3)向患者解释导尿的目的、方法、注意事项及配合要点。

四、操作步骤

将用物推至患者处,核对患者床号、姓名,向患者解释导尿的目的、方法、注意事项及配合要点。消除患者紧张和窘迫的心理,以取得合作。①用屏风或隔帘遮挡患者,保护患者的隐私,使患者精神放松。②帮助患者清洗外阴部,减少逆行尿路感染的机会。③检查导尿包的日期,是否严密干燥,确保物品无菌性,防止尿路感染。④根据男女性尿道解剖特点执行不同的导尿术。

(一)男性患者导尿术操作步骤

(1)操作者位于患者右侧,帮助患者取仰卧屈膝位,脱去对侧裤腿,盖在近侧腿上,对侧下肢和上身用盖被盖好,两腿略外展,暴露外阴部。

(2)将一次性橡胶单和治疗巾垫于患者臀下,弯盘放于患者臀部,治疗碗内盛棉球若干个。

(3)左手戴手套,用纱布裹住阴茎前1/3,将阴茎提起,另一手持镊子夹消毒棉球按顺序消毒,阴茎后2/3部-阴阜-阴囊暴露面。

(4)用无菌纱布包裹消毒过的阴茎后2/3部-阴阜-阴囊暴露面,消毒阴茎前1/3,并将包皮向后推,换另一把镊子夹消毒棉球消毒尿道口,向外螺旋式擦拭龟头-冠状沟-尿道口数次,包皮和冠状沟易藏污,应彻底消毒,预防感染。污棉球置于弯盘内移至床尾。

(5)在患者两腿间打开无菌导尿包,用持物钳夹浸消毒液的棉球于药杯内。

(6)戴无菌手套,铺洞巾,使洞巾与包布内面形成无菌区域。嘱患者勿移动肢体保持体位,以免污染无菌区。

(7)按操作顺序排列好用物,用镊子取液状石蜡棉球,润滑导尿管前端。

(8)左手用纱布裹住阴茎并提起,使之与腹壁呈60°,使耻骨前弯消失,便于插管。将包皮向后推,右手用镊子夹取浸消毒液的棉球,按顺序消毒尿道口、螺旋消毒龟头、冠状沟、尿道口数遍,每个棉球只可用一次,禁止重复使用,确保消毒部位不受污染,污棉球置于弯盘内,右手将弯盘移至靠近床尾无菌区域边沿,便于操作。

(9)左手固定阴茎,右手将治疗碗置于洞巾口旁,男性尿道长而且又有3个狭窄处,当插管受阻时,应稍停片刻嘱患者深呼吸,减轻尿道括约肌紧张,再徐徐插入导尿管,切忌用力过猛而损伤尿道。

(10)用另一只血管钳夹持导尿管前端,对准尿道口轻轻插入20～22 cm,见尿液流出后,再插入约2 cm,将尿液引流入治疗碗(第一次放尿不超过1 000 mL,防止大量放尿;腹腔内压力急剧下降,血液大量滞留腹腔血管内,血压下降虚脱及膀胱内压突然降低,导致膀胱黏膜急剧充血,发生血尿)。

(11)治疗碗内尿液盛2/3满后,可用血管钳夹住导尿管末端,将尿液导入便器内,再打开导尿管继续放尿。注意询问患者的感觉,观察患者的反应。

(12)导尿毕,夹住导尿管末端,轻轻拔出导尿管,避免损伤尿道黏膜。撤下洞巾,擦净外阴,脱去手套置弯盘内,撤出臀部一次性橡胶单和治疗巾置治疗车下层。协助患者穿好裤子,整理床单位。

(13)整理用物。

(14)洗手,记录。

(二)女性患者导尿术操作步骤

(1)操作者位于患者右侧,帮助患者取仰卧屈膝位,脱去对侧裤腿,盖在近侧腿上,对侧下肢和上身用盖被盖好,两腿略外展,暴露外阴部。

(2)将一次性橡胶单和治疗巾垫于患者臀下,弯盘放于患者臀部,治疗碗内盛棉球若干个。

(3)左手戴手套,右手持血管钳夹取消毒棉球做外阴初步消毒,按由外向内,自上而下,依次消毒阴阜、两侧大阴唇。

(4)左手分开大阴唇,换另一把镊子按顺序消毒大小阴唇之间—小阴唇—尿道口—自尿道口至肛门,减少逆行感染的机会。污棉球置于弯盘内,消毒完毕,脱下手套置于治疗碗内,污物放置治疗车下层。

(5)在患者两腿间打开无菌导尿包,用持物钳夹浸消毒液的棉球于药杯内。

(6)戴无菌手套,铺洞巾,使洞巾与包布内面形成无菌区域。嘱患者勿移动肢体保持体位,以免污染无菌区。

(7)按操作顺序排列好用物,用镊子取液状石蜡棉球,润滑导尿管前端。

(8)左手拇指、食指分开并固定小阴唇,右手持弯持物钳夹取消毒棉球,按由内向外,自上而下顺序消毒尿道口、两侧小阴唇、尿道口,尿道口处要重复消毒一次,污棉球及弯血管钳置于弯盘内,右手将弯盘移至靠近床尾无菌区域边沿,便于操作。

(9)右手将无菌治疗碗移至洞巾旁,嘱患者张口呼吸,用另一只弯血管钳持导尿管对准导尿口轻轻插入尿道 4～6 cm,见尿液后再插入 1～2 cm。

(10)左手松开小阴唇,下移固定导尿管,将尿液引入治疗碗。注意询问患者的感觉,观察患者的反应。

(11)导尿毕,夹住导管末端,轻轻拔出导尿管,避免损伤尿道黏膜。撤下洞巾,擦净外阴,脱去手套置弯盘内,撤出臀部一次性橡胶单和治疗巾置治疗车下层。协助患者穿好裤子,整理床单位。

(12)整理用物。

(13)洗手,记录。

五、注意事项

(1)向患者及其家属解释留置导尿管的目的和护理方法,使其认识到预防泌尿道感染的重要性,并主动参与护理。

(2)保持引流通畅,避免导尿管扭曲堵塞,造成引流不畅。

(3)防止泌尿系统逆行感染。

(4)患者每天摄入足够的液体,每天尿量维持在 2 000 mL 以上,达到自然冲洗尿路的目的,以减少尿路感染和结石的发生。

(5)保持尿道口清洁,女患者用消毒棉球擦拭外阴及尿道口,如分泌物过多,可用 0.02% 高锰酸钾溶液冲洗,再用消毒棉球擦拭外阴及尿道口。男患者用消毒棉球擦拭尿道口、阴茎头及包皮,1～2 次/天。

(6)每周定时更换集尿袋 1 次,定时排空集尿袋,并记录尿量。

(7)每月定时更换导尿管 1 次。

(8)采用间歇性夹管方式,训练膀胱反射功能。关闭导尿管,每4小时开放1次,使膀胱定时充盈和排空,促进膀胱功能的回复。

(9)离床活动时,应用胶布将导尿管远端固定在大腿上,集尿袋不得超过膀胱高度,防止尿液逆流。

(10)协助患者更换体位,倾听患者主诉,并观察尿液性状、颜色和量,尿常规每周检查一次,若发现尿液混浊、沉淀、有结晶,应做膀胱冲洗。

(张锦军)

第三章　神经内科护理

第一节　神经内科常见症状与体征的护理

一、头痛

头痛主要是指额部、顶部、枕部和颞部的疼痛。颅内的血管、神经和脑膜以及颅外的骨膜、血管、头皮、颈肌、韧带等均为疼痛的敏感结构,凡这些敏感结构受挤压、牵拉、移位、炎症、血管的扩张或痉挛、肌肉的紧张性收缩等均可引起头痛。头痛大多无特异性,但反复发作或持续性头痛可能是某些器质性疾病的信号,应提高警惕,认真检查,及时治疗。

（一）护理评估

1.病因

病因主要包括:①颅脑病变,如脑肿瘤、脑出血、脑水肿、脑脓肿、脑囊肿、脑膜炎等;②颅外病变,如颅骨疾病(颅骨骨折)、颈部疾病(颈椎病)、神经痛(疱疹后)等;③全身性疾病,如急性感染、心血管疾病、中毒等;④神经症,如神经衰弱。

2.健康史

(1)了解患者头痛的部位、性质、程度、规律、起始与持续时间,头痛发生的方式与经过,加重、减轻或诱发头痛的因素,以及伴随症状;仔细询问患者头痛是否与紧张、饥饿、精神压力、噪声、强光刺激、月经前期或经期、气候变化,以及进食某些食物如巧克力、红酒等因素有关;是否因情绪紧张、咳嗽、大笑以及用力性动作而加剧;头痛的性质是胀痛、跳痛、刺痛、抑或搏动性痛,是否伴有恶心、呕吐等。

(2)了解患者有无发热、头部外伤、高血压及家族史等。

3.身体评估

(1)观察头部是否有外伤,监测生命体征,观察瞳孔的变化。

(2)重点检查有无神经系统阳性体征,如有无颈项强直、克尼格(Kernig)征阳性等。

4.实验室及其他检查

头颅 CT 或 MRI 检查有无颅内病灶;脑脊液检查有无压力增高,是否为血性。

5.心理-社会评估

评估患者是否因长期反复头痛而出现恐惧、忧郁或焦虑心理。有无活动程度减少、工作能力下降、精神状态不佳,是否非常在意疼痛的症状;心理上是否潜在地依赖止痛剂;家属及周围的人是否理解和支持患者。

(二)护理诊断

头痛与颅内外血管收缩或舒张功能障碍或颅内占位性病变等因素有关。

(三)护理目标

患者疼痛减轻或消失,能说出诱发或加重头痛的因素,并能运用有效的方法缓解疼痛。

(四)护理措施

1.避免诱发因素

告知患者可能诱发或加重头痛的因素,如情绪紧张、进食导致血管扩张的某些食物如巧克力、饮酒、月经来潮、睡眠不足、环境吵闹、压力过大等。

2.病情观察

重点观察患者头痛性质、部位、持续时间、频率及程度,了解患者头痛是否伴有其他症状或体征,老年人注意观察血压变化。如头痛伴有呕吐、视力降低、神志变化、肢体抽搐或瘫痪等多为器质性头痛,应及时与医师联系,针对病因进行处理。

3.减轻头痛的方法

器质性病变引起的头痛应积极检查,对因治疗。保持环境安静、光线柔和,使患者充分休息;指导患者缓慢深呼吸、听轻音乐、引导式想象、冷敷或热敷、理疗、按摩及指压止痛等方法减轻头痛。

4.用药护理

指导患者按医嘱服药,告知药物作用、用药方法,让患者了解药物的依赖性及成瘾性的特点及长期用药的不良反应,如大量长期使用止痛剂等可致药物依赖。

5.心理护理

对于出现焦虑、紧张心理的患者,医护人员应及时向患者解释头痛的原因及治疗护理措施,消除紧张情绪,理解、同情患者的痛苦,教会患者保持身心放松的方法,鼓励患者树立信心,积极配合治疗。

(五)护理评价

患者能正确地说出诱发头痛的因素,并能有效地运用减轻头痛的方法,头痛减轻或消失。

二、意识障碍

意识障碍是指人对周围环境及自身状态的识别和觉察能力出现障碍的一种精神状态。大脑皮质、皮质下结构、脑干网状上行激活系统等部位的损害或功能抑制,均可出现意识障碍。意识障碍按其程度可表现为嗜睡、昏睡和昏迷,昏迷又可分为浅昏迷、中昏迷和深昏迷。临床上通过患者的言语反应,对针刺的痛觉反应、瞳孔对光反射、吞咽反射、角膜反射等来判断意识障碍的程度。

(一)临床类型

1.嗜睡

患者表现为持续睡眠状态,但能被叫醒,醒后能勉强回答问题及配合检查,停止刺激后又立即入睡。

2.昏睡

患者处于沉睡状态,高声呼唤可叫醒,并能做含糊、简单而不完全的答话,停止刺激后又沉睡。对疼痛刺激有痛苦表情和躲避反应。

3.浅昏迷

意识丧失,仍有较少的无意识自发动作。对周围事物及声光刺激均无反应,但对强烈的疼痛刺激有反应。各种反射都存在,生命体征无明显改变。

4.中度昏迷

对各种刺激均无反应,自发动作很少。对强烈刺激的防御反射、角膜和瞳孔对光反射均减弱,生命体征均有改变,大小便失禁或潴留。

5.深昏迷

全身肌肉松弛,处于完全不动姿势。各种反射消失,生命体征已有明显改变。

(二)护理评估

1.病因

(1)颅内疾病:主要包括中枢神经系统炎症如脑炎、脑膜炎等,脑血管性疾病如脑出血、脑梗死等,颅内占位性病变如脑肿瘤等。

(2)全身感染性疾病:如败血症、中毒性肺炎等。

(3)心血管疾病:如高血压脑病、肺性脑病等。

(4)代谢性疾病:如糖尿病酮症酸中毒、肝昏迷、尿毒症等。

(5)中毒性疾病:安眠药中毒、一氧化碳中毒等。

2.健康史

详细了解患者的发病经过,根据意识障碍程度判断病情。如昏迷发生急骤且为疾病首发症状并伴有偏瘫,考虑可能是颅脑损伤、脑血管意外等;如昏迷前有头痛或伴呕吐,可能是颅内占位性病变。

3.身体评估

做疼痛的刺激、瞳孔对光反射、角膜反射、病理反射等的检查来评估意识障碍程度,判断病情。

4.实验室及其他检查

血液生化检查如血糖、血脂、电解质及血常规是否正常;头颅 CT 或 MRI 检查有无异常发现;脑电图是否提示脑功能受损等。

5.心理-社会评估

评估时注意患者的家庭背景,经济状况,家属的心理状态及对患者的关注程度等。意识障碍常给家属带来不安及恐惧,同时也给家属增添精神和经济负担,可能产生不耐心的言行和厌烦心态。

(三)护理诊断

意识障碍与脑实质病变有关。

(四)护理目标

(1)患者意识障碍减轻或神志清醒。

(2)不发生长期卧床引起的各种并发症。

(五)护理措施

1.一般护理

患者取平卧头侧位或侧卧位,以免呕吐物误入气管,痰液较多者及时吸痰,保持呼吸道通畅并给予氧气吸入；防止舌后坠、窒息与肺部感染。

2.生活护理

保持床单整洁、干燥，定时给予翻身、叩背，并按摩骨突受压处；做好大小便的护理，保持会阴部皮肤清洁。

3.安全护理

谵妄躁动者加床栏，防止坠床，必要时做适当的约束；慎用热水袋，防止烫伤。

4.饮食护理

给予高维生素、高热量饮食，补充足够的水分；鼻饲流质者应定时喂食，保证足够的营养供给。注意口腔卫生，不能自口进食者应每天口腔护理2～3次。

5.病情监测

严密观察生命体征及瞳孔变化，观察有无呕吐及呕吐物的性状与量，预防消化道出血和脑疝的发生。

（六）护理评价

（1）患者意识障碍减轻，神志较前清楚。

（2）生活需要得到满足，未出现压疮、感染及营养失调等。

三、言语障碍

言语障碍分为失语症和构音障碍。失语症是由于大脑皮质与语言功能有关的区域受损害所致，是优势大脑半球损害的重要症状之一。构音障碍是纯口语语音障碍，由于发音器官神经肌肉病变导致运动不能或不协调，使言语形成障碍，表现为发音困难、语音不清、音调及语速异常等。

（一）护理评估

1.健康史

评估患者有无言语交流方面的困难，注意语言是否含混不清或错语；了解患者的文化水平与语言背景，如出生地、生长地及有无方言等的心理状态，能否理解他人的语言，并能与人对话；能否看明白一个物体，并能将其正确的表达。

2.身体评估

注意有无音调、语速及韵律的改变。评估意识水平、精神状态及行为表现，检查有无定向力、注意力、记忆力和计算力的异常；观察患者有无面部表情改变、流涎或口腔滞留食物等。能否理解他人语言，按照检查者指令执行有目的的动作；能否自发书写姓名、地址和辨词朗读。由于病变部位的不同，失语可分为以下几种类型。

（1）Broca失语：又称运动性失语或表达性失语。突出的临床特点为口语表达障碍。患者不能说话，或者只能讲一两个简单的字，且不流畅，常用错词，自己也知道，对别人的语言能理解；对书写的词语、句子也能理解，但读出来有困难。

（2）Wernicke失语：又称感觉性失语或听觉性失语。口语理解严重障碍为其突出特点。患者发音清晰，语言流畅，但内容不正常；无听力障碍，却不能理解别人和自己所说的话。在用词方面有错误，严重时说出的话，别人完全听不懂。

（3）命名性失语：又称遗忘性失语。患者不能说出物件的名称及人名，但可说该物件的用途及如何使用，当别人提示物件的名称时，他能辨别是否正确。

（4）传导性失语：复述不成比例受损为其最大特点。患者口语清晰能自发讲出语义完整的句子,但不能复述出自发谈话时较易说出的词句或错语复述。

(5)完全性失语:又称混合性失语,特点是所有语言功能均有明显障碍。听理解、复述、命名、阅读和书写均严重障碍,预后差。

3.实验室及其他检查

头颅 CT 或 MRI 检查有无异常等。

4.心理-社会评估

评估患者的心理状态,观察有无因无法进行正常语言交流而感到孤独、烦躁甚至悲观失望;是否能够得到家属、朋友的体贴、关心、尊重和鼓励;患者是否处于一种和谐的亲情氛围和语言学习环境之中。是否存在不利于患者语言康复的不利因素。

(二)护理诊断

语言沟通障碍与大脑语言中枢或发音器官的神经肌肉受损有关。

(三)护理目标

患者能说简单的词和句子,言语障碍有所减轻;能有效地进行交流,自信心增强。

(四)护理措施

1.心理护理

患有失语症的患者多表现为抑郁或躁狂易怒,心理异常脆弱和敏感。需要医护人员给予更多的心理支持。

(1)应多与患者交谈,能正确理解患者的问题并及时、耐心地解释,直至患者理解为止。

(2)护理过程中给患者列举治疗效果好的病例,使患者树立战胜疾病的信心。

(3)体贴、关心、尊重患者,避免挫伤患者自尊心的言行。

(4)鼓励家属、朋友多与患者交谈,营造一种和谐的亲情氛围和语言学习环境。

2.语言康复训练

语言训练是一个漫长而艰苦的过程,需要患者及家属积极配合,和医护人员共同制订语言康复计划,根据病情选择适当的训练方法。

(1)鼓励患者大声说话:选择感兴趣的话题,激发患者进行语言交流的欲望,患者进行尝试和获取成功时给予鼓励。

(2)选择适当时机和训练方法:可以在散步时、做家务时或休闲娱乐时进行,以实物为教具,寓教于乐。对不能很好地理解语言的患者,配以手势或实物一起交谈,通过语言与逻辑性的结合,训练患者理解语言的能力;对说话有困难的患者可以借书写方式来表达;对失去阅读能力的患者应将日常用语、短语、短句写在卡片上,由简到繁、由易到难、由短到长教其朗读。原则上是轻症者以直接改善其功能为目标,而重症者则重点放在活化其残存功能或进行试验性的治疗。

(3)要持之以恒:告知家属在对患者进行语言训练时要耐心,由浅入深,循序渐进,切不可急于求成,应逐渐丰富其内容,增加刺激量,才能达到语言逐渐恢复的目的。

(五)护理评价

(1)患者自我感觉言语障碍减轻,听、说、写及表达能力增强。

(2)能借助书写或手势等体态语言与他人进行有效沟通。

四、感觉障碍

感觉障碍是指机体对各种形式(痛、温度、触、压、位置、震动等)刺激的无感知、感知减退或异常的综合征。解剖学上将感觉分为内脏感觉(由自主神经支配)、特殊感觉(包括视、听、嗅和味觉,由脑神经支配)和一般感觉。一般感觉由浅感觉(痛、温度及触觉)、深感觉(运动觉、位置觉和振动觉)和复合感觉(实体觉、图形觉及两点辨别觉等)所组成。

(一)护理评估

1.病因

感觉障碍常见于脑血管病,如脑出血、脑梗死等,还可见于脑外伤、脑实质感染和脑肿瘤等。

2.健康史

询问患者引起感觉障碍的病因,评估感觉障碍的部位、类型、范围、性质及程度;了解感觉障碍出现的时间,发展的过程,加重或缓解的因素;是立即出现还是缓慢出现并逐渐加重,如外伤、感染、血管病变所引起者立即出现;肿瘤、药物及毒物中毒等引起者出现较缓。在没有任何外界刺激下,了解患者是否有麻木感、冷热感、潮湿感、震动感或出现自发痛;有无其他伴随症状,如瘫痪、不同程度的意识障碍、肌营养障碍等。

3.身体评估

患者在意识清楚的情况下是否对刺激不能感知,或感受力低下,对弱刺激是否出现强烈反应,或对刺激产生错误反应,在刺激一侧肢体时,对侧肢体是否发生强烈反应。注意评估患者感觉障碍是刺激性症状或抑制性症状,同时区分其临床表现类型。评估患者的意识状态与精神状况;观察患者的全身情况及伴随症状,注意相应区域的皮肤颜色、毛发分布,有无烫伤或外伤疤痕及皮疹、出汗等情况。

(1)感觉障碍的分类:临床上将感觉障碍分为抑制性症状和刺激性症状两大类。

1)抑制性症状:感觉传导通路受到破坏或功能受到抑制时,出现感觉缺失或感觉减退。

2)刺激性症状:感觉传导通路受刺激或兴奋性增高时出现刺激性症状。常见的刺激性症状:①感觉过敏指轻微刺激引起强烈的感觉,如用针轻刺皮肤引起强烈的疼痛感受;②感觉过度多发生在感觉障碍的基础上,感觉的刺激阈增高,反应剧烈、时间延长;③感觉异常指没有外界任何刺激而出现的感觉。常见的感觉异常有麻木感、痒感、发重感、针刺感、蚁行感、电击感、紧束感、冷热感、肿胀感等。感觉异常出现的范围也有定位的价值;④感觉倒错指热觉刺激引起冷感觉,非疼痛刺激而出现疼痛感觉;⑤疼痛为临床上最常见的症状,可分为局部疼痛、放射性疼痛、扩散性疼痛、灼性神经痛、牵涉性疼痛等。不同部位的损害产生不同类型的感觉障碍,典型的感觉障碍的类型具有特殊的定位诊断价值。如末梢型感觉障碍表现为袜子或手套型痛觉、温度觉、触觉减退,见于多发性周围神经病。

(2)感觉障碍的类型和临床特点:因病变部位不同,临床表现多样化。

1)末梢型:肢体远端对称性完全性感觉缺失,表现为手套、袜套型痛,如多发性神经病。

2)周围神经型:可表现某一周围神经支配区感觉障碍,如尺神经损伤累及前臂尺侧及第4、5指。

3)节段型:①后根型表现为单侧阶段性完全性感觉障碍,如髓外肿瘤压迫脊神经根;②后角型表现为单侧阶段性分离性感觉障碍,如脊髓空洞症;③前连合型表现为双侧对称性阶段性分离性感觉障碍,如脊髓空洞症。

当脊髓的某些节段的神经根病变可产生受累节段的感觉缺失,如脊髓空洞症导致的节段性痛觉缺失、触觉存在,称为分离性感觉障碍。

4)传导束型:①脊髓半切综合征,病变平面以下对侧痛、温觉缺失,同侧深感觉缺失,如髓外肿瘤早期、脊髓外伤;②脊髓横贯性损害,病变平面以下完全性传导束性感觉障碍,如急性脊髓炎、脊髓压迫症后期。

5)交叉型:脑干病变如延髓外侧和脑桥病变时,致病侧面部和对侧躯体痛温觉减退或缺失。

6)偏身型:丘脑及内囊等处病变时,致对侧偏身(包括面部)感觉减退或缺失。

7)单肢型:病损对侧上肢或下肢感觉缺失,可伴复合感觉障碍。

4.实验室及其他检查

肌电图、诱发电位及 MRI 检查,可以帮助诊断。

5.心理-社会评估

患者是否因自己的感觉异常而感到烦闷、忧虑或失眠,甚至悲观厌世。有无认知、情感或意识行为方面的异常;是否有疲劳感或注意力不集中;家属是否能给予及时的呵护与关爱。

(二)护理诊断

感知改变与脑、脊髓病变及周围神经受损有关。

(三)护理目标

(1)患者感觉障碍减轻或逐渐消失。

(2)情绪稳定,学会使用其他方法感知事物。

(3)感觉障碍部位未发生损伤。

(四)护理措施

1.生活护理

保持床单整洁,防止感觉障碍部位受压或机械性刺激;慎用热水袋或冰袋,防烫伤和冻伤,如保暖需用热水袋时,水温不宜超过 50 ℃;感觉过敏者,尽量减少不必要的刺激;对感觉异常者应避免搔抓,以防皮肤损伤。

2.安全护理

对深感觉障碍的患者,在活动过程中应注意保证患者的安全,如病床要低,室内、走廊、卫生间都要有扶手,光线要充足,预防跌倒及外伤的发生。

3.知觉训练

每天用温水擦洗感觉障碍的身体部位,以促进血液循环和刺激感觉恢复;同时可进行肢体的被动运动、按摩、理疗及针灸,有利于机体的康复。

4.心理护理

根据患者感觉障碍的程度、类型,有针对性地向患者讲述其病情变化,安慰患者,同时让家属了解护理中的注意事项。

(五)护理评价

(1)患者感觉障碍减轻或消失,情绪稳定。

(2)未发生冻伤、烫伤、抓伤、碰伤、压伤。

(张锦军)

第二节　短暂性脑缺血发作

短暂性脑缺血发作(TIA)是局灶性脑缺血导致突发短暂性可逆性神经功能障碍。症状通常在几分钟内达到高峰,发作持续 5～30 分钟后可完全恢复,但反复发作。传统的 TIA 定义时限为 24 小时内恢复。TIA 是公认的缺血性卒中最重要的独立危险因素。近期频繁发作的 TIA 是脑梗死的特级警报,应予高度重视。

一、护理评估

(一)病因及发病机制

TIA病因尚不完全清楚。基础病因是动脉粥样硬化,这种反复发作主要是供应脑部的大动脉痉挛、缺血,小动脉发生微栓塞所致;也可能由于血流动力学的改变、血液成分的异常等引起局部脑缺血症状。治疗上以祛除病因、减少和预防复发、保护脑功能为主,对由明确的颈部血管动脉硬化斑块引起明显狭窄或闭塞者可选用手术治疗。

(二)健康史

了解发病的诱因、症状及持续时间。一般TIA多发于50～70岁中老年人,男性较多。突然起病,迅速出现局限性神经功能缺失的症状与体征,数分钟达到高峰,持续数分钟或十余分钟缓解,不遗留后遗症;可反复发作,每次发作症状相似。

(三)身体评估

1.了解分型与临床表现

临床上常将TIA分为颈内动脉系统和椎-基底动脉系统两大类。

(1)颈内动脉系统TIA:持续时间短,发作频率低,较易发生脑梗死。常见症状有对侧单肢无力或轻度偏瘫,感觉异常或减退,病变侧单眼一过性黑是颈内动脉分支眼动脉缺血的特征性症状,优势半球受累可出现失语症。

(2)椎-基底动脉系统TIA:持续时间长,发作频率高,进展至脑梗死机会少。常见症状有阵发性眩晕、平衡障碍,一般不伴耳鸣。其特征性症状为跌倒发作和短暂性全面性遗忘症。还可出现复视、眼震、构音障碍、共济失调、吞咽困难等。

跌倒发作是指患者转头或仰头时下肢突然失去张力而跌倒,发作时无意识丧失。短暂性全面性遗忘症是指发作性短时间记忆丧失,持续数分至数十分钟。

2.了解既往史和用药情况

既往是否有原发性高血压、心脏病、高脂血症和糖尿病病史,并且了解用药情况,血压血糖控制情况。

3.了解患者的饮食习惯和家族史

了解患者是否长期摄入高胆固醇饮食,是否偏食、嗜食,是否吸烟、饮酒,了解其长辈及家属有无脑血管病的患病情况。

(四)实验室及其他检查

数字减影血管造影(DSA)可见颈内动脉粥样硬化斑块、狭窄等;彩色经颅多普勒(TCI)脑血流检查可显示血管狭窄、动脉粥样硬化斑块。

(五)心理-社会评估

突然发病引起患者的恐惧、焦虑。

二、护理诊断

(一)知识缺乏

缺乏本病防治知识。

（二）有受伤的危险

危险与突发眩晕、平衡失调及一过性失明等有关。

（三）潜在并发症

脑卒中。

三、护理目标

能够对疾病的病因和诱发因素有一定的了解，积极治疗相关疾病，患者的焦虑有所减轻。

四、护理措施

（一）祛除危险因素

帮助患者寻找和祛除自身的危险因素，积极治疗原发病，让患者了解肥胖、吸烟、酗酒、饮食结构不合理与本病的关系，改变不良生活方式，养成良好的生活习惯，防止发生高血压和动脉粥样硬化，从而预防 TIA 的发生。

（二）饮食护理

让患者了解高盐、低钙、高肉类、高动物脂肪饮食以及吸烟、酗酒等与本病的关系；指导患者进食低脂、低胆固醇、低盐、低糖、充足蛋白质和丰富维生素饮食，戒除烟酒，忌刺激性及辛辣食物，避免暴饮暴食。

（三）用药护理

TIA 治疗目的是消除病因、减少及预防复发、保护脑功能，对短时间内反复发作者，应采取有效治疗，防止脑梗死发生。病因明确者应针对病因进行治疗。目前对短暂性脑缺血发作的治疗性和预防性用药主要是抗血小板聚集药和抗凝药物两大类。抗血小板聚集药可减少微栓子及TIA 复发。常见药物有阿司匹林和噻氯匹定；而抗凝治疗适用于发作次数多，症状较重，持续时间长，且每次发作症状逐渐加重，又无明显禁忌证的患者，常见药物有肝素和华法林。还可给予钙通道阻滞剂、脑保护治疗和中医中药。抗凝治疗首选肝素。

按医嘱服药，在用抗凝药治疗时，应密切观察有无出血倾向。抗血小板聚集药如阿司匹林宜饭后服，以防胃肠道刺激，并注意观察有无上消化道出血征象。详细告知药物的作用机制、不良反应及用药注意事项，并注意观察药物的疗效情况。

（四）健康指导

（1）疾病知识指导：详细告知患者本病的病因、常见症状、预防及治疗知识。帮助患者消除恐惧心理，同时强调本病的危害性。

（2）适当运动：坚持适当的体育锻炼和运动，注意劳逸结合。鼓励患者坚持慢跑、快走、打太极拳、练气功等，促进心血管功能，改善脑血液循环。对频繁发作的患者应尽量减少独处时间，避免发生意外。

（3）用药指导：嘱患者按医嘱服药，不要随意更改药物及停药；告知患者药物的作用、不良反应及用药注意事项。如发现 TIA 反复发作，症状加重，应及时就医。

（4）保持心情愉快，情绪稳定，避免精神紧张和过度疲劳。

（五）心理护理

帮助患者了解本病治疗和预后的关系，消除患者的紧张、恐惧心理，保持乐观心态，积极配合治疗，并自觉改变不良生活方式，建立良好生活习惯。

五、护理评价

患者对疾病相关知识有了一定的认识,知道如何服用药物和自我监测病情,学会积极地配合治疗,患者的焦虑减轻或消失,有效地预防了并发症的发生。

(张锦军)

第三节 脑 梗 死

脑梗死(CI)或称缺血性卒中,是脑血液供应障碍引起缺血缺氧,导致局限性脑组织缺血性坏死或脑软化,约占全部脑卒中的70%,临床最常见的类型为脑血栓形成和脑栓塞。

脑血栓形成(CT)是脑血管疾病中最常见的一种,是脑动脉主干或皮质支动脉粥样硬化导致血管增厚、管腔狭窄闭塞和血栓形成,造成脑局部血流减少或供血中断,脑组织缺血缺氧导致软化坏死,出现相应的神经系统症状体征。

脑栓塞是由于各种栓子(血流中异常的固体、液体、气体)沿血液循环进入脑动脉,造成血流中断而引起相应供血区的脑功能障碍。

一、护理评估

(一)病因及发病机制

1.脑血栓形成

在脑血管壁病变的基础上,动脉内膜损害破裂或形成溃疡。当血流缓慢、血压下降时,胆固醇易于沉积在内膜下层,引起血管壁脂肪透明变性、纤维增生、动脉变硬、血小板及纤维素沉着、血栓形成。血栓逐渐扩大,使动脉管腔狭窄,最终完全闭塞。缺血区的脑组织出现不同程度、不同范围的梗死。常见部位见图3-1。

脑血栓形成的病因:①血管病变,最常见的为脑动脉粥样硬化,常伴高血压病,与动脉粥样硬化互为因果,糖尿病和高脂血症也可加速动脉粥样硬化的进程。其次为脑动脉炎(如结缔组织病和细菌、病毒、螺旋体感染等)。②血液成分的改变如真性红细胞增多症、血小板增多症、血栓栓塞性血小板减少性紫癜、弥漫性血管内凝血等疾病均使血栓形成易于发生。③血液速度的改变,血压改变是影响局部血流量的重要因素。

2.脑栓塞

(1)心源性原因为脑栓塞最常见的原因。有一半以上为风湿性心脏病二尖瓣狭窄合并心房颤动,另外心肌梗死或心肌病时心内膜病变形成的附壁血栓脱落形成的栓子,以及心脏手术、心脏导管等也可发生脑栓塞。

(2)非心源性原因常见的是主动脉弓及其发出的大血管的动脉粥样硬化斑块和附着物脱落引起栓塞。

(3)其他如败血症的脓栓、长骨骨折的脂肪栓子等。

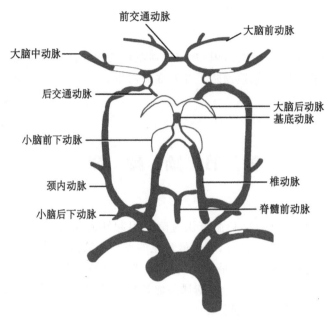

图 3-1　脑各动脉分支示意图

白色区域是颅内动脉粥样硬化好发部位

(二)健康史

1.年龄

好发于中老年人,多见于 60 岁以上患有动脉粥样硬化者,多伴有高血压、冠心病或糖尿病。脑栓塞起病年龄不一,因多数与风湿性心脏病有关,所以发病年龄以中青年居多,冠心病引起者多为中老年。

2.发病情况

脑血栓形成常在安静休息时发病,或睡眠中发生,于次晨起床时发现不能说话,一侧肢体瘫痪。最初可有头痛、头昏、肢体麻木、无力等,约有 1/4 的患者曾有 TIA 史。病情通常在 1～2 天达到高峰。脑栓塞的主要特征是起病急骤,在数秒或很短的时间内症状达高峰,常见的症状为局限性抽搐、偏盲、偏瘫、偏身感觉障碍、失语等,如有意识障碍症状较轻且很快恢复。严重者可突然昏迷、全身抽搐,因脑水肿或颅内出血发生脑疝而死亡。

3.了解既往史和用药情况

询问患者的身体状况,了解既往有无脑动脉硬化、原发性高血压及糖尿病病史。询问患者是否进行过治疗,目前用药情况怎样。

4.了解生活方式和饮食习惯

有无不良生活方式及饮食习惯,有无烟酒等嗜好。

(三)身体评估

(1)观察神志、瞳孔和生命体征情况:患者意识清楚或有轻度意识障碍,生命体征一般无明显改变。

(2)评估有无神经功能受损:神经系统体征视脑血管闭塞的部位及梗死的范围而定,常见为各种类型的偏瘫、失语。

脑卒中的临床类型:①完全型,神经功能缺失症状体征较严重、较完全,进展较迅速,常于6 小时内病情达高峰。②进展型,神经功能缺失症状较轻,但呈渐进性加重,在 48 小时内仍不断进展,直至出现较严重的神经功能缺损。③可逆性缺血性神经功能缺失,神经功能缺失症状较轻,但持续存在,可在 3 周内恢复。

(四)实验室及其他检查

脑血栓形成患者应常规进行 CT 检查,发病 24 小时后梗死区出现低密度梗死灶;MRI 可清晰显示梗死区;脑血管造影可发现血管狭窄及闭塞部位。

(五)心理-社会评估

是否因偏瘫、失语等影响工作、生活而出现焦虑、自卑、依赖、悲观失望等心理反应。有无患者长期住院而加重家庭经济负担,或由于长期照顾患者而致家属身心疲惫。

二、护理诊断

(一)躯体移动障碍

躯体移动障碍与偏瘫或平衡能力降低有关。

(二)语言沟通障碍

语言沟通障碍与语言中枢功能受损有关。

(三)有废用综合征的危险

有废用综合征的危险与意识障碍、偏瘫、长期卧床有关。

(四)吞咽障碍

吞咽障碍与意识障碍或延髓麻痹有关。

(五)焦虑

焦虑与偏瘫、失语有关。

(六)有皮肤完整性受损的危险

危险与长期卧床有关。

(七)潜在并发症

肺内感染、脑疝。

三、护理目标

患者能掌握各种运动锻炼及语言康复训练方法,躯体活动能力和语言表达能力逐步增强;防止肌肉萎缩、关节畸形;不发生误吸、受伤、压疮等;情绪稳定。

四、护理措施

(一)一般护理

1.体位

患者宜采取平卧位,以便较多血液供给脑部,禁用冰袋等冷敷头部以免血管收缩、血流减少而加重病情。

2.饮食护理

给予低盐低脂饮食,如有吞咽困难、饮水呛咳时,可给予糊状流食或半流食,从健侧小口慢慢喂食,必要时给予鼻饲流质饮食,并按鼻饲要求做好相关护理。苹果、香蕉等高纤维素食物可以减少便秘。肥肉、蛋类、动物内脏等含胆固醇高的食物要少吃或不吃。

3.生活护理

指导和协助卧床患者完成日常生活(如穿衣、洗漱、沐浴、大小便等),及时更换衣服、床单,定时翻身、叩背,以免发生压疮。恢复期尽量要求患者独立完成生活自理活动,如鼓励患者用健侧手进食、洗漱等。指导患者保持口腔清洁,保持大小便通畅和会阴部清洁。

4.安全护理

对有意识障碍和躁动不安的患者,床周应加护栏,以防坠床;对步行困难、步态不稳等运动障碍的患者,地面应保持干燥平整,以防跌倒;走道和卫生间等患者活动场所均应设置扶手。

(二)病情观察

密切观察病情变化,如患者再次出现偏瘫或原有症状加重等,应考虑是否为梗死灶扩大及合并颅内出血,立即报告医师。

(1)注意监测患者的意识状态、瞳孔及生命体征的变化。

(2)注意有无呼吸障碍、发绀及气管分泌物增加等现象。必要时协助医师行气管内插管及使用呼吸器来辅助者呼吸。及时吸痰保持呼吸道通畅。

(3)做好出入量记录,限制液体的摄入量,以预防脑水肿加剧。

(三)用药护理

急性卒中是神经内科的急症。治疗以挽救生命、降低病残、预防复发为目的,除应及时进行病因治疗外,临床超早期治疗非常重要,可选用尿激酶、链激酶等药物溶栓治疗,其目的是溶解血栓,迅速恢复梗死区血流灌注,挽救尚未完全死亡的脑细胞,力争超早期恢复脑血流。尽快使用溶栓药是治疗成功的关键。根据病情适当采用脑保护治疗、抗凝治疗,必要时外科手术治疗。因血管扩张剂可加重脑水肿或使病灶区的血流量降低,故一般不主张使用。

护理人员应了解各类药物的作用、不良反应及注意事项。如静脉滴注扩血管药物时,滴速宜慢,并随时观察血压的变化,根据血压情况调整滴速;甘露醇用量不当、持续时间过长易出现肾损害、水电解质紊乱,应注意尿常规及肾功检查;用溶栓、抗凝药物时,严格注意药物剂量,监测出凝血时间、凝血酶原时间,发现皮疹、皮下瘀斑、牙龈出血等立即报告医师处理。

(四)康复护理

康复治疗应早期进行,主要目的是促进神经功能的恢复,包括患肢运动和语言功能等的训练和康复治疗,应从起病到恢复期,贯穿于医疗和护理各个环节和全过程。

(1)在病情稳定,心功能良好,无出血倾向时及早进行。一般是在发病1周后即开始。

(2)教会患者及家属保持关节功能位置,教会患者及家属锻炼和翻身技巧,训练患者平衡和协调能力,在训练时保持环境安静,使患者注意力集中。

(3)鼓励患者做力所能及的活动,锻炼患者日常生活活动能力,训练时不可操之过急,要循序渐进,被动与主动运动、床上与床下运动相结合,语言训练与肢体锻炼相结合。

(五)心理护理

脑血栓形成的患者因偏瘫、失语、生活不能自理,常常产生自卑、消极的不良情绪,甚至变得性情急躁,好发脾气,这样会使血压升高,病情加重。护理人员应主动关心体贴患者,同时嘱家属给予患者物质和精神上的支持,树立患者战胜疾病的信心。增强患者自我照顾的能力。

五、健康指导

(一)疾病知识指导

向患者和家属介绍脑血栓形成的基本知识,说明积极治疗原发病、祛除诱因、养成良好的生活习惯,是干预危险因素、防止脑血栓形成的重要环节。使患者及家属了解超早期治疗的重要性和必要性,发病后立即就诊。

(二)康复护理

教会家属及患者康复训练的基本方法,积极进行被动和主动锻炼,鼓励患者做力所能及的事情,不要过度依赖别人。

(三)饮食指导

平时生活起居要有规律,克服不良嗜好。饮食宜低盐、低脂、低胆固醇、高维生素,忌烟酒,忌暴饮暴食或过分饥饿。

(四)适当锻炼

根据病情,适当参加体育活动,以促进血液循环。

(五)注意安全

老年人晨间睡醒时不要急于起床,最好安静 10 分钟后缓慢起床,以防直立性低血压致脑血栓形成;外出时要防摔倒,注意保暖,防止感冒。

六、护理评价

患者能按要求进行适当的肢体和语言功能康复训练,肢体活动及言语功能逐渐恢复,具有一定的生活自理能力;无肌肉萎缩、关节畸形;未发生各种并发症;情绪稳定,积极配合治疗及护理。

(张锦军)

第四节　脑　出　血

脑出血(ICH)是指原发性非外伤性脑实质内的出血,好发于 50~70 岁中老年人。占全部脑卒中的 10%~30%,出血多在基底节、内囊和丘脑附近,脑水肿、颅内压增高和脑疝形成是导致患者死亡的主要原因。脑出血病死率高、致残率高。

一、护理评估

(一)病因及发病机制

1.病因

高血压合并小动脉硬化是脑出血最常见的病因,脑出血的其他病因还有血液病、脑淀粉样血管病、动脉瘤、动静脉畸形、烟雾病、脑动脉炎、夹层动脉瘤、原发性或转移性肿瘤、抗凝及溶栓治疗不良反应等。

2.发病机制

(1)长期高血压导致脑内小动脉或深穿支动脉壁纤维素样坏死或脂质透明变性、小动脉瘤或微夹层动脉瘤形成,当情绪激动、活动用力时,使血压进一步升高,病变血管易于破裂而发生脑出血。

(2)高血压引起脑小动脉痉挛,造成其远端脑组织缺氧、坏死而出血。

(3)脑动脉壁薄弱,肌层和外膜结缔组织较少,缺乏外弹力层,易破裂出血。

（4）大脑中动脉与其所发出的深穿支——豆纹动脉呈直角,后者是由动脉主干直接发出一个小分支,故豆纹动脉所受的压力高,且此处也是微动脉瘤多发部位,受高压血流冲击最大,是脑出血最好发部位(图 3-2)。

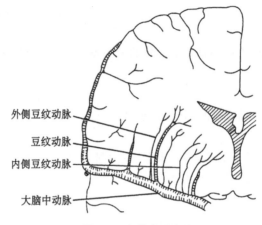

外侧豆纹动脉
豆纹动脉
内侧豆纹动脉
大脑中动脉

图 3-2　内囊附近出血

(二)健康史

（1）了解发病时间与发病情况:是否正在活动或者情绪激动、劳累、用力排便时骤然起病。临床症状常在数分钟至数小时达到高峰。

（2）询问患者有无明显的头痛、头晕等前驱症状。大多数脑出血患者病前无预兆。

（3）了解有无头痛、恶心、呕吐等伴随症状。

（4）了解患者的既往史和用药情况:询问患者的身体状况,了解既往有无原发性高血压、动脉粥样硬化、高脂血症病史。询问患者是否进行过治疗,目前用药情况怎样。

（5）了解生活方式和饮食习惯:①询问患者工作与生活情况,是否长期处于紧张忙碌状态,是否缺乏适宜的体育锻炼和休息时间。②询问患者是否长期摄取高盐、高胆固醇饮食。③询问患者是否有嗜烟、酗酒等不良习惯以及家族卒中病史。

(三)身体评估

（1）观察神志是否清楚,有无意识障碍及其类型。

（2）观察瞳孔大小及对光反射是否正常。

（3）观察生命体征的情况。脑出血患者呼吸深沉带有鼾声,重则呈潮式呼吸或不规则呼吸,脉搏缓慢有力,血压升高。

（4）观察有无三偏征。脑出血患者常出现偏瘫、偏身感觉障碍和偏盲。

（5）了解有无失语及失语类型。脑出血累及优势半球时常出现失语症。

（6）有无眼球运动及视力障碍。

（7）检查有无肢体瘫痪和瘫痪类型。

(四)实验室及其他检查

CT 检查是临床确诊脑出血的首选检查,可显示边界清楚的均匀高密度血肿,可早期发现脑出血的部位、范围和出血量,以及是否破入脑室。MRI 检查可发现 CT 不能确定的出血。

(五)心理-社会评估

脑出血患者急性期后常因留有后遗症,肢体功能和语言功能恢复慢,而易产生烦躁、抑郁情绪,从而影响治疗、护理及患者的生活质量。

二、护理诊断

(一)意识障碍
意识障碍与脑出血、脑水肿有关。

(二)意识障碍
意识障碍与语言中枢功能受损有关。

(三)有皮肤完整性受损的危险
危险与长期卧床有关。

(四)躯体移动障碍
躯体移动障碍与意识障碍、肢体运动障碍有关。

(五)自理能力缺陷
自理能力缺陷与肢体运动功能障碍有关。

(六)潜在并发症
脑疝、消化道出血、坠积性肺炎、泌尿系统感染。

三、护理目标

(1)患者意识障碍无加重,或神志逐渐清醒。
(2)能说出逐步进行功能锻炼的方法,能使用合适的器具增加活动量。
(3)生活自理能力逐渐增强,能满足基本生活需求。
(4)能说出训练语言功能的方法,语言功能好转或恢复。
(5)能说出引起患者受伤的危险因素,未发生外伤。
(6)生命体征稳定,不发生脑疝、消化道出血、感染及压疮等并发症。

四、护理措施

(一)一般护理

1.休息

急性期应绝对卧床休息,发病 24～48 小时内避免搬动,同时抬高床头 15°～30°,以促进脑部静脉回流,减轻脑水肿;取侧卧位,防止呕吐物反流引起误吸;头置冰袋或冰帽,以减少脑细胞耗氧量;保持环境安静,保持情绪稳定,避免各种刺激,避免咳嗽和用力排便,进行各项护理操作均需动作轻柔,以免加重出血。

2.饮食护理

给予高蛋白、高维生素、高热量饮食,并且限制钠盐摄入。有意识障碍、消化道出血的患者禁食 24～48 小时,发病 3 天后,如不能进食者,鼻饲流质,以保证营养供给。恢复期患者应给予清淡、低盐、低脂、适量蛋白质、高维生素食物,戒烟酒。

3.二便护理

便秘者可用缓泻剂,排便时避免屏气用力,以免颅内压增高。尿潴留者,应及时导尿,给予膀胱冲洗防止泌尿系统感染。

4.生活护理

同脑血栓形成患者护理。

(二)病情观察

1.脑疝的观察

脑疝是脑出血的主要死亡原因之一,因此应严密观察神志、瞳孔和生命体征的变化。如发现烦躁不安、频繁呕吐、意识障碍进行性加重、两侧瞳孔大小不等、血压进行性升高、脉搏加快、呼吸不规则等脑疝前驱症状时,应立即与医师联系,迅速采取措施降低颅内压。

2.上消化道出血的观察

急性期还应注意观察患者有无呕血、便血,及时发现有无发生消化道出血。每次鼻饲前要抽吸胃液,若胃液呈咖啡色或患者大便呈黑色,应立即协助医师处理。

3.迅速出现的持续高热

常由于脑出血累及下丘脑体温调节中枢所致,应给予物理降温,头部置冰袋或冰帽,并予以氧气吸入,提高脑组织对缺氧的耐受性。

4.随时给患者吸痰、翻身拍背

做好口腔护理,清除呼吸道分泌物,以防误吸。

(三)用药护理

遵医嘱快速给予脱水剂等药物。甘露醇应在15～30分钟内滴完,注意防止药液外渗,注意尿量与电解质的变化,尤其应注意有无低血钾发生。

(四)康复护理

急性期患者绝对卧床休息,每2小时翻身1次,以免局部皮肤长时间受压,翻身后保持肢体于功能位置。神经系统症状稳定48～72小时后,患者即应开始早期康复训练,包括肢体功能康复训练、语言功能康复训练等。

(五)心理护理

应鼓励患者增强生活的信心,消除不良心理反应。在康复护理时向患者及家属说明早期锻炼的重要性,告知患者病情稳定后即尽早锻炼,越早疗效越好。告诉患者只要坚持功能锻炼,许多症状体征可在1～3年内逐渐改善,以免因心理压力而影响脑功能的恢复。

五、健康指导

(一)避免诱发因素

告知患者避免情绪激动和不良刺激,勿用力大便。生活规律,保证充足睡眠,适当锻炼,劳逸结合。

(二)饮食指导

饮食以清淡为主,多吃蔬菜和水果,戒烟、忌酒。

(三)积极治疗原发病

如高血压病、糖尿病、心脏病等;按医嘱服药,将血压控制在适当水平,以防脑出血再发。

(四)坚持康复训练

教会家属有关护理知识和改善后遗症的方法,尽量使患者做到日常生活自理,康复训练时注意克服急于求成的心理,做到循序渐进,持之以恒。

(五)向患者及家属介绍

脑出血的先兆症状,如出现严重头痛、眩晕、肢体麻木、活动不灵、口齿不清时,应及时就诊,教会家属再次发生脑出血时现场急救处理措施。

(六)教会患者家属测量血压的方法

每天定时监测血压,发现血压异常波动及时就诊。

六、护理评价

患者意识障碍减轻,或神志渐清醒;未发生或控制减轻脑和上消化道出血,无感染、压疮发生;积极配合和坚持肢体功能康复训练和语言康复训练,肢体功能和语言功能逐步增强。

(张锦军)

第五节 蛛网膜下腔出血

蛛网膜下腔出血(SAH)通常为脑底部动脉瘤或脑动静脉畸形破裂,血液直接流入蛛网膜下腔所致。临床表现为急骤起病的剧烈头痛、呕吐、意识障碍、脑膜刺激征、血性脑脊液等。SAH约占急性脑卒中的10%,占出血性卒中的20%。

一、护理评估

(一)病因及发病机制

最常见的病因是粟粒样动脉瘤,约占75%,可能与遗传和先天性发育缺陷有关,其次有动静脉畸形,约占10%。多见于青年人,当重体力劳动或情绪变化、血压突然升高、酗酒或重体力劳动时,畸形血管团破裂出血。脑动脉炎也可造成血管壁病变导致血管破裂出血,肿瘤可直接侵蚀血管而造成出血。

(二)健康史

1.询问患者起病的形式

是否在用力或情绪激动等情况时急性起病。

2.了解既往病史和用药情况

了解是否有动脉硬化、高血压、动静脉畸形等病史。询问患者过去和现在的用药情况,是否进行过抗凝治疗。

3.了解有无明显诱因和前驱症状

询问患者起病前数天内是否有头痛、恶心、呕吐等前驱症状。

4.了解起病有无伴随症状

多见的有短暂意识障碍、项背部或下肢疼痛、畏光等伴随症状。

(三)身体评估

1.观察神志、瞳孔及生命体征的情况

询问患者病情,了解患者有无神志障碍。少数患者神志清醒,半数以上患者有不同程度的意识障碍,轻者出现神志模糊,重者昏迷逐渐加深。监测生命体征的变化。

2.评估有无神经功能受损

多数患者来求诊时都有头痛、恶心、呕吐,常有颈项强直等脑膜刺激征。评估患者有无肢体功能障碍和失语,有无眼睑下垂等一侧动眼神经麻痹的表现。

(四)实验室及其他检查

脑脊液检查压力增高,外观呈均匀一致血性,CT 检查是确诊蛛网膜下腔出血的首选诊断方法,可见蛛网膜下腔高密度出血灶,并可显示出血部位、出血量、血液分布、脑室大小和有无再出血。

(五)心理-社会评估

发病后神志清楚时可能存在焦虑、紧张、恐惧、绝望的心理。

二、护理诊断

(一)疼痛

疼痛与颅内压增高、血液刺激脑膜或继发性脑血管痉挛有关。

(二)恐惧

恐惧与剧烈疼痛、担心再次出血有关。

(三)潜在并发症

再出血、脑疝。

三、护理目标

患者的头痛减轻或消失;患者未发生严重并发症;患者的基本生活需要得到满足。

四、护理措施

与脑出血护理相似,主要是防止再出血。

(一)一般护理

应绝对卧床休息 4～6 周,抬高床头 15°～30°,避免搬动和过早离床活动,保持环境安静,严格限制探视,避免各种刺激。

(二)饮食护理

多食蔬菜、水果,保持大便通畅,避免过度用力排便;避免辛辣刺激性强的食物,戒烟酒。

(三)保持乐观情绪

避免精神刺激和情绪激动。防止咳嗽和打喷嚏,对剧烈头痛和躁动不安者,可应用止痛剂、镇静剂。

(四)密切观察病情

初次发病第 2 周最易发生再出血。如患者再次出现剧烈头痛、呕吐、昏迷、脑膜刺激征等情况,及时报告医师并处理。

五、护理评价

患者头痛逐渐得到缓解。患者情绪稳定,未发生严重并发症。

（张锦军）

第六节 神经梅毒

梅毒是由梅毒螺旋体感染引起的慢性传染性疾病,累及全身各脏器组织,中枢神经系统(包括大脑、脑膜或脊髓)受累称为神经梅毒。梅毒的病原体是苍白密螺旋体。梅毒螺旋体体外存活能力差,普通消毒剂或热肥皂水可将其杀死,干燥或阳光下极易死亡。梅毒的传染源是人,主要通过性交传播,皮肤黏膜病损传染性强;还可通过接吻、哺乳等传播。传播途径还有母婴传播或共用注射器等引起的血源性传播。

我国人群中梅毒发病率尚不清楚,近年来发病率增高。国外资料显示早期未治疗的梅毒患者约10%最终发展为神经梅毒。根据病程可分为第一期、第二期和第三期梅毒。第一期梅毒主要表现为硬性下疳,多在感染后3周左右发生。第二期梅毒以梅毒疹为特征,病程2~3个月,如未彻底治愈可复发。在2年以上复发者呈第三期梅毒。一期和二期梅毒称为早期梅毒。三期梅毒称晚期梅毒。神经梅毒多发生在三期梅毒阶段。

一、病因和发病机制

神经梅毒的病因为感染了苍白密螺旋体,感染途径有两种,后天感染主要传播方式是不正当的性行为,男同性恋者是神经梅毒的高发人群。先天梅毒则是通过胎盘由患病母亲传染给胎儿。约10%未经治疗的早期梅毒患者最终发展为神经梅毒。感染后脑膜炎改变可导致蛛网膜粘连,从而引起脑神经受累或循环受阻发生阻塞性脑积水。增生性动脉内膜炎可导致血管腔闭塞,脑组织的缺血、软化,神经细胞的变性、坏死和神经纤维的脱髓鞘。

二、临床表现

根据病变部位,神经梅毒分为脑脊膜血管型梅毒和脑实质型梅毒。

(一)脑脊膜血管型神经梅毒

病变主要累及脑膜、脊膜和血管内膜。脑膜受累为主时表现为无菌性脑膜炎,多为慢性起病,全身不适,间歇性头痛,头晕,记忆减退,有时可出现急性梅毒性脑膜炎,患者持续低热,头痛,畏光、颈强直、意识障碍及癫痫发作等,脑脊液通路梗阻时出现颅内压增高的表现。无临床定位体征或出现脑神经麻痹(如双侧面神经麻痹)、瘫痪、视力减退或听力丧失。多在原发感染后1年内出现。血管病变以动脉炎为常见,可导致脑梗死,出现相应的临床表现。血管性梅毒损害多发生于原发感染后5~30年。脊髓的脊膜血管梅毒比较少见,主要为梅毒性脊膜炎和急性梅毒性横贯性脊髓炎。临床上患者出现进展的肢体无力,感觉障碍(位置觉和振动觉突出)、二便障碍或急性迟缓性瘫痪。疾病后期为痉挛性瘫痪。

(二)脑、脊髓实质型梅毒

它是由梅毒螺旋体直接侵袭神经组织所致。原发感染后15~20年起病,多伴有脑膜血管梅毒。临床上主要有两种类型:麻痹性痴呆和脊髓痨。

1.麻痹性痴呆

麻痹性痴呆亦称梅毒性脑膜炎,发生于未经正确治疗的患者中。慢性起病,缓慢进展,患者出现神经精神症状,以精神异常症状突出,情绪不稳,人格改变,淡漠,幻觉,妄想,虚构,记忆、学习能力下降,定向力障碍,言语不清,呈进行性痴呆。神经症状可见偏瘫,眼肌麻痹,失语,意识障碍及癫痫发作等。查体见瞳孔对光反射迟钝,发展为阿-罗瞳孔。如不治疗,可在 3～15 年内死亡。

2.脊髓痨

脊髓后索受累。临床表现为特征的"肢体远端的闪电样疼痛",症状剧烈,呈刺痛、放射痛、撕裂痛。患者步基宽,摇摆步态,Charcot 关节,营养障碍所致无痛性足底溃疡,阳痿,二便障碍,可伴有脑神经损害,如视神经萎缩、阿-罗瞳孔、动眼神经麻痹等。某些患者出现自主神经功能紊乱。

(三)其他

临床上可见梅毒感染后无神经系统症状,仅依靠实验室检查诊断为无症状性梅毒的患者。无症状性梅毒可有脑脊液异常,头颅 MRI 示脑膜有增强效应。先天性神经梅毒罕见。由梅毒螺旋体经母体传播至胎儿,出现类似成人梅毒的临床表现。脊髓痨少见,其他表现还有脑积水、间质性角膜炎、牙齿畸形和听力丧失等。

三、辅助检查

(一)脑脊液检查

轻中度淋巴细胞增加,蛋白升高,糖含量降低或正常,IgG 升高,寡克隆区带常阳性,对判断疾病活动性有一定作用。

(二)免疫学检查

梅毒血清与脑脊液免疫学检查是重要的诊断方法。性病研究实验在血清中可以产生假阳性,但脑脊液中极少假阳性,不过敏感性较低。快速血浆反应抗体试验曾用于筛选检查,但脑脊液中假阳性率高。血清荧光螺旋体抗体吸附试验阳性常提示梅毒的诊断,但仅仅是定性试验,无法了解滴度。脑脊液 FTA-IgM 可确定诊断。苍白密螺旋体血细胞凝集素检测也可确立诊断。

(三)影像学

头颅 CT、MRI 对发现病变部位有一定帮助。MRI 优于 CT。脑膜受累时可见脑膜增强效应。

(四)病原学检查

可在脑脊液中分离螺旋体,但受条件限制,仅有限的实验室能进行。

四、治疗原则

(一)早期梅毒

正规治疗早期梅毒,有助于预防神经梅毒的发生。苯甲青霉素 G 240 万单位,肌内注射,单剂治疗。治疗后患者定期回院重复检测至血清学阴性。少数患者通常在早期梅毒治疗 2 年后脑脊液正常时才能预防神经梅毒。治疗后仍出现梅毒应重复治疗。对青霉素过敏患者可使用四环素,每次 500 mg,每天 4 次,口服 14 天;多西环素,每次 100 mg,每天 2 次,口服 14 天。药物不良反应:过敏等。应注意治疗初期出现的雅-赫反应,在治疗早期大量梅毒螺旋体进入循环引起。突然发病,寒战,颜面潮红,呼吸困难,血压下降,通常出现在选用青霉素治疗病例。首次使用后 2 小时内出现,7 小时达高峰,24 小时后缓解。一般在首次运用抗生素治疗 24 小时内常规予皮质激素预防。

(二)无症状性梅毒

水溶性青霉素治疗,1 200 万~2 400 万单位/天,持续 14 天。

(三)晚期梅毒

疗效尚有争论。

1.水溶性青霉素

每 4 小时 200 万~400 万单位,每天 1 200 万~2 400 万单位,连续用 10~14 天。

2.氨苄西林

每次 240 万单位,每周 1 次,连续治疗 3 周。

3.青霉素过敏使用四环素

每次 500 mg,每天 4 次,连续 30 天。

4.头孢曲松

每次 1.0~2.0 g,肌内注射或静脉滴注,每天 1 次,连续 14 天。

(四)先天性梅毒

水溶性青霉素治疗,每天 25 万单位/千克,静脉滴注,连续使用 10 天以上。

五、护理评估

(一)健康史

不洁性病史,性向,先天性患者母亲梅毒感染史。

(二)症状

1.无症状型神经梅毒

无症状,脑脊液呈轻度炎性反应,梅毒血清反应阳性。

2.梅毒性脑膜炎

梅毒性脑膜炎多发生在梅毒感染未经治疗的 2 期,主要为青年男性,发热、头痛和颈强等症状颇似急性病毒性脑炎。

3.血管性梅毒

血管性梅毒可见偏瘫、偏身感觉障碍、偏盲失语等,偶可有局限性癫痫、脑积水和脑神经麻痹;脊髓血管梅毒可表现为横贯性脊髓炎,运动、感觉及排尿障碍。

4.脊髓痨

下肢脊神经根支配区域短促、阵发、电击样疼痛,可有感觉异常,随病情进展,可出现深感觉障碍、感觉性共济失调。部分患者可有内脏危象,如胃及膀胱危象。

5.麻痹性痴呆

于初期感染后 10~30 年发病,主要为进行性痴呆合并神经损害征象为主。

(三)身体状况

1.生命体征及意识

有无发热,意识不清,瞳孔大小对光反射。

2.疼痛

有无头痛、肌肉痛。

3.肢体活动障碍

有无肢体活动障碍、偏瘫,肌力、肌张力是否正常,有无共济失调,步态是否正常。

4.视力障碍

有无视力下降、丧失,偏盲,视野改变。

5.语言障碍

有无失语,失语类型。

6.排尿障碍

有无排尿障碍,尿频。

7.吞咽障碍

有无吞咽障碍、饮水呛咳,洼田饮水试验分级。

(四)心理状况

(1)有无焦虑、恐惧、抑郁等情绪。

(2)疾病对生活、工作有无影响。

六、护理诊断/问题

(一)有误吸的危险

误吸与病变引起的吞咽困难有关。

(二)意识障碍

意识障碍与病变所致神经精神症状有关。

(三)生活自理能力缺陷

生活自理能力缺陷与病变所致肢体功能障碍有关。

(四)有受伤的危险

受伤与病变所致肢体功能障碍有关。

(五)语言沟通障碍

语言沟通障碍与病变引起的失语、精神障碍有关。

(六)知识缺乏

缺乏与疾病相关的知识。

七、护理措施

(1)环境与休息:保持病室安静舒适,病房内空气清新,温湿度适宜。患者疾病早期不限制活动,但应预防跌倒、坠床的发生。病情危重并有意识障碍的患者卧床休息,长期卧床者应防压疮。

(2)饮食护理:指导患者进高热量、易消化、高维生素饮食。有意识障碍无法进食者应根据医嘱放置胃管,给予鼻饲饮食,保证营养供应,促进疾病康复。

(3)严密观察病情变化,生命体征是否平稳,有无突发肌力下降、偏瘫、癫痫发作,急性意识障碍,及时通知主管医师,给予对症处理。

(4)病情危重卧床期间注意协助患者更换体位,预防压疮的发生。躁动者必要时遵医嘱使用保护性约束措施。

(5)做好消毒隔离工作,预防交叉感染。有创操作注意防护,避免职业暴露。

(6)肢体活动障碍者注意做好跌倒评估,预防跌倒。

(7)尿失禁的患者定时给予便器,锻炼自主排尿功能。留置导尿管的患者保持会阴部皮肤及尿管清洁,观察尿液的颜色、性质、量。每月在无菌操作下更换尿管,使用抗反流尿袋,根据患者不同情况定时规律地夹闭、开放尿管,以维持膀胱收缩、充盈功能。注意保护患者隐私。

(8)使用大剂量青霉素等抗生素,进行驱梅治疗原则为及时、足量、足疗程。应向患者做好用药宣教,包括注意事项及不良反应,保证患者院外治疗足疗程。定期抽血,监测血常规及肝功能、肾功能。首次应用抗生素时,注意预防雅-赫反应。

(9)护士应加强患者的心理护理,及时了解患者的心理变化,对不同时期的心理变化给予患者不同的心理支持。同时做好疾病知识宣教,帮助患者树立战胜疾病的信心,减轻心理负担。同时也应做好患者家属的心理工作,使患者能够获得更多的心理支持。

八、健康指导

(1)做好疾病知识宣教,患者在相应治疗完成后,还须进行长期临床及血清学的观察,患者应了解定期复查复治的重要性,按照医嘱规定时间复诊。

(2)讲明梅毒的传染方式和对个人及社会的危害,早发现、早正规治疗的重要性。

(3)患者治疗期间禁止性生活,伴侣也应进行检查或治疗。

(4)嘱患者做好个人卫生,彻底治愈前不要到公共浴池洗澡或泳池游泳,内衣裤单独清洗,预防交叉感染。

(张锦军)

第七节　多发性硬化

多发性硬化(multiple sclerosis,MS)是中枢神经系统白质脱髓鞘疾病,其病因不清,病理特征为中枢神经系统白质区域多个部位的炎症、脱髓鞘及胶质增生病灶。临床上多为青壮年起病,症状和体征提示中枢神经系统多部位受累,病程有复发缓解的特征。

一、病因及发病机制

病因及发病机制尚未完全清楚。有研究认为该病与病毒感染有关,但尚未从患者的脑组织中发现和分离出病毒;亦有认为 MS 可能是中枢神经系统病毒感染引起的自身免疫性疾病。MS还具有明显的家族性倾向,MS 患者的一级亲属中患病的危险比一般人群要高得多,其遗传易感性可能是多基因产物相互作用的结果。环境、种族、免疫接种、外伤、怀孕等因素均可能与该病的发病或复发有关。

二、临床表现

(一)发病年龄

发病通常在青壮年,20～30 岁是发病的高峰年龄。10 岁以前或 60 岁以后很少发病。但有3 岁和67 岁发病的报道。

(二)发病形式

起病快慢不一,通常急性或亚急性起病。病程有加重与缓解交替。临床病程会由数年至数十年,亦有极少数重症患者在发病后数月内死亡。部分患者首次发作症状可以完全缓解,但随着复发,缓解会不完全。

(三)症状和体征

可出现中枢神经系统各部位受累的症状和体征。其特征是症状和体征复杂,且随着时间变化,其性质和严重程度也发生着变化。

(1)视觉症状包括复视、视觉模糊、视力下降、视野缺损。眼底检查可见有视神经炎的改变,晚期可出现视神经萎缩。内侧纵束病变可造成核间性眼肌麻痹,是多发性硬化的重要体征。其特征表现为内直肌麻痹而造成一侧眼球不能内收,并有对侧外直肌无力和眼震。

(2)某些患者三叉神经根部可能会损害,表现为面部感觉异常,角膜反射消失。三叉神经痛应考虑多发性硬化的可能。

(3)其他如眩晕、面瘫、构音障碍、假性延髓性麻痹均可以出现。

(4)肢体无力是最常见的体征。单瘫、轻偏瘫、四肢瘫均能见到,还可能有不对称性四肢瘫。肌力常与步行困难不成比例。某些患者,特别是晚发性患者,会表现为慢性进行性截瘫,可能只出现锥体束征及较轻的本体感觉异常。

(5)小脑及其与脑干的联系纤维常常受累,引起构音障碍、共济失调、震颤及肢体协调不能,其语言具有特征性的扫描式语言,系腭和唇肌的小脑性协调不能加上皮质脑干束受累所致,出现所谓夏科三联征:构音不全、震颤及共济失调。

(6)排尿障碍症状包括尿失禁、尿急、尿频等。排便障碍少于排尿障碍。男性患者可以出现性欲减低和阳痿。女性性功能障碍亦不少见。

(7)感觉异常较常见。颈部被动或主动屈曲时会出现背部向下放射的闪电样疼痛,即Lhermitte征,提示颈髓后柱的受累。各种疼痛除 Lhermitte 征外,还有三叉神经痛、咽喉部疼痛、肢体的痛性痉挛、肢体的局部疼痛及头痛等。

(8)精神症状亦不少见,常见有抑郁、欣快,亦有可能合并情感性精神病。认知、思维、记忆等均可受累。

三、辅助检查

(一)影像学检查

磁共振是最有用的诊断手段。90%以上的患者可以通过 MRI 发现白质多发病灶,因而是诊断多发性硬化的首选检查。T_2 加权相是常规检查,质子相或压水相能提高检查的正确率。典型改变应在白质区域有 4 处直径大于 3 mm 的病灶,或 3 处病灶至少有一处在脑室旁。

(二)脑脊液检查

对于诊断可以提供支持证据。脑脊液 γ 球蛋白改变及出现寡克隆区带,提示鞘内有免疫球蛋白合成,这是 MS 的脑脊液改变之一。

(三)电生理检查

视觉诱发电位及脑干诱发电位对发现临床病灶有重要意义。视觉诱发电位对视神经、视交叉、视束病灶非常敏感。

四、治疗原则

治疗原则包括针对病因和对症治疗。

(一)激素治疗

糖皮质激素具有抗炎和免疫抑制作用,用于治疗 MS 可以缩短病程和减少复发。急性发作较严重,可给予甲泼尼龙 1 000 mg,加入 5％葡萄糖 500 mL 中静脉滴注,3～4 小时滴完,连续 3 天,然后口服泼尼松治疗:80 mg/d,10～14 天,以后可根据病情调整剂量和用药时间,逐渐减量。亦可予地塞米松 10～20 mg/d,或氢化可的松 200～300 mg/d,静脉滴注,一般使用 10～14 天后改服泼尼松。从对照研究来看,激素治疗可加速急性发作的缓解,但对于最终预后的影响尚不清楚。促皮质激素多数人认为不宜使用。

(二)干扰素

目前认为可能改变 MS 病程和病情。有两种制剂,β-1a、β-1b。这些药物治疗可能降低复发缓解期的发作次数 30％,也可降低症状的严重程度。β-干扰素治疗的不良反应较小,有些患者可能产生肝功能异常及骨髓抑制。

(三)免疫抑制剂

1.环磷酰胺

成人剂量一般 0.2～0.4 g 加入 0.9％生理盐水 20 mL 中静脉注射,隔天一次,累计总量 8～10 g 为 1 个疗程。

2.硫唑嘌呤

口服剂量 1～2 mg/kg,累积剂量 8～10 g 为 1 个疗程。

3.甲氨蝶呤

对于进展性 MS 可能有效,剂量为 7.5～15.0 mg,每周一次。使用免疫抑制剂时应注意其毒性反应。

(四)Copolymer1

Copolymer1 是一种由 *L*-丙氨酸、*L*-谷氨酸、*L*-赖氨酸和 *L*-酪氨酸按比例合成的一种多肽混合物。它在免疫化学特性上模拟多发性硬化的推测抗原,可清除自身抗原分子,对早期复发缓解性多发性硬化患者可减少复发次数,但对重症患者无效。用法为每天皮下注射 120 mg。

(五)对症治疗

减轻痉挛,可用 Baclofen 40～80 mg/d,分数次给予,地西泮和其他肌松药也可给予。尿失禁患者应注意预防泌尿道感染。有痛性强直性痉挛发作或其他发作性症状,可予卡马西平 0.1～0.2 g,每天 3 次口服,应注意该药对血液系统和肝功能的不良反应。功能障碍患者应进行康复训练,加强营养。注意预防肺部感染。感冒、妊娠、劳累可能诱发复发,应注意避免。

五、护理评估

(一)健康史

有无家族史;有无病毒感染史。

(二)症状

1.视力障碍

表现为急性视神经炎或球后视神经炎,常伴眼球疼痛。部分有眼肌麻痹和复视。

2.运动障碍

四肢瘫、偏瘫、截瘫或单瘫,以不对称瘫痪最常见。易疲劳,可为疾病首发症状。

3.感觉异常

浅感觉障碍,肢体、躯干或面部针刺麻木感,异常的肢体发冷、蚁走感、瘙痒感或尖锐、烧灼样疼痛及定位不明确的感觉异常。

4.共济失调

不同程度的共济运动障碍。

5.自主神经功能障碍

尿频、尿失禁、便秘,或便秘与腹泻交替出现,性欲减退、半身多汗和流涎等。

6.精神症状和认知功能障碍

抑郁、易怒、脾气暴躁,也可表现为淡漠、嗜睡、强哭强笑等。

7.发作性症状

发作性症状指持续时间短暂、可被特殊因素诱发的感觉或运动异常。如构音障碍、共济失调、单肢痛性发作及感觉迟钝、面肌痉挛、阵发性瘙痒和强直性发作等。

(三)身体状况

(1)生命体征,尤其是呼吸、血氧饱和度。

(2)肢体活动障碍:肌力分级、肌力有无下降。

(3)二便障碍:有无尿失禁、尿潴留,有无尿管,有无便秘。

(4)呼吸:有无呼吸困难、咳嗽咳痰费力。

(5)视力:有无视力障碍、复视。

(四)心理状况

(1)有无焦虑、恐惧、抑郁等情绪。

(2)疾病对生活、工作有无影响。

六、护理诊断/问题

(一)生活自理能力缺陷

生活自理能力缺陷与肢体无力有关。

(二)躯体移动障碍

躯体移动障碍与脊髓受损有关。

(三)有受伤的危险

危险与视神经受损有关。

(四)有皮肤完整性受损的危险

危险与瘫痪及大小便失禁有关。

(五)便秘

便秘与脊髓受累有关。

(六)潜在并发症——感染

感染与长期应用激素导致机体抵抗力下降有关。

七、护理措施

（1）环境与休息：保持病室安静舒适，病房内空气清新，温湿度适宜。病情危重患者应卧床休息。病情平稳时应鼓励患者下床活动，预防跌倒、坠床等不良事件的发生。

（2）饮食护理：指导患者进高热量、易消化、高维生素的食物，少食多餐，多吃新鲜蔬菜和水果。出现吞咽困难等症状时，进食应抬高床头，速度宜慢，并观察进食情况，避免呛咳，必要时遵医嘱留置胃管，并进行吞咽康复锻炼。

（3）严密观察病情变化，保持呼吸道通畅，出现咳嗽无力、呼吸困难症状给予吸氧、吸痰，并观察缺氧的程度，备好抢救物品。

（4）视力下降、视野缺损的患者要注意用眼卫生，不用手揉眼，保持室内光线良好，环境简洁整齐。将呼叫器、水杯等必需品放在患者视力范围内，暖瓶等危险物品远离患者。复视患者活动时建议戴眼罩遮挡一侧眼部，以减轻头晕症状。

（5）感觉异常的患者，指导其选择宽松、棉质衣裤，以减轻束带感。洗漱时，以温水为宜，可以缓解疲劳。禁止给予患者使用热水袋，避免泡热水澡。避免因过热而导致症状波动。

（6）排泄异常的患者嘱其养成良好的排便习惯，定时排便。每天做腹部按摩，促进肠蠕动，排便困难时可使用开塞露等缓泻药物。平时多食含粗纤维食物，以保证大便通畅。留置尿管的患者，保持会阴部清洁、干燥。定时夹闭尿管，协助患者每天做膀胱、盆底肌肉训练，帮助患者控制膀胱功能。

（7）卧床患者加强基础护理。保持床单位清洁、干燥，保证患者"六洁四无"。定时翻身、拍背、吸痰，保持呼吸道通畅，保持皮肤完好。肢体处于功能位，每天进行肢体的被动活动及伸展运动训练。能行走的患者，鼓励进行主动锻炼。锻炼要适度，并保证患者安全，避免外伤。

（8）注射干扰素时，选择正确的注射方式，避免重复注射同一部位，选择注射部位轮流注射。注射前 15～30 分钟将药物从冰箱取出，置室温环境复温，以减少注射部位反应。注射前冰敷注射部位 1～2 分钟，以缓解疼痛。注射部位在注射后先轻柔按摩 1 分钟再冰敷（勿大于 5 分钟），以降低红肿及硬块的发生。

（9）使用激素时要注意观察生命体征、血糖变化。保护胃黏膜，避免进食坚硬、有刺激的食物。长期应用者，要注意预防感染。

（10）要做好患者心理护理，介绍有关疾病知识，鼓励患者配合医护人员的治疗，树立战胜疾病的信心，减轻恐惧、焦虑、抑郁等不良情绪，以促进疾病康复。

八、健康指导

（1）合理安排工作、学习，生活有规律。
（2）保证充足睡眠，保持积极乐观的精神状态，增加自我照顾能力和应对疾病的信心。
（3）避免紧张和焦虑。
（4）进行康复锻炼，以保持活动能力，强度要适度。
（5）避免诱发因素，如感冒、发热、外伤、过劳、手术、疫苗接种。控制感染。
（6）正确用药，合理饮食。
（7）女性患者首次发作后 2 年内避免妊娠。

（张锦军）

第八节 癫　痫

癫痫是慢性反复发作性短暂脑功能失调综合征,以脑神经元异常放电引起反复痫性发作为特征的慢性脑部疾病,是发作性意识丧失的常见原因。痫性发作是脑神经元过度同步放电引起的短暂脑功能障碍,通常指一次发作过程,患者可同时有几种痫性发作。癫痫是神经系统疾病中仅次于脑卒中的第二大常见疾病。一般人群的癫痫年发病率为(50～70)/10万,患病率约为5‰。

一、护理评估

(一)病因及发病机制

痫性发作的机制十分复杂,影响因素颇多。

1.特发性癫痫

特发性癫痫主要有遗传倾向,多数患者在儿童或青春期首次发病,药物治疗效果良好。

2.症状性癫痫

症状性癫痫是各种中枢神经系统病变所致,如染色体异常、先天性畸形、围生期损伤、颅脑外伤、中枢神经系统感染、中毒、脑肿瘤、脑血管疾病、代谢性遗传疾病、变性疾病等。

3.隐源性癫痫

临床表现提示为症状性癫痫,但未找到明确病因,这类患者占相当大的比例。

4.状态关联性癫痫发作

发作与特殊状态有关,如高热、缺氧、内分泌改变、电解质失调、药物过量、长期饮酒戒断、睡眠剥夺、过度饮水等,在正常人也可导致发作。

(二)健康史

(1)应询问发病前身体的健康情况,包括有无脑部疾病、药物中毒史、代谢障碍病史、癫痫家族史等。

(2)发作时有无前驱症状,比如头晕、头痛等。

(3)了解发作的频率、时间和地点;询问患者的年龄、有无妊娠或正在行经期。

(4)发作前有无睡眠不足、疲乏、饥饿、饮酒、便秘、感情冲动、过度换气、过度饮水等诱发因素。

(5)有无在某种特定条件下(如闪光、音乐、下棋、刷牙等)发作的情况。

(三)身体评估

癫痫的临床表现极多,但均有短暂性、刻板性、反复发作性的特征。常见的发作类型有以下几种。

1.部分性发作

部分性发作为最常见的类型。根据患者的表现可分为以下3种发作。

(1)单纯部分性发作:多为症状性癫痫,痫性发作的起始症状常提示痫性灶在对侧脑部,发作时程较短,一般不超过1分钟,无意识障碍。常以发作性一侧肢体、局部肌肉感觉障碍或节律性抽动为特征,或表现为特殊感觉性发作。

如抽搐按大脑皮质运动区的分布顺序扩延,发作自一侧拇指、脚趾、口角开始,渐传至半身,称为 Jackson 发作。

(2)复杂部分性发作:又称精神运动性发作,其主要特征是意识障碍,常出现精神症状及自动症。病灶多在颞叶,故又称颞叶癫痫。

(3)部分性发作继发全面性强直-阵挛发作:大发作后如可回忆起部分发作时的情景,即称先兆。

2.全身性发作

(1)全身性强直-阵挛发作(GTCS):又称大发作,是最常见的发作类型之一,以意识丧失和全身抽搐为特征。发作前可有前驱症状如头晕、气血上涌、上腹部异常感、幻觉等。发作可分三期。①强直期:患者突然意识丧失,跌倒在地,所有骨骼肌呈持续性收缩,表现为眼球上翻、喉部痉挛发出尖叫、口先强张而后突闭、颈部和躯干先屈曲后反张、上肢屈曲、双拇指对掌握拳、下肢伸直、呼吸暂停、瞳孔扩大及对光反射消失,此期持续 10~20 秒,可有跌倒、外伤、尿失禁;②阵挛期:全身肌肉节律性一张一弛地抽动、阵挛频率由快变慢、松弛期逐渐延长,最后一次强烈阵挛后抽搐突然终止,此期持续约 1 分钟;③惊厥后期:抽搐停止后患者生命体征逐渐恢复正常,患者进入昏睡,然后逐渐清醒,清醒后常感头昏、头痛、全身酸痛和疲乏无力,对发作过程全无记忆,个别患者在完全清醒前可有自动动作或情感变化。自发作开始至意识恢复历时 5~10 分钟。

(2)失神发作:又称小发作,多见于儿童,表现意识短暂中断,持续 3~15 秒,患者停止当时的活动,呼之不应,两眼瞪视不动,一般不会跌倒,手中持物可坠落,事后立即清醒,继续原先的活动,但对发作无记忆。

(3)肌阵挛发作:多为遗传性疾病,表现为突然、快速、短暂的肌肉或肌群收缩,一般无意识障碍。

(4)阵挛性发作:仅见于婴幼儿,表现为全身重复性阵挛性抽搐,恢复较 GTCS 快。

(5)强直性发作:常在睡眠中发作,表现为全身强直性肌痉挛。

3.癫痫持续状态

癫痫持续状态是指一次癫痫发作持续 30 分钟以上,或连续多次发作、发作间期意识或神经功能未恢复至正常水平。任何类型癫痫均可出现癫痫持续状态,但通常是指全面强直-阵挛发作持续状态。多由于突然停用抗癫痫药或因饮酒、合并感染、孕产等所致,常伴有高热、脱水和酸中毒。

(四)实验室及其他检查

1.脑电图检查

对本病诊断有重要价值,且有助于分型、估计预后及手术前定位。

2.头颅 X 线、脑血管造影、头颅 CT 及 MRI 检查

有助于发现继发性癫痫的病因。

3.血常规、血糖、血寄生虫检查

可了解患者有无贫血、低血糖、寄生虫病等。

(五)心理-社会评估

癫痫某些类型发作有碍自身形象,尤其是发作时伴尿失禁,常严重挫伤了患者的自尊心。此外,癫痫反复发作影响正常生活与工作,使患者终日忧心忡忡,害怕及担忧发作,对生活缺乏自

信。如家庭、社会对患者抛弃、隔离,更可使其出现自卑、孤独离群的异常心态。

二、护理诊断

(一)清理呼吸道无效
清理呼吸道无效与癫痫发作时意识丧失有关。

(二)生活自理缺陷
生活自理缺陷与癫痫发作时意识丧失有关。

(三)知识缺乏
缺乏长期正确服药的知识。

(四)有受伤的危险
有受伤的危险与癫痫发作时意识突然丧失、全身抽搐有关。

(五)有窒息的危险
有窒息的危险与癫痫发作时喉头痉挛、意识丧失、气道分泌物增多误入气管有关。

(六)潜在并发症
脑水肿、酸中毒或水电解质失衡。

三、护理目标

(1)患者呼吸道通畅。
(2)未发生外伤、窒息等并发症。
(3)患者的生活需要得到满足。
(4)对疾病的过程、预后、预防有一定了解。

四、护理措施

(一)一般护理
保持环境安静,避免过劳、便秘、睡眠不足、感情冲动及强光刺激等;适当参加体力和脑力活动,劳逸结合,做力所能及的工作,间歇期可下床活动,出现先兆即刻卧床休息;癫痫发作时应有专人护理,并加以防护,以免坠床及碰伤。切勿用力按压患者的肢体以免骨折。

(二)饮食护理
给予清淡饮食,避免过饱,戒烟、酒。因发作频繁不能进食者给予鼻饲流质。

(三)症状护理
当患者正处在意识丧失和全身抽搐时,首先应采取保护性措施,防止发生意外,而不是先给药。

1.防止外伤

迅速使患者就地躺下,用厚纱布包裹的压舌板或筷子、纱布、手绢等置于上、下臼齿间以防咬伤舌头及颊部;癫痫发作时切勿用力按压抽搐的肢体,以免造成骨折及脱臼;抽搐停止前,护理人员应守护在床边观察患者是否意识恢复,有无疲乏、头痛等。

2.防止窒息

患者应取头低侧卧位,下颌稍向前,解开衣领和腰带,取下活动性假牙,及时吸出痰液。必要时托起下颌,将舌用舌钳拉出,以防舌后坠引起呼吸道阻塞。不可强行喂食、喂水,以免误入气管窒息或致肺内感染。

(四)用药护理

根据癫痫发作的类型遵医嘱用药,切不可突然停药、间断、不规则服药,注意观察用药疗效和不良反应。常见的抗癫痫药物见表3-1。

表 3-1　抗癫痫药的剂量及不良反应

药物	有效发作类型	成人剂量(mg/d)		儿童剂量 mg/(kg·d)	不良反应
		起始	维持		
苯妥英钠	GTCS,部分性发作	200	300～500	4～12	胃肠道症状,毛发增多,齿龈增生,面容粗糙,小脑征,复视,精神症状
卡马西平	部分性发作首选	200	600～2 000	10～40	胃肠道症状,小脑征,复视,嗜睡,体重增加
丙戊酸钠	全面性发作,GTCS,合并典型失神发作首选	500	1 000～3 000	10～70	肥胖,震颤,毛发减少,合并典型踝肿胀,嗜睡,肝损伤
苯巴比妥	小儿癫痫首选		60～300	2～6	嗜睡,小脑征,复视,认知与行为异常
托吡酯	部分性发作,GTCS	25	200～400	3～6	震颤,头痛,头晕,小脑征,肾结石,胃肠道症状,体重减轻,认知或精神症状
拉莫三嗪	部分性发作,GTCS	25	100～500		头晕,嗜睡,恶心,精神症状

(五)癫痫持续状态护理

严密观察病情变化,一旦发生癫痫持续状态,应立即采取相应的抢救措施。

(1)立即按医嘱地西泮 10～20 mg 缓慢静脉推注,速度每分钟不超过 2 mg,用药中密切观察呼吸、心律、血压的变化,如出现呼吸变浅、昏迷加深、血压下降,应暂停注射。

(2)保持病室环境安静,避免外界各种刺激,应设专人守护,床周加设护栏以保护患者免受外伤。护理人员的所有操作动作要轻柔,尽量集中。

(3)严密观察病情变化,做好生命体征、意识、瞳孔等方面的监测,及时发现并处理高热、周围循环衰竭、脑水肿等严重并发症。

(4)连续抽搐者应控制入液量,按医嘱快速静脉滴注脱水剂,并给氧气吸入,以防缺氧所致脑水肿。

(5)保持呼吸道通畅和口腔清洁,防止继发感染。

(六)心理护理

癫痫患者常因反复发作、长期服药而精神负担加重,感到生气、焦虑、无能为力。护理人员应了解患者的心理状态,有针对性提供帮助。避免采取强制性措施等损害患者自尊心的行为。鼓励患者正确认识疾病,克服自卑心理,努力消除诱发因素,以乐观心态接受治疗。鼓励家属、亲友向患者表达不嫌弃和关爱的情感,解除患者的精神负担,增强其自信心。

五、健康指导

(一)避免诱发因素

向患者及家属介绍本病基本知识及发作时家庭紧急护理方法。避免诱发因素如过度疲劳、睡眠不足、便秘、感情冲动、受凉感冒、饥饿过饱等,反射性癫痫还应避免突然的声光刺激、惊吓、外耳道刺激等因素。

(二)合理饮食

保持良好的饮食习惯,给予清淡且营养丰富的饮食为宜,不宜辛辣、过咸,避免饥饿或过饱,戒烟酒。

(三)适当活动

鼓励患者参加有益的社交活动,适当参与体力和脑力活动,做力所能及的工作,注意劳逸结合,保持乐观情绪。

(四)注意安全

避免单独行动,禁止参与危险性的工作和活动,如攀高、游泳、驾驶车辆、带电作业等;随身携带简要病情诊疗卡,注明姓名、地址、病史、联系电话等,以备发作时取得联系,便于抢救。

(五)用药指导

应向患者及家属说明遵守用药原则的重要性,要坚持长期、规律服药,不得突然停药、减药、漏服药等。注意药物不良反应,一旦发现立即就医。

六、护理评价

患者的基本生活需要得到满足,能够避免诱因,有效地预防发作,积极配合治疗。未发生并发症。

（张锦军）

第九节　急性脊髓炎

急性脊髓炎是非特异性炎症引起脊髓白质脱髓鞘病变或坏死所致的急性横贯性脊髓损害,也称为急性横贯性脊髓炎,临床特征为病变水平以下肢体瘫痪、传导束性感觉障碍和尿便障碍为临床特征。若病变迅速上升波及高颈段脊髓或延髓,称为急性上升性脊髓炎。

一、护理评估

(一)病因及发病机制

病因不清,大部分病例可能是因病毒感染或疫苗接种后引起自身免疫反应。脊髓血管缺血和病毒感染后,抗病毒抗体所形成的免疫复合物在脊髓血管内沉积也可能是本病的发病原因。

(二)健康史

(1)是否为急性起病,发病时有何异常感觉。本病多为急性起病,常在数小时至3天发展至完全性瘫痪,首发症状多为双下肢麻木无力。

(2)了解有无前驱症状:病前数天或1～2周有无发热、全身不适或呼吸道感染症状,或有无过劳、外伤或受凉等诱因。

(三)身体评估

检查患者有无运动障碍,有无感觉障碍,有无自主神经功能障碍,评估其大、小便排泄情况,评估患者皮肤是否干燥或湿润。首发症状多为双下肢麻木无力,病变相应部位有背痛、病变节段束带感。典型的临床表现为病变水平以下肢体瘫痪、感觉缺失和括约肌障碍。严重者常出现脊髓休克,即瘫痪肢体肌张力低、腱反射消失、病理征引不出、尿潴留等。休克期多为2～4周,如合并肺部及尿路感染和压疮等并发症,则可延长至数月。若无并发症,3～4周进入恢复期,表现为瘫痪肢体肌张力增高、腱反射亢进,出现病理征,肌力由远端逐渐恢复,感觉障碍平面逐渐下降。上升性脊髓炎起病急骤,病情发展迅速,出现吞咽困难、构音障碍、呼吸肌瘫痪,甚至死亡。

(四)实验室及其他检查

腰穿脑脊液压力正常,细胞数、蛋白含量正常或轻度增高;少数脊髓水肿严重者,脊髓腔可部分梗阻;脊髓造影或磁共振成像可见病变部位脊髓增粗等改变。

(五)心理-社会评估

是否因瘫痪而焦虑,是否因呼吸麻痹、濒死感而恐惧、紧张或害怕。

二、护理诊断

(一)躯体移动障碍

躯体移动障碍与脊髓病变所致截瘫有关。

(二)排尿异常

排尿异常与自主神经功能障碍有关。

(三)低效性呼吸形态

低效性呼吸形态与高位脊髓病变所致呼吸肌麻痹有关。

(四)自理能力缺陷

自理能力缺陷与躯体运动功能障碍有关。

(五)感知改变

感知改变与脊髓病变、感觉传导通路受损有关。

(六)有皮肤受损的危险

危险与长期卧床有关。

(七)潜在并发症

肺炎、压疮、尿路感染。

三、护理目标

患者能够配合治疗,情绪稳定;防止肌肉萎缩、关节畸形;不发生误吸、受伤、压疮、呼吸困难等并发症。

四、护理措施

(一)一般护理

急性期卧床休息,有呼吸困难者应抬高床头;避免厚棉被等重物压迫肢体,瘫痪肢体应保持功能位,每天给予肢体按摩,防止肢体痉挛和关节挛缩;定时翻身,保持床单清洁、干燥,避免皮肤受压和机械性刺激,防止压疮。

(二)饮食护理

给予高营养、高蛋白且易消化的食物,供给足够的热量和水分。多食瘦肉、豆制品,多饮水,多食新鲜蔬菜、水果及含纤维素多的食物,以刺激肠蠕动,减轻便秘及肠胀气。

（三）用药护理

大剂量使用激素时，注意观察有无消化道出血倾向，观察大便颜色，必要时做大便隐血试验。

（四）症状护理

（1）对躯体功能障碍的患者，应协助其生活护理，做好晨、晚间护理。尽早进行康复，帮助患者进行肢体被动和主动运动，并辅以肢体按摩，防止肌肉挛缩和关节强直。

（2）对感觉障碍的患者，禁用热水袋，防烫伤和冻伤，每天用温水擦洗，以促进血液循环和感觉恢复，给患者做知觉训练。

（3）对有排尿功能障碍的患者，应留置导尿管，及时更换导尿管及引流袋，定期夹闭导尿管以训练膀胱的舒缩功能，严格无菌操作。

（4）密切观察呼吸的频率、节律变化，及时发现上升性脊髓炎的征兆，如瘫痪从下肢迅速波及上肢或延髓支配肌群，出现吞咽困难、构音障碍、呼吸无力等立即通知医师并做好相应护理。

（五）心理护理

患者常因卧床、生活不能自理而焦虑，心理负担重，护理人员应以高度的同情心和责任心加强与患者沟通，倾听他们的感受，解释疾病的过程和预后，帮助患者树立战胜疾病的信心。

五、健康指导

加强营养，增强体质；加强肢体的主动和被动运动，促进肌力恢复。锻炼时要加以保护，以防跌伤等意外。急性脊髓炎患者若无严重并发症，常在3～6个月可恢复到生活自理。如发生压疮、肺部及泌尿系统感染则往往影响康复，或留有不同程度的后遗症。

六、护理评价

患者接受治疗，配合肢体康复训练；未发生并发症。

（张锦军）

第十节　脊髓压迫症

脊髓压迫症是各种原因的病变引起脊髓或供应脊髓的血管受压所出现的受累脊髓以下脊髓功能障碍的一组病症。病变发展呈进行性，最后导致不同程度的脊髓横贯损害和椎管阻塞。

一、护理评估

（一）病因及发病机制

肿瘤最常见，占1/3以上，绝大多数起源于脊髓组织及邻近结构，如神经鞘膜瘤、脊膜瘤、髓内恶性胶质瘤等。其次为炎症，包括脊髓非特异性炎症、结核性脑脊髓膜炎等。另外还有脊柱外伤（如骨折、脱位及椎管内血肿形成）和脊柱退行性病变（如椎间盘脱出等导致椎管狭窄）。

脊髓受压早期可通过移位、排挤脑脊液和表面静脉血液得到代偿,外形虽有明显改变,但神经传导路径并未中断,不出现神经功能受损。后期代偿可出现骨质吸收,使局部椎管扩大,则出现明显的神经系统症状、体征。

(二)身体评估

脊髓压迫症的病因多样,故发病形式、临床表现差别很大。主要评估发病的缓急、疾病的临床表现、诱发因素等。急性脊髓压迫症发病及进展迅速,常于数小时至数天内脊髓功能完全丧失,多表现为脊髓横贯性损害,出现脊髓休克,病变以下呈弛缓性瘫痪。慢性脊髓压迫症病情缓慢进展,通常可分为三期。

1.根痛期

出现神经根痛及脊膜刺激症状。

2.脊髓部分受压期

表现脊髓半切综合征。

3.脊髓完全受压期

出现脊髓完全性横贯性损害。

(三)实验室及其他检查

腰穿脑脊液检查显示梗阻愈完全,蛋白含量则愈高,压颈试验可证实有无椎管梗阻,对脊髓压迫症诊断有重要意义。脊柱X线片可发现骨折、脱位、错位、结核、骨质破坏及椎管狭窄。CT和MRI检查对疾病的定位、定性诊断有重要参考价值。

(四)心理-社会评估

是否因瘫痪而焦虑,是否因呼吸麻痹、濒死感而恐惧、紧张或害怕。

二、护理诊断

(一)焦虑

焦虑与缺乏疾病的相关知识或对治疗及预后不可知有关。

(二)躯体移动障碍

躯体移动障碍与脊髓受压所致截瘫有关。

(三)感知改变

感知改变与脊髓受压、感觉传导通路受损有关。

(四)尿潴留

尿潴留与自主神经功能障碍有关。

(五)疼痛

疼痛与手术所致组织损伤有关。

三、护理措施

见本章"急性脊髓炎患者的护理"。

（汪　静）

第十一节 三叉神经痛

三叉神经痛是三叉神经分布区短暂的反复发作性剧痛。

一、护理评估

(一)病因及发病机制

原发性三叉神经痛病因不明,多数人认为由脑干三叉神经感觉主核或半月神经节细胞发作性放电,也有人认为是半月节附近的动脉硬化,小血管团压迫三叉神经根等原因引起。继发性三叉神经痛常为脑桥小脑占位性病变、多发性硬化等所致。

(二)健康史

询问患者疼痛的部位、性质和频率;仔细询问患者疼痛的部位是一侧还是两侧,痛点位于哪里;询问患者是否有特别敏感的区域;是否有诱发因素;疼痛的感觉如何,持续时间有多久。

(三)身体评估

了解起病形式及病程特点:三叉神经痛者多呈周期性发作,每次发作期可为数天、数周或数月不等;缓解期亦可数天至数年不等。

(四)心理-社会评估

疼痛严重时可昼夜发作,使患者夜不能眠,常导致患者面色憔悴甚至精神抑郁或情绪低落。

(五)实验室及其他检查

了解神经系统有无阳性体征;原发性三叉神经痛一般无神经系统阳性体征。

二、护理诊断

(一)疼痛

疼痛与三叉神经受损有关。

(二)焦虑

焦虑与疼痛反复、频繁发作有关。

三、护理措施

(一)一般护理

保持室内光线柔和,周围环境安静、安全,避免患者因周围环境刺激而产生焦虑加重疼痛。

(二)饮食护理

饮食宜清淡,保证机体营养,避免粗糙、干硬、辛辣食物,严重者予以流质饮食。

(三)症状护理

观察患者疼痛的部位、性质,与患者进行交谈,帮助患者了解疼痛的原因与诱因;指导患者运用想象、分散注意力、放松、适当按摩疼痛部位等技巧减轻疼痛;指导患者生活有规律,合理休息,鼓励患者参加一些娱乐活动(如看电视、杂志,听音乐,跳交谊舞等),以减轻疼痛和消除紧张情绪。

（四）用药护理

按时服药，并将药物不良反应向患者说明，使之更好配合。如使用卡马西平可致眩晕、嗜睡、恶心、步态不稳，多在数天后消失；偶有皮疹、白细胞减少，需停药。迅速有效的止痛是治疗本病的关键。

1.药物治疗

卡马西平为三叉神经痛的首选药物，其次可选用苯妥英钠、氯硝西泮、巴氯芬等；轻者也可服用解热镇痛药。

2.封闭治疗

服药无效者可行三叉神经纯乙醇封闭治疗。

3.射频电凝疗法

采用射频电凝治疗对大多数患者有效，可缓解疼痛数月至数年。

以上治疗均无效时可考虑三叉神经感觉根部分切断术，止痛效果为目前首选。

（五）心理护理

护士应怀着同情心去理解和体谅患者的情况，对缺乏知识的恐惧，应做耐心的解释工作。

（六）健康指导

帮助患者及家属掌握本病有关治疗和训练方法。如洗脸、刷牙时动作轻柔，进软食，禁食较硬的食物，以免诱发疼痛；遵医嘱合理用药，学会识别药物不良反应；不要随意更换药物或停药；若有眩晕、步态不稳、皮疹等应及时就诊。

四、护理评价

患者疼痛有所减轻，并且能够说出疼痛的诱发因素。

（张锦军）

第十二节　面　神　经　炎

面神经炎又称特发性面神经麻痹或 Bell 麻痹，是茎乳孔内面神经非特异性炎症导致的周围性面瘫，是自发性面神经瘫痪中最常见的疾病。

一、护理评估

（一）病因及发病机制

本病的病因与发病机制尚未完全阐明。由于骨性面神经管仅能容纳面神经通过，面神经一旦发生炎性水肿，可导致面神经受压。风寒、病毒感染（如带状疱疹）和自主神经功能紊乱等可引起局部神经营养血管痉挛，导致神经缺血水肿。早期病理改变为神经水肿和脱髓鞘，严重者可出现轴索变性。

（二）健康史

本病可发生于任何年龄，男性略多。通常急性发病，于数小时或 1～3 天内达高峰。病初可有麻痹侧乳突区、耳内或下颌角后疼痛。常于起床后刷牙时从病侧口角漏水而发现。

(三)身体评估

临床症状主要表现为患侧面部表情肌瘫痪,额纹消失,不能皱额整眉,眼裂增宽,闭合不能或闭合不全。闭眼时眼球向上外方转动,显露白色巩膜,称为 Bell 征。病侧鼻唇沟变浅,口角下垂,示齿时口角偏向健侧,不能吹口哨,不能鼓腮等。面神经病变在中耳鼓室段者可出现讲话时回响过度和患侧舌前 2/3 味觉丧失,影响膝状神经节者,除上述表现外,还出现患侧乳头部疼痛、耳郭与外耳道感觉减退、外耳道或鼓膜疱疹,称 Hunt 综合征。

(四)心理-社会评估

突然的口角歪斜、流涎等面部形象改变常可导致焦急、烦躁或情绪低落。

二、护理诊断

(一)自我形象紊乱

自我形象紊乱与面神经受损而致口眼歪斜有关。

(二)疼痛

疼痛与面神经病变累及膝状神经节有关。

(三)焦虑

与疾病相关治疗的知识缺乏有关。

三、护理措施

(一)一般护理

急性期注意休息,避免风寒,特别是患侧茎乳孔周围应加以保护,如出门穿风衣或系围巾等。

(二)饮食护理

饮食宜清淡,保证机体营养,严重者予以流质饮食;应注意食物的冷热度,防止烫伤与冻伤口腔黏膜。保持口腔清洁,饭后及时漱口,预防口腔感染。

(三)对症护理

对不能闭眼者,应以眼罩加以保护,局部涂眼膏、滴眼药水,以防角膜感染;尽早加强面肌的主动和被动运动,可教患者对着镜子做皱眉、举额、闭眼、露齿、鼓腮和吹口哨等动作,每天数次,每次 5～15 分钟,并辅以面部肌肉按摩。

(四)用药护理

使用糖皮质激素治疗的患者,应注意药物的不良反应,观察有无胃肠道出血、感染征象,并及时测量血压。治疗原则为改善局部血液循环,减轻面神经水肿,促进功能恢复。

1.药物治疗

急性期应尽早使用糖皮质激素。并用大剂量维生素 B_1、维生素 B_{12} 等肌内注射,改善神经营养。如系带状疱疹病毒感染引起 Hunt 综合征,可口服阿昔洛韦。

2.理疗

急性期可用茎乳孔附近红外线照射或超短波透热疗法,恢复期可行碘离子透入疗法、针刺或电针治疗。

3.康复治疗

患侧面肌活动开始恢复时应尽早进行功能训练,进行面肌的被动或主动运动。

(五)心理护理

因患者突然出现口角歪斜,尤其是在说话时面神经抽搐加剧,造成心理负担加重,应鼓励患者表达自身的感受,给予正确指导。鼓励患者尽早治疗并告诉患者疾病的过程、治疗手段及预后,以增强患者的信心。护士注意语言柔和、态度亲切,避免伤害患者自尊的行为。

四、健康指导

预防面神经炎应针对诱因采取措施。除保持生活规律,适当锻炼,增强体质,预防病毒等微生物感染外,还要注意防止着凉和调节情绪,保持心境平和。

(张锦军)

第十三节　吉兰-巴雷综合征

吉兰-巴雷综合征(GBS)是可能与感染有关和免疫抑制参与的急性(或亚急性)特发性多发性神经病。以周围神经和神经根脱髓鞘,以及小血管周围淋巴细胞及吞噬细胞的炎性反应为病理特点。

一、护理评估

(一)病因及发病机制

本病的确切病因不清,多数认为属神经系统的一种迟发性过敏性自身免疫性疾病。可发生于感染性疾病、疫苗接种或外科处理后,也可无明显诱因。与先期空肠弯曲菌感染有关,还可能与巨细胞病毒、EB病毒、肺炎支原体、乙型肝炎病毒和人类免疫缺陷病毒等感染有关。

(二)健康史

了解疾病发生是否为急性起病,病前有无感染史。此病各年龄组均可发病,以儿童和青壮年多见,一年四季均可发病。多数患者病前1～4周有上呼吸道、消化道感染症状或有疫苗接种史。

(三)身体评估

1.运动障碍

急性或亚急性起病,出现肢体对称性弛缓性瘫痪,通常自双下肢开始,多于数天至2周达到高峰。病情危重者在1～2天内迅速加重,出现四肢完全性瘫痪、呼吸肌和吞咽肌麻痹,危及生命。腱反射减低或消失,发生轴索变性可出现肌萎缩。

2.感觉障碍

比运动障碍轻,表现为肢体远端感觉异常如烧灼感、麻木、刺痛和不适感和/或手套袜子型感觉缺失。

3.脑神经损害

以双侧面瘫多见。

4.自主神经症状

可有发汗异常,皮肤潮红、发凉、发热,手足肿胀及营养障碍;严重病例可有心动过速、直立性低血压。

（四）实验室及其他检查

典型的脑脊液改变为起病 1 周后蛋白质含量明显增高而细胞数正常，称蛋白-细胞分离现象，为本病特征性表现。

（五）心理-社会评估

是否因瘫痪而焦虑，是否因呼吸麻痹、濒死感而恐惧、紧张或害怕，是否因恢复慢而出现消极情绪。

二、护理诊断

（一）低效性呼吸形态

低效性呼吸形态与呼吸肌麻痹有关。

（二）躯体移动障碍

躯体移动障碍与四肢肌肉进行性瘫痪有关。

（三）吞咽困难

吞咽困难与脑神经受损所致延髓麻痹、咀嚼肌无力及气管切开等因素有关。

（四）有发生废用综合征的危险

危险与躯体运动障碍有关。

（五）有皮肤完整性受损的危险

危险与长期卧床有关。

（六）焦虑、恐惧

焦虑、恐惧与呼吸困难、濒死感有关。

三、护理目标

患者的呼吸功能能够维持正常；患者的肢体保持功能位，未出现废用综合征；患者的基本生活需求得到满足；患者未出现压疮；患者和家属的焦虑感得到缓解。

四、护理措施

（一）一般护理

急性期卧床休息，重症患者应在重症监护病房治疗；鼓励患者多咳嗽和深呼吸。当患者有四肢瘫时给予使用床档，需要加强陪护，保证患者的安全，防止坠床或跌倒。

（二）饮食护理

给予高蛋白、高维生素、高热量且易消化的食物，保证机体足够的营养，吞咽困难者予以鼻饲流质饮食，进食时和进食后 30 分钟应抬高床头，防止窒息。

如有缺氧症状如呼吸困难、烦躁、出汗、指（趾）甲及口唇发绀，肺活量降至 1 L 以下或动脉氧分压低于 9.3 kPa(70 mmHg) 时宜及早使用呼吸机。一般先用气管内插管，如 1 天以上无好转，则行气管切开，使用呼吸机。

（三）症状护理

1.密切观察患者的生命体征

尤其是呼吸的变化，严格掌握使用呼吸机的指征。护理人员应熟悉血气分析的正常值，如发现异常及时报告医师，调整呼吸机各项指标。保持呼吸道通畅，使其头偏向一侧。定时翻身、叩背、吸痰,给予雾化吸入,及时排除呼吸道分泌物,预防肺不张和肺部感染。

2.肢体运动障碍的护理

应对患者说明早期肢体锻炼的重要性,保持肢体的轻度伸展,帮助患者被动运动,防止肌肉挛缩,维持肢体正常运动功能及正常功能位置,防止足下垂。

3.感觉障碍患者的护理

注意保护皮肤勿被烫伤、冻伤及擦破,定时翻身,每小时 1 次,加用按摩气垫床,防止发生压疮。

(四)用药护理

按医嘱正确给药,注意药物的作用、不良反应。某些安眠、镇静药可产生呼吸抑制,告知患者不能轻易使用,以免掩盖或加重病情。治疗要点主要为如下。

1.病因治疗

血浆交换(PE)及免疫球蛋白静脉滴注(IVIG)是 AIDP 的一线治疗,可消除外周血免疫活性细胞、细胞因子和抗体等,减轻神经损害。此两种疗法的费用昂贵,且 PE 需在有特殊设备的医疗中心进行。糖皮质激素通常认为对 GBS 无效,并有不良反应,但无条件应用 IVIG 和 PE 时可试用。应用免疫球蛋白治疗时应注意点滴速度不宜太快,注意观察患者有无头痛、发冷、寒战等变态反应。

2.辅助呼吸

呼吸肌麻痹是 GBS 的主要危险,呼吸麻痹的抢救是增加本病的治愈率、降低病死率的关键。因此,密切观察呼吸情况,对有呼吸困难者及时行气管切开及插管,使用呼吸机进行人工辅助呼吸。

(五)心理护理

本病发病急,病情进展快,恢复期较长,加之长期活动受限,患者常产生孤独、焦虑、恐惧、失望等情绪,不利于疾病的康复。护理人员应及时了解患者的心理状况,主动关心患者,告诉患者本病经积极治疗和康复锻炼,绝大多数可以恢复,以增强患者与疾病作斗争的信心,降低患者的焦虑、恐惧及失望感。

五、健康指导

病愈后仍应坚持适当的运动,增强机体抵抗力,避免受凉及感冒;给予高热量饮食,保证足够的营养;肢体锻炼应持之以恒,防止肌肉失用性萎缩;患者出院后要按时服药,并注意药物不良反应。

六、护理评价

患者的呼吸功能正常,无呼吸困难;患者未发生并发症,生活需要得到满足;患者和家属的焦虑情绪得到缓解,获得适当心理支持。

(张锦军)

第十四节　重症肌无力

重症肌无力(MG)是乙酰胆碱受体抗体(AchR-Ab)介导的,细胞免疫依赖及补体参与者的神经-肌肉接头处传递障碍的自身免疫性疾病。病变主要累及神经-肌肉接头突触后膜上乙酰胆碱受体(AchR)。临床特征为部分或全身骨骼肌易疲劳,通常在活动后加重、休息后减轻,具有晨轻暮重等特点。MG 在一般人群中发病率为 8/10 万~20/10 万,患病率约为 50/10 万。

一、病因

(1)重症肌无力确切的发病机制目前仍不明确,但是有关该病的研究还是很多的,其中,研究最多的是有关重症肌无力与胸腺的关系,以及乙酰胆碱受体抗体在重症肌无力中的作用。大量的研究发现,重症肌无力患者神经-肌肉接头处突触后膜上的乙酰胆碱受体(AchR)数目减少,受体部位存在抗 AchR 抗体,且突触后膜上有 IgG 和 C3 复合物的沉积。

(2)血清中的抗 AchR 抗体的增高和突触后膜上的沉积所引起的有效的 AchR 数目的减少,是本病发生的主要原因。而胸腺是 AchR 抗体产生的主要场所,因此,本病的发生一般与胸腺有密切的关系。所以,调节人体 AchR,使之数目增多,化解突触后膜上的沉积,抑制抗 AchR 抗体的产生是治愈本病的关键。

(3)很多临床现象也提示本病和免疫机制紊乱有关。

二、诊断要点

(一)临床表现

本病根据临床特征诊断不难。起病隐袭,主要表现受累肌肉病态疲劳,肌肉连续收缩后出现严重肌无力甚至瘫痪,经短暂休息后可见症状减轻或暂时好转。肌无力多于下午或傍晚劳累后加重,晨起或休息后减轻,称之为"晨轻暮重"。首发症状常为眼外肌麻痹,出现非对称性眼肌麻痹和上睑下垂,斜视和复视,严重者眼球运动明显受限,甚至眼球固定,瞳孔光反射不受影响。面肌受累表现皱纹减少,表情困难,闭眼和示齿无力;咀嚼肌受累使连续咀嚼困难,进食经常中断;延髓肌受累导致饮水呛咳,吞咽困难,声音嘶哑或讲话鼻音;颈肌受损时抬头困难。严重时出现肢体无力,上肢重于下肢,近端重于远端。呼吸肌、膈肌受累,出现咳嗽无力、呼吸困难,重症可因呼吸肌麻痹继发吸入性肺炎可导致死亡。偶有心肌受累可突然死亡,平滑肌和膀胱括约肌一般不受累。感染、妊娠、月经前常导致病情恶化,精神创伤、过度疲劳等可为诱因。

(二)临床试验

肌疲劳试验,如反复睁闭眼、握拳或两上肢平举,可使肌无力更加明显,有助诊断。

(三)药物试验

1.新斯的明试验

以甲基硫酸新斯的明 0.5 mg 肌内注射或皮下注射。如肌力在半至 1 小时内明显改善时可以确诊,如无反应,可次日用 1 mg、1.5 mg,直至 2 mg 再试,如 2 mg 仍无反应,一般可排除本病。为防止新期的明的毒碱样反应,需同时肌内注射阿托品 0.5~1.0 mg。

2.依酚氯铵试验

适用于病情危重、有延髓性麻痹或肌无力危象者。用 10 mg 溶于 10 mg 生理盐水中缓慢静脉注射,至 2 mg 后稍停 20 秒,若无反应可注射 8 mg,症状改善者可确诊。

(四)辅助检查

1.电生理检查

常用感应电持续刺激,受损肌反应及迅速消失。此外,也可行肌电图重复频率刺激试验,低频刺激波幅递减超过 10%,高频刺激波幅递增超过 30% 为阳性。单纤维肌电图出现颤抖现象延长,延长超过 50 微秒者也属于阳性。

2.其他

血清中抗 AchR 抗体测定约 85% 患者增高。胸部 X 线摄片或胸腺 CT 检查,胸腺增生或伴有胸腺肿瘤,也有辅助诊断价值。

三、鉴别要点

(1)本病眼肌型需与癔症、动眼神经麻痹、甲状腺毒症、眼肌型营养不良症、眼睑痉挛鉴别。

(2)延髓肌型者,需与真假延髓性麻痹鉴别。

(3)四肢无力者需与神经衰弱、周期性瘫痪、感染性多发性神经炎、进行性脊肌萎缩症、多发性肌炎和癌性肌无力等鉴别。特别由支气管小细胞肺癌所引起的 Lambert-Eaton 综合征与本病十分相似,但药物试验阴性。肌电图(EMG)有特征异常,静息电位低于正常,低频重复电刺激活动电位渐次减小,高频重复电刺激活动电位渐次增大。

四、规范化治疗

(一)胆碱酯酶抑制剂

主要药物是溴吡斯的明,剂量为 60 mg,每天 3 次,口服。可根据患者症状确定个体化剂量,若患者吞咽困难,可在餐前 30 分钟服药;如晨起行走无力,可起床前服长效溴吡斯的明 180 mg。

(二)皮质激素

皮质激素适用于抗胆碱酯酶药反应较差并已行胸腺切除的患者。由于用药早期肌无力症状可能加重,患者最初用药时应住院治疗,用药剂量及疗程应根据患者具体情况做个体化处理。

1.大剂量泼尼松

开始剂量为 60～80 mg/d,口服,当症状好转时可逐渐减量至相对低的维持量,隔天服 5～15 mg/d,隔天用药可减轻不良反应发生。通常 1 个月内症状改善,常于数月后疗效达到高峰。

2.甲泼尼龙冲击疗法

反复发生危象或大剂量泼尼松不能缓解,住院危重病例,已用气管插管或呼吸机可用,每天 1 g,口服,连用 3～5 天。如 1 个疗程不能取得满意疗效,隔 2 周可再重复 1 个疗程,共治疗 2～3 个疗程。

(三)免疫抑制剂

严重的或进展型病例必须做胸腺切除术,并用抗胆碱酯酶药。症状改善不明显者可试用硫唑嘌呤;小剂量皮质激素未见持续疗效的患者也可用硫唑嘌呤替代大剂量皮质激素,常用剂量为 2～3 mg/(kg·d),最初自小剂量 1 mg/(kg·d) 开始,应定期检查血常规和肝、肾功能。白细胞计数低于 3×10^9/L 应停用;可选择性抑制 T 细胞和 B 细胞增生,每次 1 g,每天 2 次,口服。

(四)血浆置换

用于病情急骤恶化或肌无力危象患者,可暂时改善症状,或于胸腺切除术前处理,避免或改善术后呼吸危象,疗效持续数天或数月,该法安全,但费用昂贵。

(五)免疫球蛋白

通常剂量为 0.4 g/(kg·d),静脉滴注,连用 3～5 天,用于各种类型危象。

(六)胸腺切除

60 岁以下的 MG 患者可行胸腺切除术,适用于全身型 MG 包括老年患者,通常可使症状改善或缓解,但疗效常在数月或数年后显现。

(七)危象的处理

1.肌无力危象

肌无力危象最常见,常因抗胆碱酯药物剂量不足引起,注射依酚氯铵或新斯的明后症状减轻,应加大抗胆碱酯药的剂量。

2.胆碱能危象

抗胆碱酯酶药物过量可导致肌无力加重,出现肌束震颤及毒蕈碱样反应,依酚氯铵静脉注射无效或加重,应立即停用抗胆碱酯酶药,待药物排出后重新调整剂量或改用其他疗法。

3.反拗危象

抗胆碱酯酶药不敏感所致。依酚氯铵试验无反应。应停用抗胆碱酯酶药,输液维持或改用其他疗法。

(八)慎用和禁用的药物

奎宁、吗啡及氨基苷类抗生素、新霉素、多黏菌素、巴龙霉素等应禁用,地西泮、苯巴比妥等应慎用。

五、护理

(一)护理诊断

1.活动无耐力

活动无耐力与神经-肌肉联结点传递障碍;肌肉萎缩、活动能力下降;呼吸困难、氧供需失衡有关。

2.废用综合征

废用综合征与神经肌肉障碍导致活动减少有关。

3.吞咽障碍

吞咽障碍与神经肌肉障碍(呕吐反射减弱或消失;咀嚼肌肌力减弱;感知障碍)有关。

4.生活自理缺陷

生活自理缺陷与眼外肌麻痹、眼睑下垂或四肢无力、运动障碍有关。

5.营养不足

低于机体需要量与咀嚼无力、吞咽困难致摄入减少有关。

(二)护理措施

(1)轻症者适当休息,避免劳累、受凉、感染、创伤、激怒。病情进行性加重者须卧床休息。

(2)在急性期,鼓励患者充分卧床休息。将患者经常使用的日常生活用品(便器、卫生纸、茶杯等)放在患者容易拿取的地方。根据病情或患者的需要协助其日常生活活动,以减少能量消耗。

(3)指导患者使用床档、扶手、浴室椅等辅助设施,以节省体力和避免摔伤。鼓励患者在能耐受的活动范围内,坚持身体活动。患者活动时,注意保持周围环境安全,无障碍物,以防跌倒,路面防滑,防止滑倒。

(4)给患者和家属讲解活动的重要性,指导患者和家属对受累肌肉进行按摩和被动/主动运动,防止肌肉萎缩。

(5)选择软饭或半流质饮食,避免粗糙干硬、辛辣等刺激性食物。根据患者需要供给高蛋白、高热量、高维生素的食物。吃饭或饮水时保持端坐、头稍微前倾的姿势。给患者提供充足的进餐时间、喂饭速度要慢,少量多餐,交替喂液体和固体食物,让患者充分咀嚼、吞咽后再继续喂。把药片碾碎后制成糊状再喂药。

(6)注意保持进餐环境安静、舒适;进餐时,避免讲话或进行护理活动等干扰因素。进食宜在口服抗胆碱酯酶药物后 30～60 分钟,以防呛咳。如果有食物滞留,鼓励患者把头转向健侧,并控制舌头向受累的一侧清除残留的食物或喂食数口汤,让食物咽下。如果误吸液体,让患者上身稍前倾,头稍微低于胸口,便于分泌物引流,并擦去分泌物。在床旁备吸引器,必要时吸引。患者不能由口进食时,遵医嘱给予营养支持或鼻饲。

(7)注意观察抗胆碱酯酶药物的疗效和不良反应,严格执行用药时间和剂量,以防因用量不足或过量导致危象的发生。

(三)应急措施

(1)一旦出现重症肌无力危象,应迅速通知医师;立即给予吸痰、吸氧、简易呼吸器辅助呼吸,做好气管插管或切开,人工呼吸机的准备工作;备好新斯的明等药物,按医嘱给药,尽快解除危象。

(2)避免应用一切加重神经肌肉传导障碍的药物,如吗啡、利多卡因、链霉素、卡那霉素、庆大霉素和磺胺类药物。

(四)健康指导

1.入院教育

(1)给患者讲解疾病的名称,病情的现状、进展及转归。

(2)根据患者需要,给患者和家属讲解饮食营养的重要性,取得他们的积极配合。

2.住院教育

(1)仔细向患者解释治疗药物的名称、药物的用法、作用和不良反应。

(2)告知患者常用药治疗方法、不良反应、服药注意事项,避免因服药不当而诱发肌无力危象。

(3)肌无力症状明显时,协助做好患者的生活护理,保持口腔清洁防止外伤和感染等并发症。

3.出院指导

(1)保持乐观情绪、生活规律、饮食合理、睡眠充足,避免疲劳、感染、情绪抑郁和精神创伤等诱因。

(2)注意根据季节、气候,适当增减衣服,避免受凉、感冒。

(3)按医嘱正确服药,避免漏服、自行停服和更改药量。

(4)患者出院后应随身带有卡片,包括姓名、年龄、住址、诊断证明,目前所用药物及剂量,以便在抢救时参考。

(5)病情加重时及时就诊。

（张锦军）

第四章　呼吸内科护理

第一节　急性气管-支气管炎

急性气管-支气管炎是由生物、物理、化学刺激或变态反应等因素引起的气管-支气管黏膜的急性炎症。临床主要症状有咳嗽和咳痰。本病常见于寒冷季节或气候突变时,可以由病毒、细菌直接感染,也可由病毒或细菌引发的急性上呼吸道感染慢性迁延不愈所致。

一、病因

(一)生物性因素

急性气管-支气管炎生物性病因中最重要的是病毒感染,包括腺病毒、冠状病毒、流感病毒甲和乙、副流感病毒、呼吸道合胞病毒、柯萨奇病毒 A21、鼻病毒等。肺炎支原体、肺炎衣原体和百日咳杆菌,也可以是本病的病原体,常见于年轻人。呼吸道感染的常见病原菌有肺炎球菌、流感嗜血杆菌,金黄色葡萄球菌和卡他莫拉菌也常怀疑为本病的致病菌,但除新生儿、人工气道或免疫抑制患者外,至今没有"细菌性支气管炎"的确切证据。

(二)非生物性因素

非生物性致病因子有矿、植物粉尘,刺激性气体(强酸、氨、某些挥发性溶液、氯、硫化氢、二氧化硫和溴化物等),环境刺激物包括臭氧、二氧化氮、香烟和烟雾等。

二、诊断要点

(1)常见症状有鼻塞、流涕、咽痛、畏寒、发热、声嘶和肌肉酸痛等。

(2)咳嗽为主要症状。开始为干咳、胸骨下刺痒或闷痛感。1～2 天后有白色黏痰,以后可变脓性,甚至伴血丝。

(3)胸部听诊呼吸音粗糙,并有干、湿性啰音。用力咳嗽后,啰音性质可改变或消失。

(4)外周血常规正常或偏低,细菌感染时外周血白细胞升高。痰培养如检出病原菌,则可确诊病因。

(5)X 线胸部检查正常或仅有肺纹理增粗。

三、鉴别要点

(1)流行性感冒起病急骤,发热较高,有全身酸痛、头痛、乏力的全身中毒症状,有流行病史。

(2)急性上呼吸道感染一般鼻部症状明显,无咳嗽、咳痰。肺部无异常体征。

(3)其他如支气管肺炎、肺结核、肺癌、肺脓肿、麻疹、百日咳等多种肺部疾病可伴有急性支气管的症状,通过详细询问病史、体格检查,多能做出诊断。

四、治疗

(一)一般治疗

休息、保暖、多饮水、补充足够的热量。

(二)对症治疗

一般可根据患者的症状予以对症治疗。

1.干咳无痰者

可用喷托维林 25 mg,每天 3 次,口服;或可卡因 15～30 mg,每天 3 次,口服。

2.咳嗽有痰不易咳出者

可选用氨溴素 30 mg,每天 3 次,口服;也可服用棕色合剂 10 mL,每天 3 次,口服。

3.伴喘息发生支气管痉挛

可用平喘药如氨茶碱 100 mg 或沙丁胺醇 2～4 mg,每天 3 次,口服。

4.发热

可用解热镇痛药,如复方阿司匹林片,每次 1 片,每天 3～4 次。口服。

(三)抗感染治疗

根据感染的病原体及药物敏感试验选择抗生素治疗。如有明显发热或痰转为脓性者,应选用适当抗生素治疗。常用青霉素 80 万单位,每天 2 次,肌内注射,或酌情选用大环内酯类及头孢类抗生素。退热1～3 天后即可停药。

五、护理措施

(一)保持心身舒适

(1)保持室内空气新鲜,通风1～2 次/天,室内湿度在 60％～65％,温度在 20～25 ℃。

(2)鼓励患者多饮水,高热时每天摄入量应为 3 000～4 000 mL,心、肾功能障碍时,每天饮水量应在1 500～2 000 mL。

(3)指导患者选择高维生素、清淡易消化的食物,如瘦肉、豆腐、蛋、鱼、水果、新鲜蔬菜等。

(4)急性期应绝对卧床休息,治疗和护理操作尽量集中在同一时间内,使患者有充足的时间休息。

(二)病情观察

(1)观察咳嗽、咳痰、喘息的症状及诱发因素,尤其是痰液的性质和量。

(2)有无胸闷、发绀、呼吸困难等症状。

(三)保持呼吸道通畅

(1)对痰多黏稠、较难咳出的患者,指导采取有效的咳嗽方式,协助翻身、叩背和体位引流,嘱其多饮水,遵医嘱雾化吸入。

(2)根据患者的缺氧程度、血气分析结果调节氧流量。

(张　红)

第二节 慢性支气管炎

慢性支气管炎是由于感染或非感染因素引起气管、支气管黏膜及其周围组织的慢性非特异性炎症。临床以咳嗽、咳痰或伴有喘息反复发作为特征,每年持续 3 个月以上,且连续 2 年以上。

一、病因和发病机制

慢性支气管炎的病因极为复杂,迄今尚有许多因素还不够明确,往往是多种因素长期相互作用的综合结果。

(一)感染

病毒、支原体和细菌感染是本病急性发作的主要原因。病毒感染以流感病毒、鼻病毒、腺病毒和呼吸道合胞病毒常见;细菌感染以肺炎链球菌、流感嗜血杆菌和卡他莫拉菌及葡萄球菌常见。

(二)大气污染

化学气体如氯气、二氧化氮、二氧化硫等刺激性烟雾,空气中的粉尘等均可刺激支气管黏膜,使呼吸道清除功能受损,为细菌入侵创造条件。

(三)吸烟

吸烟为本病发病的主要因素。吸烟时间的长短与吸烟量决定发病率的高低,吸烟者的患病率较不吸烟者高 2~8 倍。

(四)变态反应因素

喘息型支气管患者,多有过敏史。患者痰中嗜酸性粒细胞和组胺的含量及血中 IgE 明显高于正常。此类患者实际上应属慢性支气管炎合并哮喘。

(五)其他因素

气候变化,特别是寒冷空气对慢支的病情加重有密切关系。自主神经功能失调,副交感神经功能亢进,老年人肾上腺皮质功能减退,慢性支气管炎的发病率增加。维生素 C 缺乏,维生素 A 缺乏,易患慢性支气管炎。

二、临床表现

(一)症状

患者常在寒冷季节发病,出现咳嗽、咳痰,尤以晨起显著,白天多于夜间。病毒感染痰液为白色黏液泡沫状,继发细菌感染,痰液转为黄色或黄绿色黏液脓性,偶可带血。慢性支气管炎反复发作后,支气管黏膜的迷走神经感受器反应性增高,副交感神经功能亢进,可出现变态反应现象而发生喘息。

(二)体征

早期多无体征。急性发作期可有肺底部闻及干、湿性啰音。喘息型支气管炎在咳嗽或深吸气后可闻及哮鸣音,发作时,有广泛哮鸣音。

(三)并发症

(1)阻塞性肺气肿:为慢性支气管炎最常见的并发症。

(2)支气管肺炎:慢性支气管炎蔓延至支气管周围肺组织中,患者表现寒战、发热、咳嗽加剧、痰量增多且呈脓性;白细胞总数及中性粒细胞增多;X线胸片显示双下肺野有斑点状或小片阴影。

(3)支气管扩张症。

三、诊断

(一)辅助检查

1.血常规

白细胞总数及中性粒细胞数可升高。

2.胸部 X 线

单纯型慢性支气管炎,X线片检查阴性或仅见双下肺纹理增多、增粗、模糊、呈条索状或网状。继发感染时为支气管周围炎症改变,表现为不规则斑点状阴影,重叠于肺纹理之上。

3.肺功能检查

早期病变多在小气道,常规肺功能检查多无异常。

(二)诊断要点

凡咳嗽、咳痰或伴有喘息,每年发作持续 3 个月,连续 2 年或 2 年以上者,并排除其他心、肺疾病(如肺结核、肺尘埃沉着病、支气管哮喘、支气管扩张症、肺癌、肺脓肿、心脏病、心功能不全等)、慢性鼻咽疾病后,即可诊断。如每年发病不足 3 个月,但有明确的客观检查依据(如胸部 X 线片、肺功能等)亦可诊断。

(三)鉴别诊断

1.支气管扩张

多于儿童或青年期发病,常继发于麻疹、肺炎或百日咳后,并有咳嗽、咳痰反复发作的病史,合并感染时痰量增多,并呈脓性或伴有发热,病程中常反复咯血。在肺下部周围可闻及不易消散的湿性啰音。晚期重症患者可出现杵状指(趾)。胸部 X 线上可见双肺下野纹理粗乱或呈卷发状。薄层高分辨 CT(HRCT)检查有助于确诊。

2.肺结核

活动性肺结核患者多有午后低热、消瘦、乏力、盗汗等中毒症状。咳嗽痰量不多,常有咯血。老年肺结核的中毒症状多不明显,常被慢性支气管炎的症状所掩盖而误诊。胸部 X 线上可发现结核病灶,部分患者痰结核菌检查可获阳性。

3.支气管哮喘

支气管哮喘常为特质性患者或有变态反应性疾病家族史,多于幼年发病。一般无慢性咳嗽、咳痰史。哮喘多突然发作,且有季节性,血和痰中嗜酸性粒细胞常增多,治疗后可迅速缓解。发作时双肺布满哮鸣音,呼气延长,缓解后可消失,且无症状,但气道反应性仍增高。慢性支气管炎合并哮喘的患者,病史中咳嗽、咳痰多发生在喘息之前,迁延不愈较长时间后伴有喘息,且咳嗽、咳痰的症状多较喘息更为突出,平喘药物疗效不如哮喘等可资鉴别。

4.肺癌

肺癌多发生于 40 岁以上男性,并有多年吸烟史的患者,刺激性咳嗽常伴痰中带血和胸痛。

X线胸片检查肺部常有块影或反复发作的阻塞性肺炎。痰脱落细胞及支气管镜等检查,可明确诊断。

5.慢性肺间质纤维化

慢性咳嗽,咳少量黏液性非脓性痰,进行性呼吸困难,双肺底可闻及爆裂音(Velcro 啰音),严重者发绀并有杵状指。X线胸片见中下肺野及肺周边部纹理增多紊乱呈网状结构,其间见弥漫性细小斑点阴影。肺功能检查呈限制性通气功能障碍,弥散功能降低,PaO_2下降。肺活检是确诊的手段。

四、治疗

(一)急性发作期及慢性迁延期的治疗

以控制感染、祛痰、镇咳为主,同时解痉平喘。

1.抗感染药物

及时、有效、足量,感染控制后及时停用,以免产生细菌耐药或二重感染。一般患者可按常见致病菌用药。可选用青霉素 G 80 万单位肌内注射;复方磺胺甲噁唑(SMZ),每次 2 片,2 次/天;阿莫西林 2～4 g/d,3～4 次口服;氨苄西林 2～4 g/d,分 4 次口服;头孢氨苄 2～4 g/d 或头孢拉定1～2 g/d,分 4 次口服;头孢呋辛 2 g/d 或头孢克洛 0.5～1 g/d,分 2～3 次口服。亦可选择新一代大环内酯类抗生素,如罗红霉素,0.3 g/d,2 次口服。抗菌治疗疗程一般 7～10 天,反复感染病例可适当延长。严重感染时,可选用氨苄西林、环丙沙星、氧氟沙星、阿米卡星、奈替米星或头孢菌素类联合静脉滴注给药。

2.祛痰镇咳药

刺激性干咳者不宜单用镇咳药物,否则痰液不易咳出。可给盐酸溴环己胺醇 30 mg 或羧甲基半胱氨酸 500 mg,3 次/天口服。乙酰半胱氨酸及氯化铵甘草合剂均有一定的疗效。α-糜蛋白酶雾化吸入亦有消炎祛痰的作用。

3.解痉平喘

解痉平喘主要为解除支气管痉挛,利于痰液排出。常用药物为氨茶碱 0.1～0.2 g,8 次/小时口服;丙卡特罗 50 mg,2 次/天;特布他林 2.5 mg,2～3 次/天。慢性支气管炎有可逆性气道阻塞者应常规应用支气管舒张剂,如异丙托溴铵气雾剂、特布他林等吸入治疗。阵发性咳嗽常伴不同程度的支气管痉挛,应用支气管扩张药后可改善症状,并有利于痰液的排出。

(二)缓解期的治疗

应以增强体质,提高机体抗病能力和预防发作为主。

(三)中药治疗

采取扶正固本原则,按肺、脾、肾的虚实辨证施治。

五、护理措施

(一)常规护理

1.环境

保持室内空气新鲜,流通,安静,舒适,温湿度适宜。

2.休息

急性发作期应卧床休息,取半卧位。

3.给氧

持续低流量吸氧。

4.饮食

给予高热量、高蛋白、高维生素易消化饮食。

(二)专科护理

1.解除气道阻塞,改善肺泡通气。

及时清除痰液,神志清醒患者应鼓励咳嗽,痰稠不易咯出时,给予雾化吸入或雾化泵药物喷入,减少局部淤血水肿,以利痰液排出。危重体弱患者,定时更换体位,叩击背部,使痰易于咯出,餐前应给予胸部叩击或胸壁震荡。

方法:患者取侧卧位,护士两手手指并拢,手背隆起,指关节微屈,自肺底由下向上,由外向内叩拍胸壁,震动气管,边拍边鼓励患者咳嗽,以促进痰液的排出,每侧肺叶叩击3～5分钟。对神志不清者,可进行机械吸痰,需注意无菌操作,抽吸压力要适当,动作轻柔,每次抽吸时间不超过15秒,以免加重缺氧。

2.合理用氧减轻呼吸困难。

根据缺氧和二氧化碳潴留的程度不同,合理用氧,一般给予低流量、低浓度、持续吸氧,如病情需要提高氧浓度,应辅以呼吸兴奋剂刺激通气或使用呼吸机改善通气,吸氧后如呼吸困难缓解、呼吸频率减慢、节律正常、血压上升、心率减慢、心律正常、发绀减轻、皮肤转暖、神志转清、尿量增加等,表示氧疗有效。若呼吸过缓,意识障碍加深,需考虑二氧化碳潴留加重,必要时采取增加通气量措施。

(张　红)

第三节　慢性阻塞性肺疾病

慢性阻塞性肺疾病(chronic obstructive pulmonary disease,COPD)是一种以不完全可逆性气流受限为特征,呈进行性发展的肺部疾病。COPD是呼吸系统疾病中的常见病和多发病,由于患者数多,病死率高,社会经济负担重,已成为一个重要的公共卫生问题。在世界范围内,COPD的死亡率居所有死因的第四位。根据世界银行/世界卫生组织发表的研究,至2020年COPD成为世界疾病经济负担的第五位。在我国,COPD同样是严重危害人民群体健康的重要慢性呼吸系统疾病,1992年对我国北部及中部地区农村102 230名成人调查显示,COPD约占15岁以上人群的3％,近年来对我国7个地区20 245名成年人进行调查,COPD的患病率占40岁以上人群的8.2％,患病率之高是十分惊人的。

COPD与慢性支气管炎及肺气肿密切相关。慢性支气管炎(简称慢支)是指气管、支气管黏膜及其周围组织的慢性、非特异性炎症。如患者每年咳嗽、咳痰达3个月以上,连续两年或以上,并排除其他已知原因的慢性咳嗽,即可诊断为慢性支气管炎。阻塞性肺气肿(简称肺气肿)是指肺部终末细支气管远端气腔出现异常持久的扩张,并伴有肺泡壁和细支气管的破坏而无明显肺纤维化。当慢性支气管炎和/或肺气肿患者肺功能检查出现气流受限并且不能完全可逆时,可视为COPD。如患者只有慢性支气管炎和/或肺气肿,而无气流受限,则不能视为COPD,而视为

COPD 的高危期。支气管哮喘也具有气流受限。但支气管哮喘是一种特殊的气道炎症性疾病，其气流受限具有可逆性，它不属于 COPD。

一、护理评估

(一)病因及发病机制

确切的病因不清，可能与下列因素有关。

1.吸烟

吸烟是最危险的因素。国内外的研究均证明吸烟与慢支的发生有密切关系，吸烟者慢性支气管炎的患病率比不吸烟者高 2～8 倍，吸烟时间越长，量越大，COPD 患病率越高。烟草中的多种有害化学成分，可损伤气道上皮细胞使巨噬细胞吞噬功能降低和纤毛运动减退，黏液分泌增加，使气道净化能力减弱；支气管黏膜充血水肿、黏液积聚，而易引起感染。慢性炎症及吸烟刺激黏膜下感受器，引起支气管平滑肌收缩，气流受限。烟草、烟雾还可使氧自由基增多，诱导中性粒细胞释放蛋白酶，抑制抗蛋白酶系统，使肺弹力纤维受到破坏，诱发肺气肿形成。

2.职业性粉尘和化学物质

职业性粉尘及化学物质，如烟雾、变应原、工业废气及室内污染空气等，浓度过大或接触时间过长，均可导致与吸烟无关的 COPD。

3.空气污染

大气污染中的有害气体(如二氧化硫、二氧化氮、氯气等)可损伤气道黏膜，并有细胞毒作用，使纤毛清除功能下降，黏液分泌增多，为细菌感染创造条件。

4.感染

感染是 COPD 发生发展的重要因素之一。长期、反复感染可破坏气道正常的防御功能，损伤细支气管和肺泡。主要病毒为流感病毒、鼻病毒和呼吸道合胞病毒等；细菌感染以肺炎链球菌、流感嗜血杆菌、卡他莫拉菌及葡萄球菌为多见，支原体感染也是重要因素之一。

5.蛋白酶-抗蛋白酶失衡

蛋白酶对组织有损伤和破坏作用；抗蛋白酶对弹性蛋白酶等多种蛋白酶有抑制功能。在正常情况下，弹性蛋白酶与其抑制因子处于平衡状态。其中 α_1-抗胰蛋白酶(α_1-AT)是活性最强的一种。蛋白酶增多和抗蛋白酶不足均可导致组织结构破坏产生肺气肿。

6.其他

机体内在因素如呼吸道防御功能及免疫功能降低、自主神经功能失调、营养、气温的突变等都可能参与 COPD 的发生、发展。

(二)病理生理

COPD 的病理改变主要为慢性支气管炎和肺气肿的病理改变。COPD 对呼吸功能的影响，早期病变仅局限于细小气道，表现为闭合容积增大。病变侵入大气道时，肺通气功能明显障碍；随肺气肿的日益加重，大量肺泡周围的毛细血管受膨胀的肺泡挤压而退化，使毛细血管大量减少，肺泡间的血流量减少，导致通气与血流比例失调，使换气功能障碍。由通气和换气功能障碍引起缺氧和二氧化碳潴留，进而发展为呼吸衰竭。

(三)健康史

询问患者是否存在引起慢支的各种因素如感染、吸烟、大气污染、职业性粉尘和有害气体的长期吸入、变态反应等；是否有呼吸道防御功能及免疫功能降低、自主神经功能失调等。

（四）身体状况

1.主要症状

（1）慢性咳嗽：晨间起床时咳嗽明显，白天较轻，睡眠时有阵咳或排痰。随病程发展可终生不愈。

（2）咳痰：一般为白色黏液或浆液性泡沫痰，偶可带血丝，清晨排痰较多。急性发作伴有细菌感染时，痰量增多，可有脓性痰。

（3）气短或呼吸困难：早期仅在体力劳动或上楼等活动时出现，随着病情发展逐渐加重，日常活动甚至休息时也感到气短。是 COPD 的标志性症状。

（4）喘息和胸闷：重度患者或急性加重时出现喘息，甚至静息状态下也感气促。

（5）其他：晚期患者有体重下降，食欲减退等全身症状。

2.护理体检

早期可无异常，随疾病进展慢性支气管炎病例可闻及干啰音或少量湿啰音。有喘息症状者可在小范围内出现轻度哮鸣音。肺气肿早期体征不明显，随疾病进展出现桶状胸，呼吸活动减弱，触觉语颤减弱或消失；叩诊呈过清音，心浊音界缩小或不易叩出，肺下界和肝浊音界下移，听诊心音遥远，两肺呼吸音普遍减弱，呼气延长，并发感染时，可闻及湿啰音。

3.COPD 严重程度分级

根据第一秒用力呼气容积占用力肺活量的百分比（$FEV_1/FVC\%$）、第一秒用力呼气容积占预计值百分比（$FEV_1\%$预计值）和症状对 COPD 的严重程度做出分级。

（1）Ⅰ级：轻度，$FEV_1/FVC<70\%$、$FEV_1 \geqslant 80\%$预计值，有或无慢性咳嗽、咳痰症状。

（2）Ⅱ级：中度，$FEV_1/FVC<70\%$、50%预计值$\leqslant FEV_1<80\%$预计值，有或无慢性咳嗽、咳痰症状。

（3）Ⅲ级：重度，$FEV_1/FVC<70\%$、30%预计值$\leqslant FEV_1<50\%$预计值，有或无慢性咳嗽、咳痰症状。

（4）Ⅳ级：极重度，$FEV_1/FVC<70\%$、$FEV_1<30\%$预计值或 $FEV_1<50\%$预计值，伴慢性呼吸衰竭。

4.COPD 病程分期

COPD 按病程可分为急性加重期和稳定期，前者指在短期内咳嗽、咳痰、气短和/或喘息加重、脓痰量增多，可伴发热等症状；稳定期指咳嗽、咳痰、气短症状稳定或轻微。

5.并发症

COPD 可并发慢性呼吸衰竭、自发性气胸、慢性肺源性心脏病。

（五）实验室及其他检查

1.肺功能检查

肺功能检查是判断气流受限的主要客观指标，对 COPD 诊断、严重程度评价、疾病进展、预后及治疗反应等有重要意义。第一秒用力呼气容积（FEV_1）占用力肺活量（FVC）的百分比（$FEV_1/FVC\%$）是评价气流受限的敏感指标。第一秒用力呼气容积（FEV_1）占预计值百分比（$FEV_1\%$预计值），是评估 COPD 严重程度的良好指标。当 $FEV_1/FVC<70\%$ 及 $FEV_1<80\%$预计值者，可确定为不能完全可逆的气流受限。FEV_1 的逐渐减少，大致提示肺部疾病的严重程度和疾病进展的阶段。

肺气肿呼吸功能检查示残气量增加，残气量占肺总量的百分比增大，最大通气量低于预计值的 80％；第一秒时间肺活量常低于 60％；残气量占肺总量的百分比增大，往往超过 40％；对阻塞性肺气肿的诊断有重要意义。

2.胸部 X 线检查

早期胸片可无变化，可逐渐出现肺纹理增粗、紊乱等非特异性改变，肺气肿的典型 X 线表现为胸廓前后径增大，肋间隙增宽，肋骨平行，膈低平。两肺透亮度增加，肺血管纹理减少或有肺大泡征象。X 线检查对 COPD 诊断特异性不高。

3.动脉血气分析

早期无异常，随病情进展可出现低氧血症、高碳酸血症、酸碱平衡失调等，用于判断呼吸衰竭的类型。

4.其他

COPD 合并细菌感染时，血白细胞增高，核左移。痰培养可能检出病原菌。

(六)心理-社会评估

COPD 由于病程长、反复发作，每况愈下，给患者带来较重的精神和经济负担，病现焦虑、悲观、沮丧等心理反应，甚至对治疗丧失信心。病情一旦发展到影响工作和会导致患者心理压力增加，生活方式发生改变，也会影响到工作，甚至因无法工作孤独。

二、主要护理诊断及医护合作性问题

(一)气体交换受损

气体交换受损与气道阻塞、通气不足、呼吸肌疲劳、分泌物过多和肺泡呼吸有关。

(二)清理呼吸道无效

清理呼吸道无效与分泌物增多而黏稠、气道湿度降低和无效咳嗽有关。

(三)低效性呼吸形态

低效性呼吸形态与气道阻塞、膈肌变平以及能量不足有关。

(四)活动无耐力

活动无耐力与疲劳、呼吸困难、氧供与氧耗失衡有关。

(五)营养失调,低于机体需要量

营养失调,低于机体需要量与食欲降低、摄入减少、腹胀、呼吸困难、痰液增多关。

(六)焦虑

焦虑与健康状况的改变、病情危重、经济状况有关。

三、护理目标

患者痰能咳出,喘息缓解;活动耐力增强;营养得到改善;焦虑减轻。

四、护理措施

(一)一般护理

1.休息和活动

患者采取舒适的体位，晚期患者宜采取身体前倾位，使辅助呼吸肌参与呼吸。发热、咳喘时应卧床休息，视病情安排适当的活动量，活动以不感到疲劳、不加重症状为宜。室内保持合适的温湿度，冬季注意保暖，避免直接吸入冷空气。

2.饮食护理

呼吸功的增加可使热量和蛋白质消耗增多,导致营养不良。应制订出高热量、高蛋白、高维生素的饮食计划。正餐进食量不足时,应安排少量多餐,避免餐前和进餐时过多饮水。餐后避免平卧,有利于消化。为减少呼吸困难,保存能量,患者饭前至少休息30分钟。每天正餐应安排在患者最饥饿、休息最好的时间。指导患者采用缩唇呼吸和腹式呼吸减轻呼吸困难。为促进食欲,提供给患者舒适的就餐环境和喜爱的食物,餐前及咳痰后漱口,保持口腔清洁;腹胀的患者应进软食,细嚼慢咽。避免进食产气的食物,如汽水、啤酒、豆类、马铃薯和胡萝卜等;避免易引起便秘的食物,如油煎食物、干果、坚果等。如果患者通过进食不能吸收足够的营养,可应用管喂饮食或全胃肠外营养。

（二）病情观察

观察咳嗽、咳痰的情况,痰液的颜色、量及性状,咳痰是否顺畅;呼吸困难的程度,能否平卧,与活动的关系,有无进行性加重;患者的营养状况、肺部体征及有无慢性呼吸衰竭、自发性气胸、慢性肺源性心脏病等并发症产生。监测动脉血气分析和水、电解质、酸碱平衡情况。

（三）氧疗的护理

呼吸困难伴低氧血症者,遵医嘱给予氧疗。一般采用鼻导管持续低流量吸氧,氧流量 $1\sim$ 2 L/min。对COPD慢性呼吸衰竭者提倡进行长期家庭氧疗（LTOT）。LTOT为持续低流量吸氧它能改变疾病的自然病程,改善生活质量。LTOT是指一昼夜吸入低浓度氧15小时以上,并持续较长时间,使 $PaO_2 \geqslant 8.0$ kPa（60 mmHg）,或 SaO_2 升至90％的一种氧疗方法。LTOT指征:① $PaO_2 \leqslant 7.3$ kPa（55 mmHg）或 $SaO_2 \leqslant 88\%$,有或没有高碳酸血症。② PaO_2 7.9～7.3 kPa（55～60 mmHg）或 $SaO_2 < 88\%$,并有肺动脉高压、心力衰竭所致的水肿或红细胞增多症（血细胞比容＞0.55）。LTOT对血流动力学、运动耐力、肺生理和精神状态均会产生有益的影响,从而提高COPD患者的生活质量和生存率。

COPD患者因长期二氧化碳潴留,主要靠缺氧刺激呼吸中枢,如果吸入高浓度的氧,反而会导致呼吸频率和幅度降低,引起二氧化碳潴留。而持续低流量吸氧维持 $PaO_2 \geqslant 7.9$ kPa（60 mmHg）,既能改善组织缺氧,也可防止因缺氧状态解除而抑制呼吸中枢。护理人员应密切注意患者吸氧后的变化,如观察患者的意识状态、呼吸的频率及幅度、有无窒息或呼吸停止和动脉血气复查结果。氧疗有效指标:患者呼吸困难减轻、呼吸频率减慢、发绀减轻、心率减慢、活动耐力增加。

（四）用药护理

1.稳定期治疗用药

（1）支气管舒张药:短期应用以缓解症状,长期规律应用预防和减轻症状。常选用 β_2 肾上腺素受体激动剂、抗胆碱药、氨茶碱或其缓（控）释片。

（2）祛痰药:对痰不易咳出者可选用盐酸氨溴索或羧甲司坦。

2.急性加重期的治疗用药

使用支气管舒张药及对低氧血症者进行吸氧外,应根据病原菌类型及药物敏感情况合理选用抗生素治疗。如给予 β-内酰胺类/β-内酰胺酶抑制剂;第二代头孢菌素、大环内酯类或喹诺酮类。如出现持续气道阻塞,可使用糖皮质激素。

3.遵医嘱用药

遵医嘱应用抗生素,支气管舒张药,祛痰药物,注意观察疗效及不良反应。

（五）呼吸功能锻炼

COPD患者需要增加呼吸频率来代偿呼吸困难,这种代偿多数是依赖于辅助呼吸肌参与呼吸,即胸式呼吸,而非腹式呼吸。然而胸式呼吸的有效性要低于腹式呼吸,患者容易疲劳。因此,护理人员应指导患者进行缩唇呼气、腹式呼吸、膈肌起搏(体外膈神经电刺激)、吸气阻力器等呼吸锻炼,以加强胸、膈呼吸肌肌力和耐力,改善呼吸功能。

1.缩唇呼吸

缩唇呼吸的技巧是通过缩唇形成的微弱阻力来延长呼气时间,增加气道压力,延缓气道塌陷。患者闭嘴经鼻吸气,然后通过缩唇(吹口哨样)缓慢呼气,同时收缩腹部。吸气与呼气时间比为1:2或1:3。缩唇大小程度与呼气流量,以能使距口唇15～20 cm处,与口唇等高点水平的蜡烛火焰随气流倾斜又不至于熄灭为宜。

2.膈式或腹式呼吸

患者可取立位、平卧位或半卧位,两手分别放于前胸部和上腹部。用鼻缓慢吸气时,膈肌最大程度下降,腹肌松弛,腹部凸出,手感到腹部向上抬起。呼气时用口呼出,腹肌收缩,膈肌松弛,膈肌随腹腔内压增加而上抬,推动肺部气体排出,手感到腹部下降。

另外,可以在腹部放置小枕头、杂志或书锻炼腹式呼吸。如果吸气时,物体上升,证明是腹式呼吸。缩唇呼吸和腹式呼吸每天训练3～4次,每次重复8～10次。腹式呼吸需要增加能量消耗,因此指导患者只能在疾病恢复期如出院前进行训练。

（六）心理护理

COPD患者因长期患病,社会活动减少、经济收入降低等方面发生的变化,容易形成焦虑和压抑的心理状态,失去自信,躲避生活。也可由于经济原因,患者可能无法按医嘱常规使用某些药物,只能在病情加重时应用。医护人员应详细了解患者及其家庭对疾病的态度,关心体贴患者,了解患者心理、性格、生活方式等方面发生的变化,与患者和家属共同制订和实施康复计划,定期进行呼吸肌功能锻炼、合理用药等,减轻症状,增强患者战胜疾病的信心;对表现焦虑的患者,教会患者缓解焦虑的方法,如听轻音乐、下棋、做游戏等娱乐活动,以分散注意力,减轻焦虑。

（七）健康指导

1.疾病知识指导

使患者了解COPD的相关知识,识别和消除使疾病恶化的因素,戒烟是预防COPD的重要且简单易行的措施,应劝导患者戒烟;避免粉尘和刺激性气体的吸入;避免和呼吸道感染患者接触,在呼吸道传染病流行期间,尽量避免去人群密集的公共场所。指导患者要根据气候变化,及时增减衣物,避免受凉感冒。学会识别感染或病情加重的早期症状,尽早就医。

2.康复锻炼

使患者理解康复锻炼的意义,充分发挥患者进行康复的主观能动性,制订个体化的锻炼计划,选择空气新鲜、安静的环境,进行步行、慢跑、气功等体育锻炼。在潮湿、大风、严寒气候时,避免室外活动。教会患者和家属依据呼吸困难与活动之间的关系,判断呼吸困难的严重程度,以便合理的安排工作和生活。

3.家庭氧疗

对实施家庭氧疗的患者,护理人员应指导患者和家属做到以下几点。

(1)了解氧疗的目的、必要性及注意事项;注意安全,供氧装置周围严禁烟火,防止氧气燃烧爆炸;吸氧鼻导管需每天更换,以防堵塞,防止感染;氧疗装置定期更换、清洁、消毒。

（2）告诉患者和家属宜采取低流量（氧流量 1～2 L/min 或氧浓度 25％～29％）吸氧，且每天吸氧的时间不宜少于 10 小时，因夜间睡眠时，部分患者低氧血症更为明显，故夜间吸氧不宜间断；监测氧流量，防止随意调高氧流量。

4.心理指导

引导患者适应慢性病并以积极的心态对待疾病，培养生活乐趣，如听音乐、培养养花种草等爱好，以分散注意力，减少孤独感，缓解焦虑、紧张的精神状态。

五、护理评价

氧分压和二氧化碳分压维持在正常范围内；能坚持药物治疗；能演示缩唇呼吸和腹式呼吸技术；呼吸困难发作时能采取正确体位，使用节能法；清除过多痰液，保持呼吸道通畅；使用控制咳嗽方法；增加体液摄入；减少症状恶化；根据身高和年龄维持正常体重；减少急诊就诊和入院的次数。

（张　红）

第四节　支气管扩张

支气管扩张是指直径大于 2 mm 的支气管由于管壁的肌肉和弹性组织破坏引起的慢性异常扩张。临床特点为慢性咳嗽、咳大量脓性痰和/或反复咯血。患者常有童年麻疹、百日咳或支气管肺炎等病史。随着人民生活条件的改善，麻疹、百日咳疫苗的预防接种，以及抗生素的应用，本病发病率已明显降低。

一、病因及发病机制

（一）支气管-肺组织感染和支气管阻塞

它是支气管扩张的主要病因。感染和阻塞症状相互影响，促使支气管扩张的发生和发展。其中婴幼儿期支气管-肺组织感染是最常见的病因，如婴幼儿麻疹、百日咳、支气管肺炎等。

由于儿童支气管较细，易阻塞，且管壁薄弱，反复感染破坏支气管壁各层结构，尤其是平滑肌和弹性纤维的破坏削弱了对管壁的支撑作用。支气管炎使支气管黏膜充血、水肿、分泌物阻塞管腔，导致引流不畅而加重感染。支气管内膜结核、肿瘤、异物引起管腔狭窄、阻塞，也是导致支气管扩张的原因之一。由于左下叶支气管细长，且受心脏血管压迫引流不畅，容易发生感染，故支气管扩张左下叶比右下叶多见。肺结核引起的支气管扩张多发生在上叶。

（二）支气管先天性发育缺陷和遗传因素

此类支气管扩张较少见，如巨大气管-支气管症、Kartagener 综合征（支气管扩张、鼻窦炎和内脏转位）、肺囊性纤维化、先天性丙种球蛋白缺乏症等。

（三）全身性疾病

目前已发现类风湿关节炎、Crohn 病、溃疡性结肠炎、系统性红斑狼疮、支气管哮喘等疾病可同时伴有支气管扩张；有些不明原因的支气管扩张患者，其体液免疫和/或细胞免疫功能有不同程度的异常，提示支气管扩张可能与机体免疫功能失调有关。

二、临床表现

(一)症状

1.慢性咳嗽、大量脓痰

痰量与体位变化有关。晨起或夜间卧床改变体位时,咳嗽加剧、痰量增多。痰量多少可估计病情严重程度。感染急性发作时,痰量明显增多,每天可达数百毫升,外观呈黄绿色脓性痰,痰液静置后出现分层的特征:上层为泡沫;中层为脓性黏液;下层为坏死组织沉淀物。合并厌氧菌感染时痰有臭味。

2.反复咯血

50%~70%的患者有程度不等的反复咯血,咯血量与病情严重程度和病变范围不完全一致。大量咯血最主要的危险是窒息,应紧急处理。部分发生于上叶的支气管扩张,引流较好,痰量不多或无痰,以反复咯血为唯一症状,称为"干性支气管扩张"。

3.反复肺部感染

其特点是同一肺段反复发生肺炎并迁延不愈。

4.慢性感染中毒症状

反复感染者可出现发热、乏力、食欲减退、消瘦、贫血等,儿童可影响发育。

(二)体征

早期或干性支气管扩张多无明显体征,病变重或继发感染时在下胸部、背部常可闻及局限性、固定性湿啰音,有时可闻及哮鸣音;部分慢性患者伴有杵状指(趾)。

三、辅助检查

(一)胸部 X 线检查

早期无异常或仅见患侧肺纹理增多、增粗现象。典型表现是轨道征和卷发样阴影,感染时阴影内出现液平面。

(二)胸部 CT 检查

管壁增厚的柱状扩张或成串成簇的囊状改变。

(三)纤维支气管镜检查

有助于发现患者出血的部位,鉴别腔内异物、肿瘤或其他支气管阻塞原因。

四、诊断要点

根据患者有慢性咳嗽、大量脓痰、反复咯血的典型临床特征,以及肺部闻及固定而局限性的湿啰音,结合儿童时期有诱发支气管扩张的呼吸道病史,一般可做出初步临床诊断。胸部影像学检查和纤维支气管镜检查可进一步明确诊断。

五、治疗要点

治疗原则是保持呼吸道引流通畅,控制感染,处理咯血,必要时手术治疗。

(一)保持呼吸道通畅

1.药物治疗

祛痰药及支气管舒张药具有稀释痰液、促进排痰作用。

2.体位引流

对痰多且黏稠者作用尤其重要。

3.经纤维支气管镜吸痰

若体位引流排痰效果不理想,可经纤维支气管镜吸痰及生理盐水冲洗痰液,也可局部注入抗生素。

(二)控制感染

它是支气管扩张急性感染期的主要治疗措施。应根据症状、体征、痰液性状,必要时参考细菌培养及药物敏感试验结果选用抗生素。

(三)手术治疗

对反复呼吸道急性感染或大咯血,病变局限在一叶或一侧肺组织,经药物治疗无效,全身状况良好的患者,可考虑手术切除病变肺段或肺叶。

六、常用护理诊断

(一)清理呼吸道无效

咳嗽、大量脓痰、肺部湿啰音与痰液黏稠和无效咳嗽有关。

(二)有窒息的危险

有窒息的危险与痰多、痰液黏稠或大咯血造成气道阻塞有关。

(三)营养失调

乏力、消瘦、贫血、发育迟缓与反复感染导致机体消耗增加以及患者食欲缺乏、营养物质摄入不足有关。

(四)恐惧

精神紧张、面色苍白、出冷汗与突然或反复大咯血有关。

七、护理措施

(一)一般护理

1.休息与环境

急性感染或咯血时应卧床休息,大咯血患者需绝对卧床,取患侧卧位。病室内保持空气流通,维持适宜的温、湿度,注意保暖。

2.饮食护理

提供高热量、高蛋白、高维生素饮食,发热患者给予高热量流质或半流质饮食,避免冰冷、油腻、辛辣食物诱发咳嗽。鼓励患者多饮水,每天 1 500 mL 以上,以稀释痰液。指导患者在咳痰后及进食前后用清水或漱口液漱口,保持口腔清洁,促进食欲。

(二)病情观察

观察痰液量、颜色、性质、气味和与体位的关系,记录 24 小时痰液排出量;定期测量生命体征,记录咯血量,观察咯血的颜色、性质及量;病情严重者需观察有无窒息前症状,发现窒息先兆,立即向汇报并配合处理。

(三)对症护理

1.促进排痰

(1)指导有效咳嗽和正确的排痰方法。

(2)采取体位引流者需依据病变部位选择引流体位,使病肺居上,引流支气管开口向下,利于痰液流出。一般于饭前 1 小时进行。引流时可配合胸部叩击，提高引流效果。

（3）必要时遵医嘱选用祛痰剂或 β_2 受体激动剂喷雾吸入，扩张支气管、促进排痰。

2.预防窒息

（1）痰液排除困难者，鼓励多饮水或雾化吸入，协助患者翻身、拍背或体位引流，以促进痰液排除，减少窒息发生的危险。

（2）密切观察患者的表情、神志、生命体征，观察并记录痰液的颜色、量与性质，及时发现和判断患者有无发生窒息的可能。如患者突然出现烦躁不安、神志不清，面色苍白或发绀、出冷汗、呼吸急促、咽喉部明显的痰鸣音，应警惕窒息的发生，并及时通知。

（3）对意识障碍、年老体弱、咳嗽咳痰无力、咽喉部明显的痰鸣音、神志不清者、突然大量呕吐物涌出等高危患者，立即做好抢救准备，如迅速备好吸引器、气管插管或气管切开等用物，积极配合抢救工作。

（四）心理护理

病程较长，咳嗽、咳痰、咯血反复发作或逐渐加重时，患者易产生焦虑、沮丧情绪。护士应多与其交谈，讲明支气管扩张反复发作的原因及治疗进展，帮助患者树立战胜疾病的信心，缓解焦虑不安情绪。咯血时医护人员应陪伴、安慰患者，帮助情绪稳定，避免因情绪波动加重出血。

（五）健康教育

1.疾病知识指导

帮助患者及家属了解疾病发生、发展与治疗、护理过程。与其共同制订长期防治计划。宣传防治百日咳、麻疹、支气管肺炎、肺结核等呼吸道感染的重要性；及时治疗上呼吸道慢性病灶；避免受凉，预防感冒；戒烟、减少刺激性气体吸入，防止病情恶化。

2.生活指导

讲明加强营养对机体康复的作用，使患者能主动摄取必需的营养素，以增强机体抗病能力。鼓励患者参加体育锻炼，建立良好的生活习惯，劳逸结合，以维护心、肺功能状态。

3.用药指导

向患者介绍常用药物的用法和注意事项，观察疗效及不良反应。指导患者及家属学习和掌握有效咳嗽、胸部叩击、雾化吸入和体位引流的方法，以利于长期坚持，控制病情的发展；了解抗生素的作用、用法和不良反应。

4.自我监测指导

定期复查。嘱患者按医嘱服药，教患者学会观察药物的不良反应。教会患者识别病情变化的征象，观察痰液量、颜色、性质、气味和与体位的关系，并记录 24 小时痰液排出量。如有咯血，窒息先兆，立即前往医院就诊。

（张　红）

第五节　肺　脓　肿

肺脓肿是由多种病原菌引起肺实质坏死的肺部化脓性感染。早期为肺组织的化脓性炎症，继而坏死、液化，由肉芽组织包绕形成脓肿。高热、咳嗽和咳大量脓臭痰为其临床特征。本病可见于任何年龄，青壮年男性及年老体弱有基础疾病者多见。自抗生素广泛应用以来，发病率有明显降低。

一、护理评估

(一)病因及发病机制

急性肺脓肿的主要病原体是细菌,常为上呼吸道、口腔的定植菌,包括需氧、厌氧和兼性厌氧菌。厌氧菌感染占主要地位,较重要的厌氧菌有核粒梭形杆菌、消化球菌等。常见的需氧和兼性厌氧菌为金黄色葡萄球菌、化脓链球菌(A组溶血性链球菌)、肺炎克雷伯菌和铜绿假单胞菌等。免疫力低下者,如接受化学治疗、白血病或艾滋病患者其病原菌也可为真菌。根据不同病因和感染途径,肺脓肿可分为以下三种类型。

1.吸入性肺脓肿

吸入性肺脓肿是临床上最多见的类型,病原体经口、鼻、咽吸入致病,误吸为最主要的发病原因。正常情况下,吸入物可由呼吸道迅速清除,但当由于受凉、劳累等诱因导致全身或局部免疫力下降时;在有意识障碍,如全身麻醉或气管插管、醉酒、脑血管意外时,吸入的病原菌即可致病。此外,也可由上呼吸道的慢性化脓性病灶,如扁桃体炎、鼻窦炎、牙槽脓肿等脓性分泌物经气管被吸入肺内致病。吸入性肺脓肿发病部位与解剖结构有关,常为单发性,由于右主支气管较陡直,且管径较粗大,因而右侧多发。病原体多为厌氧菌。

2.继发性肺脓肿

继发性肺脓肿可继发于:①某些肺部疾病如细菌性肺炎、支气管扩张、空洞型肺结核、支气管肺癌、支气管囊肿等感染。②支气管异物堵塞也是肺脓肿尤其是小儿肺脓肿发生的重要因素。③邻近器官的化脓性病变蔓延至肺,如食管穿孔感染、膈下脓肿、肾周围脓肿及脊柱脓肿等波及肺组织引起肺脓肿。阿米巴肝脓肿可穿破膈肌至右肺下叶,形成阿米巴肺脓肿。

3.血源性肺脓肿

因皮肤外伤感染、痈、疖、骨髓炎、静脉吸毒、感染性心内膜炎等肺外感染病灶的细菌或脓毒性栓子经血行播散至肺部引起小血管栓塞,产生化脓性炎症、组织坏死导致肺脓肿。金黄色葡萄球菌、表皮葡萄球菌及链球菌为常见致病菌。

(二)病理

肺脓肿早期为含致病菌的污染物阻塞细支气管,继而形成小血管炎性栓塞,进而致病菌繁殖引起肺组织化脓性炎症、坏死,形成肺脓肿,继而肺坏死组织液化破溃经支气管部分排出,形成有气液平的脓腔。另因病变累及部位不同,可并发支气管扩张、局限性纤维蛋白性胸膜炎、脓胸、脓气胸、支气管胸膜瘘等。急性肺脓肿经积极治疗或充分引流,脓腔缩小甚至消失,或仅剩少量纤维瘢痕。如治疗不彻底或支气管引流不畅,炎症持续存在,3个月以上称为慢性肺脓肿。

(三)健康史

多数吸入性肺脓肿患者有齿、口咽部的感染灶,故要了解患者是否有口腔、上呼吸道慢性感染病灶如龋齿、化脓性扁桃体炎、鼻窦炎、牙周溢脓等;或手术、劳累、受凉等;是否应用了大量抗生素。

(四)身体状况

1.症状

急性肺脓肿患者,起病急,寒战、高热,体温高达39～40 ℃,伴有咳嗽、咳少量黏液痰或黏液脓性痰,典型痰液呈黄绿色、脓性,有时带血。炎症累及胸膜可引起胸痛。伴精神不振、全身乏力、食欲减退等全身毒性症状。如感染未能及时控制,于发病后 10～14 天可突然咳出大量脓臭痰及坏死组织,痰量可达300～500 mL/d,痰静置后分三层。厌氧菌感染时痰带腥臭味。一般在咳出大量脓痰后,体温明显下降,全身毒性症状随之减轻。约 1/3 患者有不同程度的咯血,偶有中、大量咯血而突然窒息死亡者。部分患者发病缓慢,仅有一般的呼吸道感染症状。血源性肺脓肿多先有原发病灶引起的畏寒、高热等全身脓毒血症的表现,经数天或数周后出现咳嗽、咳痰,痰量不多,极少咯血。慢性肺脓肿患者除咳嗽、咳脓痰、不规则发热、咯血外,还有贫血、消瘦等慢性消耗症状。

2.体征

肺部体征与肺脓肿的大小、部位有关。早期病变较小或位于肺深部,多无阳性体征;病变发展较大时可出现肺实变体征,有时可闻及异常支气管呼吸音;病变累及胸膜时,可闻及胸膜摩擦音或胸腔积液体征。慢性肺脓肿常有杵状指(趾)、消瘦、贫血等。血源性肺脓肿多无阳性体征。

(五)实验室及其他检查

1.实验室检查

急性肺脓肿患者血常规白细胞计数明显增高,中性粒细胞在 90% 以上,多有核左移和中毒颗粒。慢性肺脓肿血白细胞可稍升高或正常,红细胞和血红蛋白减少。血源性肺脓肿患者的血培养可发现致病菌。并发脓胸时,可做胸腔脓液培养及药物敏感试验。

2.痰细菌学检查

气道深部痰标本细菌培养可有厌氧菌和/或需氧菌存在。血培养有助于确定病原体和选择有效的抗生素。

3.影像学检查

X 线胸片早期可见肺部炎性阴影,肺脓肿形成后,脓液排出,脓腔出现圆形透亮区和气液平面,四周有浓密炎症浸润。炎症吸收后遗留有纤维条索状阴影。慢性肺脓肿呈厚壁空洞,周围有纤维组织增生及邻近胸膜增厚。CT 能更准确定位及发现体积较小的脓肿。

4.纤维支气管镜检查

纤维支气管镜检查有助于明确病因、病原学诊断及治疗。

(六)心理-社会评估

部分肺脓肿患者起病多急骤,畏寒、高热伴全身中毒症状明显,厌氧菌感染时痰有腥臭味等,使患者及家属常深感不安。患者会表现出忧虑、悲观、抑郁和恐惧。

二、主要护理诊断及医护合作性问题

(一)体温过高

体温过高与肺组织炎症性坏死有关。

(二)清理呼吸道无效

清理呼吸道无效与脓痰聚积有关。

(三)营养失调,低于机体需要量

营养失调,低于机体需要量与肺部感染导致机体消耗增加有关。

(四)气体交换受损

气体交换受损与气道内痰液积聚、肺部感染有关。

(五)潜在并发症

咯血、窒息、脓气胸、支气管胸膜瘘。

三、护理目标

体温降至正常,营养改善,呼吸系统症状减轻或消失,未发生并发症。

四、护理措施

(一)一般护理

保持室内空气流通、适宜温湿度、阳光充足。晨起、饭后、体位引流后及睡前协助患者漱口,做好口腔护理。鼓励患者多饮水,进食高热量、高蛋白、高维生素等营养丰富的食物。

(二)病情观察

观察痰的颜色、性状、气味和静置后是否分层。准确记录 24 小时排痰量。当大量痰液排出时,要注意观察患者咳痰是否顺畅,咳嗽是否有力,避免脓痰引起窒息;当痰液减少时,要观察患者中毒症状是否好转,若中毒症状严重,提示痰液引流不畅,做好脓液引流的护理,以保持呼吸道通畅。若发现血痰,应及时报告医师,咯血量较多时,应严密观察体温、脉搏、呼吸、血压以及神志的变化,准备好抢救药品和用品,嘱患者患侧卧位,头偏向一侧,警惕大咯血或窒息的突然发生。

(三)用药及体位引流护理

肺脓肿治疗原则是抗生素治疗和痰液引流。

1.抗生素治疗

吸入性肺脓肿一般选用青霉素,对青霉素过敏或不敏感者可用林可霉素、克林霉素或甲硝唑等药物。开始给药采用静脉滴注,体温通常在治疗后 3~10 天降至正常,然后改为肌内注射或口服。如抗生素有效,宜持续 8~12 周,直至胸片上空洞和炎症完全消失,或仅有少量稳定的残留纤维化。若疗效不佳,要注意根据细菌培养和药物敏感试验结果选用有效抗生素。遵医嘱使用抗生素、祛痰药、支气管扩张剂等药物,注意观察疗效及不良反应。

2.痰液引流

痰液引流可缩短病程,提高疗效。无大咯血、中毒症状轻者可进行体位引流排痰,每天2~3 次,每次 10~15 分钟。痰黏稠者可用祛痰药、支气管舒张药或生理盐水雾化吸入以利脓液引流。有条件应尽早应用纤维支气管镜冲洗及吸引治疗,脓腔内还可注入抗生素,加强局部治疗。

3.手术治疗

内科积极治疗 3 个月以上效果不好,或有并发症可考虑手术治疗。

(四)心理护理

向患者及家属及时介绍病情,解释各种症状和不适的原因,说明各项诊疗、护理操作目的、操作程序和配合要点。由于疾病带来口腔脓臭气味使患者害怕与人接近,在帮助患者口腔护理的同时消除患者的紧张心理。主动关心和询问患者的需要,使患者增加治疗的依从性和信心,指导患者正确对待本病,使其勇于说出内心感受,并积极进行疏导。教育患者家属配合医护人员做好患者的心理指导,使患者树立治愈疾病的信心,以促进疾病早日康复。

(五)健康指导

1.疾病知识指导

指导患者及家属了解肺脓肿发生、发展、治疗和有效预防方面的知识。积极治疗肺炎、皮肤疖、痈或肺外化脓性等原发病灶。教会患者练习深呼吸,鼓励患者咳嗽并采取有效的咳嗽方式进行排痰,保持呼吸道的通畅,促进病变的愈合。对重症患者做好监护,教育家属及时发现病情变化,并及时向医师报告。

2.生活指导

指导患者生活要有规律,注意休息,劳逸结合,应增加营养物质的摄入。提倡健康的生活方式,重视口腔护理,在晨起、饭后、体位引流后、晚睡前要漱口、刷牙,防止污染分泌物误吸入下呼吸道。鼓励平日多饮水,戒烟、酒。保持环境整洁、舒适,维持适宜的室温与湿度,注意保暖,避免受凉。

3.用药指导

抗生素治疗非常重要,但需要时间较长,为防止病情反复,应遵从治疗计划。指导患者及家属根据医嘱服药,向患者讲解抗生素等药物的用药疗程、方法、不良反应,发现异常及时向医师报告。

4.加强易感人群护理

对意识障碍、慢性病、长期卧床者,应注意指导家属协助患者经常变换体位、翻身、拍背促进痰液排出,疑有异物吸入时要及时清除。有感染征象时应及时就诊。

五、护理评价

患者体温平稳,呼吸系统症状消失,营养改善,无并发症发生或发生后及时得到处理。

(张　红)

第六节　急性呼吸窘迫综合征

急性呼吸窘迫综合征(acute respiratory distress syndrome,ARDS)是指严重感染、创伤、休克等非心源性疾病过程中,肺毛细血管内皮细胞和肺泡上皮细胞损伤造成弥漫性肺间质及肺泡水肿,导致的急性低氧性呼吸功能不全或衰竭,属于急性肺损伤(acute lung injury,ALI)的严重阶段。以肺容积减少、肺顺应性降低、严重的通气/血流比例失调为病理生理特征。临床上表现为进行性低氧血症和呼吸窘迫,肺部影像学表现为非均一性的渗出性病变。本病起病急、进展快、病死率高。

ALI 和 ARDS 是同一疾病过程中的两个不同阶段,ALI 代表早期和病情相对较轻的阶段,而 ARDS 代表后期病情较为严重的阶段。发生 ARDS 时患者必然经历过 ALI,但并非所有的 ALI 都要发展为 ARDS。引起 ALI 和 ARDS 的原因和危险因素很多,根据肺部直接和间接损伤对危险因素进行分类,可分为肺内因素和肺外因素。

肺内因素是指致病因素对肺的直接损伤,包括:①化学性因素,如吸入毒气、烟尘、胃内容物及氧中毒等。②物理性因素,如肺挫伤、放射性损伤等。③生物性因素,如重症肺炎。

肺外因素是指致病因素通过神经体液因素间接引起肺损伤,包括严重休克、感染中毒症、严重非胸部创伤、大面积烧伤、大量输血、急性胰腺炎、药物或麻醉品中毒等。ALI 和 ARDS 的发生机制非常复杂,目前尚不完全清楚。多数学者认为,ALI 和 ARDS 是由多种炎性细胞、细胞因子和炎性介质共同参与引起的广泛肺毛细血管急性炎症性损伤过程。

一、临床特点

ARDS 的临床表现可以有很大差别,取决于潜在疾病和受累器官的数目和类型。

(一)症状体征

(1)发病迅速:ARDS 多发病迅速,通常在发病因素攻击(如严重创伤、休克、败血症、误吸)后12～48 小时发病,偶尔有长达 5 天者。

(2)呼吸窘迫:是 ARDS 最常见的症状,主要表现为气急和呼吸频率增快,呼吸频率大多在25～50 次/分。其严重程度与基础呼吸频率和肺损伤的严重程度有关。

(3)咳嗽、咳痰、烦躁和神志变化:ARDS 可有不同程度的咳嗽、咳痰,可咳出典型的血水样痰,可出现烦躁、神志恍惚。

(4)发绀:是未经治疗 ARDS 的常见体征。

(5)ARDS 患者也常出现呼吸类型的改变,主要为呼吸浅快或潮气量的变化。病变越严重,这一改变越明显,甚至伴有吸气时鼻翼翕动及三凹征。在早期自主呼吸能力强时,常表现为深快呼吸,当呼吸肌疲劳后,则表现为浅快呼吸。

(6)早期可无异常体征,或仅有少许湿啰音;后期多有水疱音,也可出现管状呼吸音。

(二)影像学表现

1.X 线胸片检查

早期病变以间质性为主,胸部 X 线片常无明显异常或仅见血管纹理增多,边缘模糊,双肺散在分布的小斑片状阴影。随着病情进展,上述的斑片状阴影进一步扩展,融合成大片状,或两肺均匀一致增加的毛玻璃样改变,伴有支气管充气征,心脏边缘不清或消失,称为"白肺"。

2.胸部 CT 检查

与 X 线胸片相比,胸部 CT 尤其是高分辨 CT(HRCT)可更为清晰地显示出肺部病变分布、范围和形态,为早期诊断提供帮助。由于肺毛细血管膜通透性一致性增高,引起血管内液体渗出,两肺斑片状阴影呈现重力依赖性现象,还可出现变换体位后的重力依赖性变化。在 CT 上表现为病变分布不均匀:①非重力依赖区(仰卧时主要在前胸部)正常或接近正常。②前部和中间区域呈毛玻璃样阴影。③重力依赖区呈现实变影。这些提示肺实质的实变出现在受重力影响最明显的区域。无肺泡毛细血管膜损伤时,两肺斑片状阴影均匀分布,既不出现重力依赖现象,也无变换体位后的重力依赖性变化。这一特点有助于与感染性疾病鉴别。

(三)实验室检查

1.动脉血气分析

$PaO_2 < 8.0$ kPa(60 mmHg),有进行性下降趋势,在早期 $PaCO_2$ 多不升高,甚至可因过度通气而低于正常;早期多为单纯呼吸性碱中毒;随病情进展可合并代谢性酸中毒,晚期可出现呼吸性酸中毒。氧合指数较动脉氧分压更能反映吸氧时呼吸功能的障碍,而且与肺内分流量有良好的相关性,计算简便。氧合指数参照范围为 53.2～66.5 kPa(400～500 mmHg),在 ALI 时≤40.0 kPa(300 mmHg),ARDS 时≤26.7 kPa(200 mmHg)。

2.血流动力学监测

通过漂浮导管,可同时测定并计算肺动脉压(PAP)、肺动脉楔压(PAWP)等,不仅对诊断、鉴别诊断有价值,而且对机械通气治疗也为重要的监测指标。肺动脉楔压一般 <1.6 kPa

(12 mmHg),若>2.4 kPa(18 mmHg),则支持左侧心力衰竭的诊断。

3.肺功能检查

ARDS发生后呼吸力学发生明显改变,包括肺顺应性降低和气道阻力增高,肺无效腔/潮气量是不断增加的,肺无效腔/潮气量增加是早期ARDS的一种特征。

二、诊断及鉴别诊断

1999年,中华医学会呼吸病学分会制定的诊断标准如下。

(1)有ALI和/或ARDS的高危因素。

(2)急性起病、呼吸频数和/或呼吸窘迫。

(3)低氧血症:ALI时氧合指数≤40.0 kPa(300 mmHg);ARDS时氧合指数≤26.7 kPa(200 mmHg)。

(4)胸部X线检查显示两肺浸润阴影。

(5)肺动脉楔压≤2.4 kPa(18 mmHg)或临床上能除外心源性肺水肿。

符合以上5项条件者,可以诊断ALI或ARDS。必须指出,ARDS的诊断标准并不具有特异性,诊断时必须排除大片肺不张、自发性气胸、重症肺炎、急性肺栓塞和心源性肺水肿(表4-1)。

表4-1　ARDS与心源性肺水肿的鉴别

类别	ARDS	心源性肺水肿
特点	高渗透性	高静水压
病史	创伤、感染等	心脏病
双肺浸润阴影	+	+
重力依赖性分布现象	+	+
发热	+	可能
白细胞计数增多	+	可能
胸腔积液	−	+
吸纯氧后分流	较高	可较高
肺动脉楔压	正常	高
肺泡液体蛋白	高	低

三、急诊处理

ARDS是呼吸系统的一个急症,必须在严密监护下进行合理治疗。治疗目标是改善肺的氧合功能,纠正缺氧,维护脏器功能和防治并发症。治疗措施如下。

(一)氧疗

应采取一切有效措施尽快提高PaO_2,纠正缺氧。可给高浓度吸氧,使$PaO_2 \geqslant 8.0$ kPa(60 mmHg)或$SaO_2 \geqslant 90\%$。轻症患者可使用面罩给氧,但多数患者需采用机械通气。

(二)去除病因

病因治疗在ARDS的防治中占有重要地位,主要是针对涉及的基础疾病。感染是ALI和ARDS常见原因也是首位高危因素,而ALI和ARDS又易并发感染。如果ARDS的基础疾病是脓毒症,除了清除感染灶外,还应选择敏感抗生素,同时收集痰液或血液标本分离培养病原菌和进行药敏试验,指导下一步抗生素的选择。一旦建立人工气道并进行机械通气,即应给予广谱抗生素,以预防呼吸道感染。

(三)机械通气

机械通气是最重要的支持手段。如果没有机械通气,许多 ARDS 患者会因呼吸衰竭在数小时至数天内死亡。机械通气的指征目前尚无统一标准,多数学者认为一旦诊断为 ARDS,就应进行机械通气。在 ALI 阶段可试用无创正压通气,使用无创机械通气治疗时应严密监测患者的生命体征及治疗反应。神志不清、休克、气道自洁能力障碍的 ALI 和 ARDS 患者不宜应用无创机械通气。如无创机械通气治疗无效或病情继续加重,应尽快建立人工气道,行有创机械通气。

为了防止肺泡萎陷,保持肺泡开放,改善氧合功能,避免机械通气所致的肺损伤,目前常采用肺保护性通气策略,主要措施包括以下两方面。

1.呼气末正压

适当加用呼气末正压可使呼气末肺泡内压增大,肺泡保持开放状态,从而达到防止肺泡萎陷,减轻肺泡水肿,改善氧合功能和提高肺顺应性的目的。应用呼气末正压应首先保证有效循环血容量足够,以免因胸内正压增加而降低心排血量,而减少实际的组织氧运输;呼气末正压先从低水平 $0.29\sim0.49$ kPa($3\sim5$ cmH$_2$O)开始,逐渐增加,直到 PaO$_2$>8.0 kPa(60 mmHg)、SaO$_2$>90%时的呼气末正压水平,一般呼气末正压水平为 $0.49\sim1.76$ kPa($5\sim18$ cmH$_2$O)。

2.小潮气量通气和允许性高碳酸血症

ARDS 患者采用小潮气量($6\sim8$ mL/kg)通气,使吸气平台压控制在 $2.94\sim34.3$ kPa($30\sim35$ cmH$_2$O),可有效防止因肺泡过度充气而引起的肺损伤。为保证小潮气量通气的进行,可允许一定程度的 CO$_2$ 潴留[PaCO$_2$ 一般不宜高于 13.3 kPa(100 mmHg)]和呼吸性酸中毒(pH $7.25\sim7.30$)。

(四)控制液体入量

在维持血压稳定的前提下,适当限制液体入量,配合利尿药,使出入量保持轻度负平衡(每天 500 mL 左右),使肺脏处于相对"干燥"状态,有利于肺水肿的消除。液体管理的目标是在最低($0.7\sim1.1$ kPa 或$5\sim8$ mmHg)的肺动脉楔压下维持足够的心排血量及氧运输量。在早期可给予高渗晶体液,一般不推荐使用胶体液。存在低蛋白血症的 ARDS 患者,可通过补充清蛋白等胶体溶液和应用利尿药,有助于实现液体负平衡,并改善氧合。若限液后血压偏低,可使用多巴胺和多巴酚丁胺等血管活性药物。

(五)加强营养支持

营养支持的目的在于不但纠正现有的患者的营养不良,还应预防患者营养不良的恶化。营养支持可经胃肠道或胃肠外途径实施。如有可能应尽早经胃肠补充部分营养,不但可以减少补液量,而且可获得经胃肠营养的有益效果。

(六)加强护理、防治并发症

有条件时应在 ICU 中动态监测患者的呼吸、心律、血压、尿量及动脉血气分析等,及时纠正酸碱失衡和电解质紊乱。注意预防呼吸机相关性肺炎的发生,尽量缩短疗程和机械通气时间,加强物理治疗,包括体位、翻身、拍背、排痰和气道湿化等。积极防治应激性溃疡和多器官功能障碍综合征。

(七)其他治疗

糖皮质激素、肺泡表面活性物质替代治疗、吸入一氧化氮在 ALI 和 ARDS 的治疗中可能有一定价值,但疗效尚不肯定。不推荐常规应用糖皮质激素预防和治疗 ARDS。糖皮质激素既不能预防 ARDS 的发生,对早期 ARDS 也没有治疗作用。ARDS 发病＞14 天应用糖皮质激素会明显增加病死率。感染性休克并发 ARDS 的患者,如合并肾上腺皮质功能不全,可考虑应用替代剂量的糖皮质激素。肺表面活性物质,有助于改善氧合,但是还不能将其作为 ARDS 的常规治疗手段。

四、急救护理

在救治 ARDS 过程中,精心护理是抢救成功的重要环节。护士应做到及早发现病情,迅速协助采取有力的抢救措施。密切观察患者生命体征,做好各项记录,准确完成各种治疗,备齐抢救器械和药品,防止机械通气和气管切开的并发症。

(一)护理目标

(1)及早发现 ARDS 的迹象,及早有效地协助抢救。维持生命体征稳定,挽救患者生命。

(2)做好人工气道的管理,维持患者最佳气体交换,改善低氧血症,减少机械通气并发症。

(3)采取俯卧位通气护理,缓解肺部压迫,改善心脏的灌注。

(4)积极预防感染等各种并发症,提高救治成功率。

(5)加强基础护理,增加患者舒适感。

(6)减轻患者心理不适,使其合作、平静。

(二)护理措施

1.及早发现病情变化

ARDS 通常在疾病或严重损伤的最初 24～48 小时后发生。首先出现呼吸困难,通常呼吸浅快。吸气时可存在肋间隙和胸骨上窝凹陷。皮肤可出现发绀和斑纹,吸氧不能使之改善。

护士发现上述情况要高度警惕,及时报告,进行动脉血气和胸部 X 线等相关检查。一旦诊断考虑 ARDS,立即积极治疗。若没有机械通气的相应措施,应尽早转至有条件的医院。患者转运过程中应有专职和护士陪同,并准备必要的抢救设备,氧气必不可少。若有指征行机械通气治疗,可以先行气管插管后转运。

2.生命体征护理

迅速连接监测仪,密切监护心率、心律、血压等生命体征,尤其是呼吸的频率、节律、深度及血氧饱和度等。观察患者意识、发绀情况、末梢温度等。注意有无呕血、黑粪等消化道出血的表现。

3.氧疗和机械通气的护理

治疗 ARDS 最紧迫问题在于纠正顽固性低氧,改善呼吸困难,为治疗基础疾病赢得时间。需要对患者实施氧疗甚至机械通气。

(1)严密监测患者呼吸情况及缺氧症状。若单纯面罩吸氧不能维持满意的血氧饱和度,应予辅助通气。首先可尝试采用经面罩持续气道正压吸氧等无创通气,但大多需要机械通气吸入氧气。遵医嘱给予高浓度氧气吸入或使用呼气末正压呼吸(positive end expiratory pressure,PEEP)并根据动脉血气分析值的变化调节氧浓度。

(2)使用 PEEP 时应严密观察,防止患者出现气压伤。PEEP 是在呼气终末时给予气道以一恒定正压使之不能回复到大气压的水平。可以增加肺泡内压和功能残气量改善氧合,防止呼气使肺泡萎陷,增加气体分布和交换,减少肺内分流,从而提高 PaO_2。由于 PEEP 使胸膜腔内压升高,静脉回流受阻,致心搏减少,血压下降,严重时可引起循环衰竭,另外正压过高,肺泡过度膨胀、破裂有导致气胸的危险。所以在监护过程中,注意 PEEP 观察有无心率增快、突然胸痛、呼吸困难加重等相关症状,发现异常立即调节 PEEP 压力并报告处理。

(3)帮助患者采取有利于呼吸的体位,如端坐位或高枕卧位,人工气道的管理有以下几方面。①妥善固定气管插管,观察气道是否通畅,定时对比听诊双肺呼吸音。经口插管者要固定好牙垫,防止阻塞气道。每班检查并记录导管刻度,观察有无脱出或误入一侧主支气管。套管固定松紧适宜,以能放入一指为准。②气囊充气适量。充气过少易产生漏气,充气过多可压迫气管黏膜导致气管食管瘘,可以采用最小漏气技术,用来减少并发症发生。方法:用 10 mL 注射器将气体缓慢注入,直至在喉及气管部位听不到漏气声,向外抽出气体每次 0.25～0.5 mL,至吸气压力到达峰值时出现少量漏气为止,再注入 0.25～0.5 mL 气体,此时气囊容积为最小封闭容积,气囊压力为最小封闭压力,记录注气量。观察呼吸机上气道峰压是否下降及患者能否发音说话,长期机械通气患者要观察气囊有无破损、漏气现象。③保持气道通畅。严格无菌操作,按需适时吸痰。过多反复抽吸会刺激黏膜,使分泌物增加。先吸气道再吸口、鼻腔,吸痰前给予充分气道湿化、翻身叩背、吸纯氧 3 分钟,吸痰管最大外径不超过气管导管内径的 1/2,迅速插吸痰管至气管插管,感到阻力后撤回吸痰管 1～2 cm,打开负压边后退边旋转吸痰管,吸痰时间不应超过 15 秒。吸痰后密切观察痰液的颜色、性状、量及患者心率、心律、血压和血氧饱和度的变化,一旦出现心律失常和呼吸窘迫,立即停止吸痰,给予吸氧。④用加温湿化器对吸入气体进行湿化,根据病情需要加入盐酸氨溴索、异丙托溴铵等,每天3次雾化吸入。湿化满意标准为痰液稀薄、无泡沫、不附壁能顺利吸出。⑤呼吸机使用过程中注意电源插头要牢固,不要与其他仪器共用一个插座;机器外部要保持清洁,上端不可放置液体;开机使用期间定时倒掉管道及集水瓶内的积水,集水瓶安装要牢固;定时检查管道是否漏气、有无打折、压缩机工作是否正常。

4.维持有效循环,维持出入液量轻度负平衡。

循环支持治疗的目的是恢复和提供充分的全身灌注,保证组织的灌流和氧供,促进受损组织的恢复。在能保持酸碱平衡和肾功能前提下达到最低水平的血管内容量。①护士应迅速帮助完成该治疗目标。选择大血管,建立 2 个以上的静脉通道,正确补液,改善循环血容量不足。②严格记录出入量、每小时尿量。出入量管理的目标是在保证血容量、血压稳定前提下,24 小时出量大于入量 500～1 000 mL,利于肺内水肿液的消退。充分补充血容量后,护士遵医嘱给予利尿剂,消除肺水肿。观察患者对治疗的反应。

5.俯卧位通气护理

由仰卧位改变为俯卧位,可使 75% ARDS 患者的氧合改善。可能与血流重新分布,改善背侧肺泡的通气,使部分萎陷肺泡再膨胀达到"开放肺"的效果有关。随着通气/血流比例的改善进而改善了氧合。但存在血流动力学不稳定、颅内压增高、脊柱外伤、急性出血、骨科手术、近期腹部手术、妊娠等为禁忌实施俯卧位。①患者发病 24～36 小时后取俯卧位,翻身前给予纯氧吸入 3 分钟。预留足够的管路长度,注意防止气管插管过度牵拉致脱出。②为减少特殊体位给患者带来的不适,用软枕垫高头部 15°～30°角,嘱患者双手放在枕上,并在髋、膝、踝部放软枕,每1～2 小时更换 1 次软枕的位置,每 4 小时更换 1 次体位,同时考虑患者的耐受程度。③注意血压变化,因俯卧位时支撑物放置不当,可使腹压增加,下腔静脉回流受阻而引起低血压,必要时在翻身前提高吸氧浓度。④注意安全、防坠床。

6.预防感染的护理

(1)注意严格无菌操作,每天更换气管插管切口敷料,保持局部清洁干燥,预防或消除继发感染。

(2)加强口腔及皮肤护理,以防护理不当而加重呼吸道感染及发生压疮。

(3)密切观察体温变化,注意呼吸道分泌物的情况。

7.心理护理

减轻恐惧,增加心理舒适度:①评估患者的焦虑程度,指导患者学会自我调整心理状态,调控不良情绪。主动向患者介绍环境,解释治疗原则,解释机械通气、监测及呼吸机的报警系统,尽量消除患者的紧张感。②耐心向患者解释病情,对患者提出的问题要给予明确、有效和积极的信息,消除心理紧张和顾虑。③护理患者时保持冷静和耐心,表现出自信和镇静。④如果患者由于呼吸困难或人工通气不能讲话,可提供纸笔或以手势与患者交流。⑤加强巡视,了解患者的需要,帮助患者解决问题。⑥帮助并指导患者及家属应用松弛疗法、按摩等。

8.营养护理

ARDS患者处于高代谢状态,应及时补充热量和高蛋白、高脂肪营养物质。能量的摄取既应满足代谢的需要,又应避免糖类的摄取过多,蛋白摄取量一般为每天1.2~1.5 g/kg。

尽早采用肠内营养,协助患者取半卧位,充盈气囊,证实胃管在胃内后,用加温器和输液泵匀速泵入营养液。若有肠鸣音消失或胃潴留,暂停鼻饲,给予胃肠减压。一般留置5~7天后拔除,更换到对侧鼻孔,以减少鼻窦炎的发生。

(三)健康指导

在疾病的不同阶段,根据患者的文化程度做好有关知识的宣传和教育,让患者了解病情的变化过程。

(1)提供舒适安静的环境以利于患者休息,指导患者正确卧位休息,讲解由仰卧位改变为俯卧位的意义,尽可能减少特殊体位给患者带来的不适。

(2)向患者解释咳嗽、咳痰的重要性,指导患者掌握有效咳痰的方法,鼓励并协助患者咳嗽、排痰。

(3)指导患者自己观察病情变化,如有不适及时通知医护人员。

(4)嘱患者严格按医嘱用药,按时服药,不要随意增减药物剂量及种类。服药过程中,需密切观察患者用药后反应,以指导用药剂量。

(5)出院指导:指导患者出院后仍以休息为主,活动量要循序渐进,注意劳逸结合。此外,患者病后生活方式的改变需要家人的积极配合和支持,应指导患者家属给患者创造一个良好的身心休养环境。出院后1个月内来院复查1~2次,出现情况随时来院复查。

(张　红)

第七节　急性肺血栓栓塞症

肺栓塞是以各种栓子阻塞肺动脉系统为其发病原因的一组疾病或临床综合征的总称,包括肺血栓栓塞症、脂肪栓塞综合征、羊水栓塞、空气栓塞等。其中,肺血栓栓塞症占肺栓塞中的绝大多数,该病在我国绝非少见病,且发病率有逐年增高的趋势,病死率高,但临床上易漏诊或误诊,如果早期诊断和治疗得当,生存的希望甚至康复的可能性是很大的。

肺血栓栓塞症为来自静脉系统或右心的血栓阻塞肺动脉或其分支所致疾病,以肺循环和呼吸功能障碍为其主要临床和病理生理特征。引起肺血栓栓塞症的血栓主要来源于深静脉血栓形成。

急性肺血栓栓塞症造成肺动脉较广泛阻塞时,可引起肺动脉高压,至一定程度导致右心失代偿、右心扩大,出现急性肺源性心脏病。

一、病理与病理生理

引起肺血栓栓塞症的血栓可以来源于下腔静脉径路、上腔静脉径路或右心腔,其中,大部分来源于下肢深静脉,特别是从腘静脉上端到髂静脉段的下肢近端深静脉。肺血栓栓塞症栓子的大小有很大的差异,可单发或多发,一般多部位或双侧性的血栓栓塞更为常见。

(一)对循环的影响

栓子阻塞肺动脉及其分支达一定程度后,通过机械阻塞作用,加之神经体液因素和低氧所引起的肺动脉收缩,使肺循环阻力增加,肺动脉高压,继而引起右室扩大与右侧心力衰竭。右心扩大致室间隔左移,使左室功能受损,导致心排血量下降,进而可引起体循环低血压或休克;主动脉内低血压和右心房压升高,使冠状动脉灌注压下降,心肌血流减少,特别是右心室内膜下心肌处于低灌注状态。

(二)对呼吸的影响

肺动脉栓塞后不仅引起血流动力学的改变,同时还可因栓塞部位肺血流减少,肺泡无效腔量增大;肺内血流重新分布,通气/血流比例失调;神经体液因素引起支气管痉挛;肺泡表面活性物质分泌减少,肺泡萎陷,呼吸面积减小,肺顺应性下降等因素导致呼吸功能不全,出现低氧血症和低碳酸血症。

二、危险因素

肺血栓栓塞症的危险因素包括任何可以导致静脉血液淤滞、静脉系统内皮损伤和血液高凝状态的因素。原发性危险因素由遗传变异引起。继发性危险因素包括骨折、严重创伤、手术、恶性肿瘤、口服避孕药、充血性心力衰竭、心房颤动、因各种原因的制动或长期卧床、长途航空或乘车旅行和高龄等。上述危险因素可以单独存在,也可同时存在,协同作用。年龄可作为独立的危险因素,随着年龄的增长,肺血栓栓塞症的发病率逐渐增高。

三、临床特点

肺血栓栓塞症临床表现的严重程度差别很大,可以从无症状到血流动力学不稳定,甚至发生猝死,主要取决于栓子的大小、多少、所致的肺栓塞范围、发作的急缓程度,以及栓塞前的心肺状况。肺血栓栓塞症的临床症状也多种多样,不同患者常有不同的症状组合,但均缺乏特异性。

(一)症状

1.呼吸困难及气促(80%～90%)

呼吸困难及气促是肺栓塞最常见的症状,呼吸频率>20 次/分,伴或不伴有发绀。呼吸困难严重程度多与栓塞面积有关,栓塞面积较小,可基本无呼吸困难,或呼吸困难发作较短暂。栓塞面积大,呼吸困难较严重,且持续时间长。

2.胸痛

其包括胸膜炎性胸痛(40%～70%)或心绞痛样胸痛(4%～12%),胸膜炎性胸痛多为钝痛,是由于栓塞部位附近的胸膜炎症所致,常与呼吸有关。心绞痛样胸痛为胸骨后疼痛,与肺动脉高压和冠状动脉供血不足有关。

3.晕厥(11%～20%)

其主要表现为突然发作的一过性意识丧失,多合并有呼吸困难和气促表现。多由于巨大栓塞所致,晕厥与脑供血不足有关;巨大栓塞可导致休克,甚至猝死。

4.烦躁不安、惊恐甚至濒死感(55%)

其主要由严重的呼吸困难和胸痛所致。当出现该症状时,往往提示栓塞面积较大,预后差。

5.咯血(11%～30%)

其常为小量咯血,大咯血少见;咯血主要反映栓塞局部肺泡出血性渗出。

6.咳嗽(20%～37%)

其多为干咳,有时可伴有少量白痰,合并肺部感染时可咳黄色脓痰。主要与炎症反应刺激呼吸道有关。

(二)体征

(1)呼吸急促(70%):是常见的体征,呼吸频率>20次/分。

(2)心动过速(30%～40%):心率>100次/分。

(3)血压变化:严重时出现低血压甚至休克。

(4)发绀(11%～16%):并不常见。

(5)发热(43%):多为低热,少数为中等程度发热。

(6)颈静脉充盈或搏动(12%)。

(7)肺部可闻及哮鸣音或细湿啰音。

(8)胸腔积液的相应体征(24%～30%)。

(9)肺动脉瓣区第二音亢进,$P_2 > A_2$,三尖瓣区收缩期杂音。

四、辅助检查

(一)动脉血气分析

其常表现为低氧血症,低碳酸血症,肺泡-动脉血氧分压差$[P_{(A-a)}O_2]$增大。部分患者的结果可以正常。

(二)心电图

大多数患者表现有非特异性的心电图异常。较为多见的表现包括V_1-V_4的T波改变和ST段异常;部分患者可出现$S_1Q_{III}T_{III}$征(即I导S波加深,III导出现Q/q波及T波倒置);其他心电图改变包括完全或不完全右束支传导阻滞、肺型P波、电轴右偏、顺钟向转位等。心电图的动态演变对于诊断具有更大意义。

(三)血浆 D-二聚体

D-二聚体是交联纤维蛋白在纤溶系统作用下产生的可溶性降解产物。对急性肺血栓栓塞有排除诊断价值。若其含量<500 μg/L,可基本除外急性肺血栓栓塞症。

（四）胸部 X 线片

胸部 X 线片多有异常表现,但缺乏特异性。可表现为:①区域性肺血管纹理变细、稀疏或消失,肺野透亮度增加。②肺野局部浸润性阴影,尖端指向肺门的楔形阴影,肺不张或膨胀不全。③右下肺动脉干增宽或伴截断征,肺动脉段膨隆以及右心室扩大征。④患侧横膈抬高。⑤少到中量胸腔积液征等。仅凭X线胸片不能确诊或排除肺栓塞,但在提供疑似肺栓塞线索和除外其他疾病方面具有重要作用。

（五）超声心动图

超声心动图是无创的能够在床旁进行的检查,为急性肺血栓栓塞症的诊断提供重要线索。不仅能够诊断和除外其他心血管疾病,而且对于严重的肺栓塞患者,可以发现肺动脉高压、右室高负荷和肺源性心脏病的征象,提示或高度怀疑肺栓塞。若在右心房或右心室发现血栓,同时患者临床表现符合肺栓塞,可以做出诊断。超声检查偶可因发现肺动脉近端的血栓而确定诊断。

（六）核素肺通气/灌注扫描（V/Q 显像）

其是肺血栓栓塞症重要的诊断方法。典型征象是呈肺段分布的肺灌注缺损,并与通气显像不匹配。但由于许多疾病可以同时影响患者的通气及血流状况,使通气灌注扫描在结果判定上较为复杂,需密切结合临床。通气/灌注显像的肺栓塞诊断分为高度可能、中度可能、低度可能及正常。如显示中度可能及低度可能,应进一步行其他检查以明确诊断。

（七）螺旋 CT 和电子束 CT 造影（CTPA）

由于电子束 CT 造影是无创的检查且方便,现指南中将其作为首选的肺栓塞诊断方法。该项检查能够发现段以上肺动脉内的栓子,是确诊肺栓塞的手段之一,但 CT 对亚段肺栓塞的诊断价值有限。直接征象为肺动脉内的低密度充盈缺损,部分或完全包在不透光的血流之间,或者呈完全充盈缺损,远端血管不显影;间接征象包括肺野楔形密度增高影,条带状的高密度区或盘状肺不张,中心肺动脉扩张及远端血管分支减少或消失等。CT 扫描还可以同时显示肺及肺外的其他胸部疾病。电子束 CT 扫描速度更快,可在很大程度上避免因心搏和呼吸的影响而产生伪影。

（八）肺动脉造影

肺动脉造影为诊断肺栓塞的金标准,是一种有创性检查,且费用昂贵。发生致命性或严重并发症的可能性分别为 0.1％和 1.5％,应严格掌握其适应证。

（九）下肢深静脉血栓形成的检查

超声技术、肢体阻抗容积图（IPG）、放射性核素静脉造影等。

五、诊断与鉴别诊断

（一）诊断

肺血栓栓塞症诊断分三个步骤,疑诊—确诊—求因。

1.根据临床情况疑诊肺血栓栓塞症

（1）对存在危险因素,特别是并存多个危险因素的患者,要有强的诊断意识。

（2）结合临床症状、体征,特别是在高危患者出现不明原因的呼吸困难、胸痛、晕厥和休克,或伴有单侧或双侧不对称性下肢肿胀、疼痛。

（3）结合心电图、X 线胸片、动脉血气分析、D-二聚体、超声心动图下肢深静脉超声。

2.对疑诊肺栓塞患者安排进一步检查以明确肺栓塞诊断

（1）核素肺通气/灌注扫描。

（2）CT 肺动脉造影（CTPA）。

（3）肺动脉造影。

3.寻找肺血栓栓塞症的成因和危险因素

只要疑诊肺血栓栓塞症，就要明确有无深静脉血栓形成，并安排相关检查尽可能发现其危险因素，并加以预防或采取有效的治疗措施。

（二）急性肺血栓栓塞症临床分型

1.大面积肺栓塞

临床上以休克和低血压为主要表现，即体循环动脉收缩压＜12.0 kPa（90 mmHg）或较基础血压下降幅度≥5.3 kPa（40 mmHg），持续 15 分钟以上。需除外新发生的心律失常、低血容量或感染中毒症等其他原因所致的血压下降。

2.非大面积肺栓塞

不符合以上大面积肺血栓栓塞症的标准，即未出现休克和低血压的肺血栓栓塞症。非大面积肺栓塞中有一部分患者属于次大面积肺栓塞，即超声心动图显示右心室运动功能减退或临床上出现右心功能不全。

（三）鉴别诊断

肺血栓栓塞症应与急性心梗、ARDS、肺炎、胸膜炎、支气管哮喘、自发性气胸等鉴别。

六、急诊处理

急性肺血栓栓塞症病情危重的，须积极抢救。

（一）一般治疗

（1）应密切监测呼吸、心率、血压、心电图及血气分析的变化。

（2）要求绝对卧床休息，不要过度屈曲下肢，保持大便通畅，避免用力。

（3）对症处理：有焦虑、惊恐症状的可给予适当使用镇静药；胸痛严重者可给吗啡 5～10 mg 皮下注射，昏迷、休克、呼吸衰竭者禁用。对有发热或咳嗽的给予对症治疗。

（二）呼吸循环支持

对有低氧血症者，给予吸氧，严重者可使用经鼻（面）罩无创性机械通气或经气管插管行机械通气，应避免行气管切开，以免在抗凝或溶栓过程发生不易控制的大出血。

对出现右心功能不全，心排血量下降，但血压尚正常的患者，可予多巴酚丁胺和多巴胺治疗。合并休克者给予增大剂量，或使用其他血管加压药物，如间羟胺、肾上腺素等。可根据血压调节剂量，使血压维持在 12.0/8.0 kPa（90/60 mmHg）以上。对支气管痉挛明显者，应给予氨茶碱 0.25 g 静脉滴注，必要时加地塞米松，同时积极进行溶栓、抗凝治疗。

（三）溶栓治疗

可迅速溶解血栓，恢复肺组织再灌注，改善右心功能，降低病死率。溶栓时间窗为 14 天，溶栓治疗指征：主要适用于大面积肺栓塞患者，对于次大面积肺栓塞，若无禁忌证也可以进行溶栓；对于血压和右心室运动功能均正常的患者，则不宜溶栓。

1.溶栓治疗的禁忌证

（1）绝对禁忌证：有活动性内出血，近期自发性颅内出血。

（2）相对禁忌证：2 周内的大手术、分娩、器官活检或不能以压迫止血部位的血管穿刺；2 个月内的缺血性脑卒中；10 天内的胃肠道出血；15 天内的严重创伤；1 个月内的神经外科和眼科手术;难以控制的重度高血压;近期曾行心肺复苏;血小板计数低于 100×10^9/L;妊娠;细菌性心内膜炎及出血性疾病;严重肝肾功能不全。

对于大面积肺血栓栓塞症,因其对生命的威胁性大,上述绝对禁忌证应视为相对禁忌证。

2.常用溶栓方案

(1)尿激酶 2 小时法:尿激酶 20 000 U/kg 加入 0.9％氯化钠液 100 mL 持续静脉滴注2小时。

(2)尿激酶 12 小时法:尿激酶负荷量 4 400 U/kg,加入 0.9％氯化钠液 20 mL 静脉注射10分钟,随后以 2 200 U/(kg·h)加入 0.9％氯化钠液 250 mL 持续静脉滴注 12 小时。

(3)重组组织型纤溶酶原激活剂 50 mg 加入注射用水 50 mL 持续静脉滴注 2 小时。使用尿激酶溶栓期间不可同用肝素。溶栓治疗结束后,应每 2～4 小时测定部分活化凝血活酶时间,当其水平低于正常值的1/2,即应开始规范的肝素治疗。

3.溶栓治疗的主要并发症为出血

为预防出血的发生,或发生出血时得到及时处理,用药前要充分评估出血的危险性,必要时应配血,做好输血准备。溶栓前宜留置外周静脉套管针,以方便溶栓中能够取血化验。

(四)抗凝治疗

抗凝治疗可有效地防止血栓再形成和复发,是肺栓塞和深静脉血栓的基本治疗方法。常用的抗凝药物为普通肝素、低分子肝素、华法林。

1.普通肝素

采取静脉滴注和皮下注射的方法。持续静脉泵入法:首剂负荷量 80 U/kg(或 5 000～10 000 U)静脉注射,然后以 18 U/(kg·h)持续静脉滴注。在开始治疗后的最初 24 小时内,每4～6 小时测定 APTT,根据 APTT 调整肝素剂量,尽快使 APTT 达到并维持于正常值的1.5～2.5 倍(表4-2)。

表 4-2 根据 APTT 监测结果调整静脉肝素用量的方法

APTT	初始剂量及调整剂量	下次 APTT 测定的间隔时间
测基础 APTT	初始剂量:80 U/kg 静脉注射,然后按 18 U/(kg·h)静脉滴注	4～6 小时
APTT<35 秒	于 80 U/kg 静脉注射,然后增加静脉滴注剂量 4 U/(kg·h)	6 小时
APTT 35～45 秒	于 40 U/kg 静脉注射,然后增加静脉滴注剂量 2 U/(kg·h)	6 小时
APTT 46～70 秒	无须调整剂量	6 小时
APTT 71～90 秒	减少静脉滴注剂量 2 U/(kg·h)	6 小时
APTT>90 秒	停药 1 小时,然后减少剂量 3 U/(kg·h)后恢复静脉滴注	6 小时

2.低分子肝素

采用皮下注射。应根据体重给药,每天 1～2 次。对于大多数患者不需监测 APTT 和调整剂量。

3.华法林

在肝素或低分子肝素开始应用后的第 24～48 小时加用口服抗凝剂华法林,初始剂量为3.0～5.0 mg/d。由于华法林需要数天才能发挥全部作用,因此与肝素需至少重叠应用5天,当连续2天测定的国际标准化比率(INR)达到 2.5(2.0～3.0)时,或 PT 延长至 1.5～2.5 倍时,即可停止使用肝素或低分子肝素,单独口服华法林治疗,应根据 INR 或 PT 调节华法林的剂量。在达到治疗水平前,应每天测定 INR,其后 2 周每周监测 2～3 次,以后根据 INR 的稳定情况每周监测 1 次或更少。若行长期治疗,每 4 周测定 INR 并调整华法林剂量 1 次。

(五)深静脉血栓形成的治疗

70%～90%急性肺栓塞的栓子来源于深静脉血栓形成的血栓脱落,特别是下肢深静脉尤为常见。深静脉血栓形成的治疗原则是卧床、患肢抬高、溶栓(急性期)、抗凝、抗感染及使用抗血小板聚集药等。为防止血栓脱落肺栓塞再发,可于下腔静脉安装滤器,同时抗凝。

(六)手术治疗

肺动脉血栓摘除术适用于以下几点。

(1)大面积肺栓塞,肺动脉主干或主要分支次全阻塞,不合并固定性肺动脉高压(尽可能通过血管造影确诊)。

(2)有溶栓禁忌证者。

(3)经溶栓和其他积极的内科治疗无效者。

七、急救护理

(一)基础护理

为了防止栓子的脱落,患者绝对卧床休息 2 周。如果已经确认肺栓塞的位置应取健侧卧位。避免突然改变体位,禁止搬动患者。肺栓塞栓子 86%来自下肢深静脉,而下肢深静脉血栓者 51%发生肺栓塞。因此有下肢静脉血栓者应警惕肺栓塞的发生。抬高患肢,并高于肺平面 20～30 cm。密切观察患肢的皮肤有无青紫、肿胀、发冷、麻木等感觉障碍。一经发现及时通知处理,严禁挤压、热敷、针刺、按摩患肢,防止血栓脱落,造成再次肺栓塞。指导患者进食高蛋白、高维生素、粗纤维、易消化饮食,多饮水,保持大便通畅,避免便秘、咳嗽等,以免增加腹腔压力,影响下肢静脉血液回流。

(二)维持有效呼吸

患者有低氧血症应给予高流量吸氧,5～10 L/min,以文丘里面罩或储氧面罩给氧,既能消除高流量给氧对患者鼻腔的冲击所带来的不适,又能提供高浓度的氧,注意及时根据血氧饱和度指数或血气分析结果来调整氧流量。年老体弱或痰液黏稠难以咳出患者,每天给予生理盐水 2 mL 加盐酸氨溴索 15 mg 雾化吸入 2 次,使痰液稀释,易于咳出,必要时吸痰,注意观察痰液的量、色、气味、性质。呼吸平稳后指导患者深呼吸运动,使肺早日膨胀。

(三)加强症状观察

肺栓塞临床表现多样化、无特异性,据报道典型的胸痛、咯血、呼吸困难三联征所占比例不到 1/3,而胸闷、呼吸困难、晕厥、咯血、胸痛等都可为肺栓塞首要症状。因此接诊的护士除了询问现病史外,还应了解患者的基础疾病。目前已知肺栓塞危险因素如静脉血栓、静脉炎、血液黏滞度增加、高凝状态、恶性肿瘤、术后长期静卧、长期使用皮质激素等。患者接受治疗后,注意观察患者发绀、胸闷、憋气、胸部疼痛等症状有无改善。

(四)监测生命体征

持续多参数监护仪监护,专人特别护理。每 15～30 分钟记录 1 次,严密观察心率、心律、血氧饱和度、血压、呼吸的变化,发现异常及时报告,平稳后测 P、R、BP,每小时 1 次。

(五)溶栓及抗凝护理

肺栓塞一旦确诊,最有效的方法是用溶栓和抗凝疗法,使栓塞的血管再通,维持有效的循环血量,迅速降低心脏前负荷。溶栓治疗最常见的并发症是出血,平均为 5%～7%,致死性出血约为 1%。因此要注意观察有无出血倾向,注意皮肤、黏膜、牙龈及穿刺部位有无出血,是否有咯血、呕血、便血等现象。严密观察患者意识、神志的变化,发现有头痛、呕吐症状,要及时报告处理。谨防脑出血的发生。溶栓期间要备好除颤器、利多卡因等各种抢救用品,防止溶栓后血管再通,部分未完全溶解的栓子随血流进入冠状动脉,发生再灌注心律失常。用药期间应监测凝血时间及凝血酶原时间。

(六)注重心理护理

胸闷、胸痛、呼吸困难,易给患者带来紧张、恐惧的情绪,甚至造成濒死感。有文献报道,情绪过于激动也可诱发栓子脱落,因此我们要耐心指导患者保持情绪的稳定。尽量帮助患者适应环境,接受患者这个特殊的角色,同时向患者讲解治疗的目的、要求、方法,使其对诊疗情况心中有数,减少不必要的猜疑和忧虑。及时取得家属的理解和配合。指导加强心理支持,采取心理暗示和现身说教,帮助患者树立信心,使其积极配合治疗。

(张　红)

第八节　呼吸衰竭

呼吸衰竭是指各种原因引起的肺通气和/或换气功能严重障碍,在静息状态下也不能维持足够的气体交换,导致缺氧和/或二氧化碳潴留,引起一系列病理生理改变和相应临床表现的综合征,主要表现为呼吸困难和发绀。动脉血气分析可作为诊断的重要依据,即在海平面、静息状态、呼吸空气的条件下,动脉血氧分压(PaO_2)低于 8.0 kPa(60 mmHg),伴或不伴二氧化碳分压($PaCO_2$)超过 6.7 kPa(50 mmHg),并除外心内解剖分流和原发于心排血量降低等因素所致的低氧,即为呼吸衰竭。

按起病急缓,将呼吸衰竭分为急性呼吸衰竭和慢性呼吸衰竭,本节主要介绍慢性呼吸衰竭。根据血气的变化将呼吸衰竭分为 I 型呼吸衰竭(低氧血症型,即 PaO_2 下降而 $PaCO_2$ 正常)和 II 型呼吸衰竭(高碳酸血症型,即 PaO_2 下降伴有 $PaCO_2$ 升高)。

一、护理评估

(一)致病因素

引起呼吸衰竭的病因很多,凡参与肺通气和换气的任何一个环节的严重病变都可导致呼吸衰竭。

1.呼吸系统疾病

常见于慢性阻塞性肺疾病(COPD)、重症哮喘、肺炎、严重肺结核、弥散性肺纤维化、肺水肿、严重气胸、大量胸腔积液、肺尘埃沉着症、胸廓畸形等。

2.神经肌肉病变

如脑血管疾病、颅脑外伤、脑炎、镇静催眠药中毒、多发性神经炎、脊髓颈段或高位胸段损伤、重症肌无力等。

上述病因可引起肺泡通气量不足、氧弥散障碍、通气/血流比例失调,导致缺氧或合并二氧化碳潴留而发生呼吸衰竭。

(二)身体状况

呼吸衰竭除原发疾病症状、体征外,主要为缺氧、二氧化碳潴留所致的呼吸困难和多脏器功能障碍。

1.呼吸困难

呼吸困难是最早、最突出的表现。主要为呼吸频率增快,病情严重时辅助呼吸肌活动增加,出现"三凹征"。若并发二氧化碳潴留,$PaCO_2$升高过快或显著升高时,患者可由呼吸过快转为浅慢呼吸或潮式呼吸。

2.发绀

发绀是缺氧的典型表现,可见口唇、指甲和舌发绀。严重贫血患者由于红细胞和血红蛋白减少,还原型血红蛋白的含量降低可不出现发绀。

3.精神神经症状

精神神经症状主要是缺氧和二氧化碳潴留的表现。早期轻度缺氧可表现为注意力分散,定向力减退;缺氧程度加重,出现烦躁不安、神志恍惚、嗜睡、昏迷。轻度二氧化碳潴留,表现为兴奋症状,即失眠、躁动、夜间失眠而白天嗜睡;重度二氧化碳潴留可抑制中枢神经系统导致肺性脑病,表现为神志淡漠、间歇抽搐、肌肉震颤、昏睡,甚至昏迷等二氧化碳麻醉现象。

4.循环系统表现

二氧化碳潴留使外周体表静脉充盈、皮肤充血、温暖多汗、血压升高、心排血量增多而致脉搏洪大;多数患者有心率加快;因脑血管扩张产生搏动性头痛。

5.其他

可表现为上消化道出血、谷丙转氨酶升高、蛋白尿、血尿、氮质血症等。

(三)心理-社会状况

患者常因躯体不适、气管插管或气管切开、各种监测及治疗仪器的使用等感到焦虑或恐惧。

(四)实验室及其他检查

1.动脉血气分析

$PaO_2 < 8.0$ kPa(60 mmHg),伴或不伴$PaCO_2 > 6.7$ kPa(50 mmHg),为最重要的指标,可作为呼吸衰竭的诊断依据。

2.血 pH 及电解质测定

呼吸性酸中毒合并代谢性酸中毒时,血 pH 明显降低常伴有高钾血症。呼吸性酸中毒合并代谢性碱中毒时,常有低钾和低氯血症。

3.影像学检查

胸部 X 线片、肺 CT 和放射性核素肺通气/灌注扫描等,可协助分析呼吸衰竭的原因。

二、护理诊断及医护合作性问题

(1)气体交换受损:与通气不足、通气/血流失调和弥散障碍有关。

(2)清理呼吸道无效:与分泌物增加、意识障碍、人工气道、呼吸肌功能障碍有关。

(3)焦虑:与呼吸困难、气管插管、病情严重、失去个人控制及对预后的不确定有关。

(4)营养失调:低于机体需要量,与食欲缺乏、呼吸困难、人工气道及机体消耗增加有关。

(5)有受伤的危险:与意识障碍、气管插管及机械呼吸有关。

(6)潜在并发症:如感染、窒息等。

(7)缺乏呼吸衰竭的防治知识。

三、治疗及护理措施

(一)治疗要点

慢性呼吸衰竭治疗的基本原则是治疗原发病,保持气道通畅,纠正缺氧和改善通气,维持心、脑、肾等重要脏器的功能,预防和治疗并发症。

1.保持呼吸道通畅

保持呼吸道通畅是呼吸衰竭最基本、最重要的治疗措施。主要措施:清除呼吸道的分泌物及异物;积极使用支气管扩张药物缓解支气管痉挛;对昏迷患者采取仰卧位,头后仰,托起下颌,并将口打开;必要时采用气管切开或气管插管等方法建立人工气道。

2.合理氧疗

吸氧是治疗呼吸衰竭必需的措施。

3.机械通气

根据患者病情选用无创机械通气或有创机械通气。临床上常用的呼吸机分压力控制型及容量控制型两大类,是一种用机械装置产生通气,以代替、控制或辅助自主呼吸,达到增加通气量,改善通气功能的目的。

4.控制感染

慢性呼吸衰竭急性加重的常见诱因是呼吸道感染,因此应选用敏感有效的抗生素控制感染。

5.呼吸兴奋药的应用

必要时给予呼吸兴奋药如都可喜等兴奋呼吸中枢,增加通气量。

6.纠正酸碱平衡失调

以机械通气的方法能较为迅速地纠正呼吸性酸中毒,补充盐酸精氨酸和氯化钾可同时纠正潜在的碱中毒。

(二)护理措施

1.病情观察

重症患者需持续心电监护,密切观察患者的意识状态、呼吸频率、呼吸节律和深度、血压、心率和心律。观察排痰是否通畅、有无发绀、球结膜水肿、肺部异常呼吸音及啰音;监测动脉血气分析、电解质检查结果、机械通气情况等;若患者出现神志淡漠、烦躁、抽搐时,提示有肺性脑病的发生,应及时通知医师进行处理。

2.生活护理

(1)休息与体位:急性发作时,安排患者在重症监护病室,绝对卧床休息;协助和指导患者取半卧位或坐位,指导、教会病情稳定的患者缩唇呼吸。

(2)合理饮食:给予高热量、高蛋白、富含维生素、低糖类、易消化、少刺激性的食物;昏迷患者常规给予鼻饲或肠外营养。

3.氧疗的护理

(1)氧疗的意义和原则:氧疗能提高动脉血氧分压,纠正缺氧,减轻组织损伤,恢复脏器功能。临床上根据患者病情和血气分析结果采取不同的给氧方法和给氧浓度。原则是在畅通气道的前提下,Ⅰ型呼吸衰竭的患者可短时间内间歇给予高浓度(>35%)或高流量(4~6 L/min)吸氧;

Ⅱ型呼吸衰竭的患者应给予低浓度(<35%)、低流量(1~2 L/min)鼻导管持续吸氧,使 PaO_2 控制在 8.0 kPa(60 mmHg)或 SaO_2 在 90% 以上,以防因缺氧完全纠正,使外周化学感受器失去低氧血症的刺激而导致呼吸抑制,加重缺氧和 CO_2 潴留。

(2)吸氧方法:有鼻导管、鼻塞、面罩、气管内和呼吸机给氧。临床常用、简便的方法是鼻导管、鼻塞法吸氧,其优点为简单、方便,不影响患者进食、咳嗽;缺点为氧浓度不恒定,易受患者呼吸影响,高流量对局部黏膜有刺激,氧流量不能大于 7 L/min。吸氧过程中应注意保持吸入氧气的湿化,输送氧气的面罩、导管、气管应定期更换消毒,防止交叉感染。

(3)氧疗疗效的观察:若吸氧后呼吸困难缓解、发绀减轻、心率减慢、尿量增多、皮肤转暖、神志清醒,提示氧疗有效;若呼吸过缓或意识障碍加深,提示二氧化碳潴留加重。应根据动脉血气分析结果和患者的临床表现,及时调整吸氧流量或浓度。若发绀消失、神志清楚、精神好转、$PaO_2 > 8.0$ kPa(60 mmHg)、$PaCO_2 < 6.7$ kPa(50 mmHg),可间断吸氧几日后,停止氧疗。

4.药物治疗的护理

用药过程中密切观察药物的疗效和不良反应。使用呼吸兴奋药必须保持呼吸道通畅,脑缺氧、脑水肿未纠正而出现频繁抽搐者慎用;静脉滴注时速度不宜过快,如出现恶心、呕吐、烦躁、面色潮红、皮肤瘙痒等现象,需要减慢滴速。对烦躁不安、夜间失眠患者,禁用对呼吸有抑制作用的药物,如吗啡等,慎用镇静药,以防止引起呼吸抑制。

5.心理护理

呼吸衰竭的患者常对病情和预后有顾虑、心情忧郁、对治疗丧失信心,应多了解和关心患者的心理状况,特别是对建立人工气道和使用机械通气的患者,应经常巡视,让患者说出或写出引起或加剧焦虑的因素,针对性解决。

6.健康指导

(1)疾病知识指导:向患者及家属讲解疾病的发病机制、发展和转归。告诉患者及家属慢性呼吸衰竭患者度过危重期后,关键是预防和及时处理呼吸道感染等诱因,以减少急性发作,尽可能延缓肺功能恶化的进程。

(2)生活指导:从饮食、呼吸功能锻炼、运动、避免呼吸道感染、家庭氧疗等方面进行指导。

(3)病情监测指导:指导患者及家属学会识别病情变化,如出现咳嗽加剧、痰液增多、色变黄、呼吸困难、神志改变等,应及早就医。

(张　红)

第五章　血液内科护理

第一节　纯红细胞再生障碍性贫血

一、定义

纯红细胞再生障碍性贫血简称纯红再障,是一种比较少见的贫血。主要是以贫血为主,白细胞和血小板数正常,骨髓中红细胞数极度减少,而粒细胞和巨核细胞系统增生正常。纯红再障可分为先天性和获得性。先天性病因不明,多见婴儿,且多于 6 个月内发病。获得性可分为原发性及继发性。原发性大多数病例是自身免疫性疾病,少数病例病因不明。继发性可与胸腺瘤、感染、药物、化学性、溶血性贫血、系统性红斑狼疮、类风湿性关节炎、急性肾衰竭、严重营养缺乏及其他肿瘤等。多见于成年人,多数为可恢复性。少数可转成全细胞减少。

二、临床表现

贫血是纯红再障唯一的症状和体征。其临床自觉症状取决于贫血发展的速度及其程度,常表现有全身倦怠,易疲劳,颜面苍白。一般无出血倾向及发热,肝脾通常无肿大。如患者合并胸腺瘤,瘤体也较小,不易从物理检查时查出。

三、诊断

(1)患者具有贫血的临床表现。

(2)实验室检查:①血红蛋白低于正常值;②网织红细胞数减少,绝对值减少;③骨髓红细胞系统各阶段显著低于正常值。

(3)纯红再障分为先天性及获得性两大类。获得性又分为继发性及特发性两种。先天性纯红再障多为 1.5 岁以下小儿,可合并轻度畸形。继发性纯红再障常因服用药物所致,也有因输血后肝炎或妊娠继发者,或继发于胸腺瘤者。急性纯红再障有继发于细菌或病毒感染者。

四、治疗

(一)输血

急性纯红再障患者出现严重贫血,应及时酌情输血;慢性先天性纯红再障患者因长期反复输血后将不可避免地导致含铁血黄素沉积,最终引起肝脏损伤、门静脉高压和脾功能亢进。严重的引起内分泌和心脏损害,临床尽量减少输血量及频度,并适当配合去铁胺等铁螯合剂的应用。输血一般以输注压积红细胞为好,原则是使血红蛋白含量保持在 $80\sim100$ g/L 水平。随着输血次数的增加,患者发生脾功能亢进或出现抗红细胞抗体的机会将增多,使输入红细胞的有效寿命逐渐缩短,导致输血疗效的减低,要注意观察。

(二)肾上腺皮质激素

皮质激素能使症状暂时改善、完全缓解甚至治愈;最初剂量泼尼松 1 mg/(kg·d),分 3 次口服。连续治疗 $4\sim6$ 个月,不宜过早中止。如果出现网织红细胞反应,剂量可逐渐减少直至用维持量。

(三)雄性激素

尤其对于顽固性病例,其作用为刺激红细胞生成,与皮质激素并用增加疗效。

(四)免疫抑制剂

基于获得性纯红再障属自身免疫性疾病范畴,故临床应用环磷酰胺、6-巯基嘌呤、环孢霉素A(CsA)、抗淋巴细胞球蛋白(ALG)/抗胸腺细胞球蛋白(ATG)行免疫治疗。有报道联合应用泼尼松、CsA 及 ALG/ATG 疗效可提高。

(五)胸腺切除术

对于纯红再障患者,发现胸腺肿大的应行胸腺切除手术,目的为既可准确地诊断有无恶变,又可促进骨髓造血。按手术常规行术前准备和术后护理。

(六)其他

试验性应用大剂量静脉丙种球蛋白或血浆置换术、尚可应用大剂量重组人 EPO 治疗能产生一过性疗效,减少浓缩红细胞输注量。

五、护理措施

(一)一般护理措施

1.休息活动

急性重症患者贫血严重,活动无耐力,动则心慌气短,故应绝对卧床休息,减轻组织耗氧。慢性患者贫血不严重者可适当做轻微活动。为患者提供整洁、安静、舒适的休养环境及生活照顾。

2.皮肤毛发

病情稳定的慢性患者应定期理发、洗头、洗澡、更衣。卧床患者定时行床上洗头、擦澡、更换衣服及床单等。为卧床患者提供柔软舒适的床位并保持清洁、干燥、平整,有预防压疮的护理措施。

3.营养

给予高蛋白、高热量、富含维生素的饮食,如鸡、猪、牛、羊肉,蛋,鱼类,动物肝脏及各种新鲜水果蔬菜。

4.心理护理

注意观察掌握患者心理状态,使患者对治疗有信心,安心接受治疗。根据不同的病因,有针对性地介绍疾病及其自我护理方法,使之能主动配合医、护,坚持治疗。

(二)重点护理措施

(1)面色苍白、疲乏、无力,宜卧床休息、少活动,防止体位突变而发生摔倒损伤。

(2)用药观察:①肾上腺皮质激素易产生多毛、痤疮、向心性肥胖、水肿及高血压,给予解释安慰并注意观察血压变化,及时与医师联系处理。②应用雄性激素时应告知患者该药有男性化的不良反应,特别是儿童用药要十分慎重。护士有必要对其不良反应做解释,使患者能坚持接受用药治疗。③环磷酰胺长期应用毒副作用明显(致骨髓抑制,相关性白血病,不育及出血性膀胱炎等),故年轻的纯红再障患者不宜长期应用。

(三)治疗过程中可能出现的情况及应急措施

1.心力衰竭

应排除其他原因引起的心力衰竭,因为本病严重的贫血可使心肌缺氧而发生心力衰竭,所以使患者采取端坐位或倚靠坐位,双下肢下垂,以减少回心血量,并给予持续高流量氧气吸入,氧流量5～6 L/min,同时联系输注红细胞,并给予利尿、强心剂等药物,以防心力衰竭加重。

2.出血性膀胱炎

因长期应用环磷酰胺可导致出血性膀胱炎,所以在应用环磷酰胺时应鼓励患者多饮水,应使每天尿量不少于5 000 mL。注意观察尿量、尿色的变化。注意严密观察体温、脉搏、呼吸、血压、准确记录各项生命体征。

(四)健康教育

1.简介疾病知识

纯红再障是骨髓单纯红系造血功能衰竭而引起的贫血疾病,分为先天和后天获得性两种。先天者存在遗传因素而发病,后天致病因素为多种,可因感染、中毒、营养缺乏或自身免疫异常而引发疾病。患者以贫血为特点,颜面苍白、疲乏,一般无出血和发热。近年随着治疗手段的拓宽,免疫抑制剂的广为应用,缓解率显著提高。

2.心理指导

本病病程长久、患者多焦虑,情绪低落。护士应主动体贴关心患者,耐心讲解有关疾病常识及坚持治疗的重要性使之提高对治疗的信心。对于小儿病者的家长给予指导,使之积极配合医、护。

3.检查、治疗指导

血常规及骨髓检查是重要的检查项目,要让患者了解检查的目的、方法及注意事项从而主动配合检查,实施各种治疗前应向患者做必要的说明,使之有心理准备,有利于配合。输血治疗为常用的治疗方法,要让患者了解输血常识,记住自己的血型,了解输血可能引起的不良反应等。

4.饮食指导

饮食原则为增加高蛋白、高维生素等营养,动物性蛋白,如瘦肉、肝、蛋、鱼类等;植物性蛋白,如豆腐及其制品。此外为促进造血可选用花生、枣、紫菜头等。患者应多食用鲜蔬菜和水果,防止便秘。

5.休息活动指导

维持安静舒适的休养环境。患者生活有规律、睡眠要充足,慢性患者及贫血轻者可安排适当的活动,如看电视、听广播、读书看报,短距离散步等,但不要过度疲劳。重患者需卧床休息,少活动。特别注意突然改变体位,如坐起、立起时防晕厥,要由人扶持以保证安全。

(孙金云)

第二节　自身免疫性溶血性贫血

一、定义

自身免疫性溶血性贫血(autoimmune hemolytic anemia,AIHA)系免疫识别功能紊乱,自身抗体吸附于红细胞表面而引起的一种 HA。根据致病抗体作用于红细胞时所需温度的不同,AIHA 分为温抗体型和冷抗体型两种。

抗体为 IgG 或 C3,少数为 IgM。37 ℃最活跃,为不完全抗体,吸附于红细胞的表面。致敏红细胞易被巨噬细胞所破坏,部分膜被破坏可形成球形红细胞。IgG 和 C3 抗体同时存在可引起比较严重的溶血。

原因不明的原发性 AIHA 占 45%。继发性的病因:①感染,特别是病毒感染。②结缔组织病,如系统性红斑狼疮、类风湿关节炎、溃疡性结肠炎等。③淋巴增殖性疾病,如慢性淋巴细胞白血病、淋巴瘤、骨髓瘤等。④药物,如青霉素,头孢菌素,甲基多巴,氟达拉滨等。

二、临床表现

急性型多发生于小儿伴病毒感染者,偶也见于成人。起病急骤,有寒战、高热、腰背痛、呕吐。严重时,有休克、昏迷。多数温抗体型 AIHA 起病缓慢,成人多见,无性别差异。表现为虚弱及头昏。体征包括皮肤黏膜苍白,黄疸;轻中度脾大(50%),质较硬,无压痛;中度肝大(30%),肝质地硬但无压痛。急性溶血阶段白细胞增多。10%～20%的患者合并免疫性血小板计数减少,称为 Evans 综合征;骨髓有核细胞增生,以幼红细胞增生为主。

本病以女性为多,从婴儿至老年均可累及,国外报道 73% 是 40 岁以上者。急性发病多见,尤其是伴有感染者。起病时的症状各病例不很相同。不少病例同时存在其他有关疾病,如恶性肿瘤、红斑狼疮或传染病的症状成为主要症状而掩盖了贫血症状。本病主要症状是贫血,表现为软弱、乏力、头晕、体力活动时气急、心悸等。急性溶血贫血可很严重,可发生晕倒,出现半昏迷和轻度的全身衰竭症状。尿色变深,极少数患者可有血红蛋白尿。同时可有寒战、发热、腹痛、呕吐、腹泻等。主要体征是苍白和黄疸,半数以上有脾大,一般轻至中度,质硬,1/3 有中等肝大,均不痛。有一些患者可伴有血小板计数减少,称为 Evans 综合征。

三、诊断

(一)临床表现

原发性温抗体型自身免疫性溶血性贫血患者多为女性,年龄不限。临床除溶血和贫血外,无特殊症状,半数患者有脾大,1/3 有黄疸及肝大。继发性自身免疫性溶血性贫血常伴有原发疾病的临床表现。

(二)实验室检查

(1)直接抗人球蛋白试验(Coomb's 试验)是测定吸附在红细胞膜上的不完全抗体和补体较敏感的方法,是诊断 AIHA 的重要依据。在生理盐水内,吸附不完全抗体或补体的致敏红细胞并无凝集,因为不完全抗体是单价的。加入完全、多价的抗人球蛋白抗体后,后者与不完全抗体 Fc 段相结合,起搭桥作用,可导致致敏红细胞相互凝集,即直接 Coomb's 试验阳性。

(2)间接抗人球蛋白试验则可测定血清中游离的 IgG 或 C3。如有溶血性贫血 Coomb's 试验阳性,近 4 个月内无输血或可疑药物服用史,冷凝集素效价正常,可以考虑温抗体型 AIHA 的诊断。Coomb's 试验阴性,但临床表现较符合,糖皮质激素或切脾有效,除外其他 HA(特别是遗传性球形红细胞增多症),可诊断为 Coomb's 试验阴性的 AIHA。排除各种继发性 AIHA 的可能,无病因者诊断为原发性 AIHA。继发性 AIHA 必须明确引起溶血的诱发疾病,可依据原发病的临床表现和有关实验室检查加以鉴别。

四、治疗

(一)病因治疗

积极寻找病因治疗原发病,感染所致本病多数可以自愈。继发于卵巢囊肿、畸胎瘤等可以手术切除的病例,手术后可治愈。继发于造血系统肿瘤者,在治疗原发病的同时可加用泼尼松,多数患者需长期治疗。

(二)肾上腺皮质激素

该药为治疗本病之首选药物。治疗机理是皮质素抑制了巨噬细胞,清除吸附红细胞抗体的作用,或使抗体结合到红细胞的作用降低,或抑制抗体的产生。一般在用药后 4~5 天,网状内皮系统清除受抗体或补体致敏红细胞的能力即见减退。按医嘱口服给药,泼尼松开始 1~1.5 mg/(kg·d),一周后溶血停止,红细胞恢复正常,逐渐减少剂量,至每天仅 5~10 mg,小剂量维持 3~6 个月。急性发作、严重贫血者可用氢化可的松 100 mg 静脉滴注,2 次/天。老人或轻度贫血者,可用泼尼松 10~20 mg 口服,隔天一次。

(三)达那唑

达那唑系人工合成的 17α-炔孕酮衍生物,作用较弱,但具有免疫调节作用,能降低患者的抗 IgG 和抗 C$_3$ 的滴度,有稳定红细胞膜的作用。一般 3 次/天,每次 0.2 g。本药也可与激素合用,贫血纠正后可先减少或停用激素,单用本药,疗程一般不少于一年。本药的不良反应有肝损害(表现为 ALT 上升),多毛,脱发,肌痛及皮脂溢出。

(四)环孢素 A

环孢素 A 能抑制 T 细胞介导的同种和自身免疫反应。对激素无效的病例加用本药为 4.6 mg/(kg·d)。2 周后溶血可逐渐缓解。

(五)免疫抑制剂

用于对激素治疗无效或必须依赖大剂量泼尼松维持者,或切脾有禁忌,切脾无效者。常用药品有环磷酰胺[1.5~2 mg/(kg·d)]、硫唑嘌呤[2~2.5 mg/(kg·d)],估计 45% 的患者有较好的疗效。免疫抑制剂可与激素合用,血常规缓解后可先停激素,本药改为维持量。免疫抑制剂试用 4 周后疗效不佳的,可增加剂量或改换其他制剂。治疗期间必须密切观察血常规变化,至少每周检查一次,特别注意骨髓抑制致严重感染的预防。

(六)脾切除

脾脏是抗体的生成器官,又是致敏红细胞的主要破坏场所,对于肾上腺皮质激素治疗无效或需较大剂量才能维持缓解者,均可考虑脾切除手术治疗。切脾后血中致敏红细胞的寿命有所延长。

(七)输血

患者的自身抗体有时对输入的红细胞也产生致敏作用,对 Rh 抗原的红细胞有强烈反应,因而仅能输入缺乏这类抗原的红细胞以防溶血。输血前详加检查交叉配血试验、妊娠或输血而引起的同种抗体,如抗 Rh、抗 kell 及抗 kidd,以防溶血反应。以应用洗涤后的红细胞输注为宜。

五、护理措施

(一)一般护理措施(遵照血液病临床一般护理原则)

1.休息活动

严重贫血、急性溶血、慢性溶血合并危象的患者,应绝对卧床休息。

2.营养

给予高蛋白、高维生素、高热量易消化食物,有助于纠正贫血。溶血发作期间不吃酸性食品(各种肉类、鱼、虾等水产),选择碱性食品,如豆腐、海带、奶类及各种蔬菜水果。

3.预防感染

特别是免疫抑制剂治疗期间,更加注意皮肤黏膜的清洁护理,定时洗澡或擦浴,洗头,剪指(趾)甲,更衣和被盖,早晚刷牙,饭后漱口,保持口腔清洁。口腔内有血泡或溃疡的,定时用碘甘油涂抹或紫外线探头照射治疗。保持大便通畅,大便后清洗外阴及肛周,有痔者应坐浴(用 1:5 000 高锰酸钾液),预防肛周感染。

4.密切观察

体温、脉搏、呼吸、血压变化及用药、输血的治疗效果及不良反应。

(二)重点护理措施

(1)观察尿色、尿量并记录,如果尿色逐渐加深,甚至酱油样,说明溶血严重,及时报告医师。尿量少时按医嘱给予利尿,警惕肾脏损害。

(2)观察巩膜皮肤黄染的变化:黄疸的轻重与溶血的程度有关,黄疸的加重标志着溶血严重,结合尿色及性质的观察及时与医师联系。

(3)苍白、头晕、乏力、活动气急:贫血所致,如果贫血发展急剧,则有可能发生晕倒和全身出现衰竭状态,故患者需安静卧床,不要突然坐起或起立,防摔倒跌伤。必要时按医嘱给予输血治疗。

(4)发热:体温较高时可用物理降温法,如头部置冰袋、温水擦浴或乙醇擦浴(有出血倾向的不用乙醇擦浴)。注意观察体温变化,如体温持续不降,可按医嘱给予解热药物。降温过程中注意水分的补充,防虚脱。

(三)治疗过程中可能出现的情况及应急措施

1.肾功能损害

密切观察尿色,出现酱油色尿、茶色尿及时留取尿标本以备送检。准确记录出入量,嘱患者多饮水,日液体入量应在 1 000 mL 以上,防止肾功能的损害。血尿者,应卧床休息并遵医嘱输注止血药及碱化利尿液体。

2.低血钙的护理

进行血浆置换时,由于血浆采用枸橼酸抗凝,枸橼酸盐与血钙络合而产生低血钙反应。因此在行血浆置换前后,应遵照医嘱适量补充钙剂。置换采用的穿刺针较粗大,应选择上臂粗大的血管,尽量做到一针穿刺成功,减少患者的痛苦。必要时可采用股静脉穿刺。并做好患者及家属的解释工作,以减少他们惧怕的心理,取得配合。

3.低血压

低血压是血浆置换的主要并发症,置换过程中密切观察患者神志及血压变化,当血压低于8.0/12.0 kPa(90/60 mmHg)或患者出现心悸、胸闷等不适症状时,应遵医嘱给予吸氧及增加血容量等处理。

4.变态反应

注意观察有无变态反应,出现皮肤瘙痒、皮疹、寒战等症状时,应积极予以抗过敏治疗。

5.感染

严密监测体温的变化。体温高时及时通知医师予以对症处理,严格遵照医嘱准时输注抗生素等药物,保持皮肤的清洁卫生、保持床单及衣服的清洁干燥。病室每天紫外线照射消毒2次,并注意定时通风。做好口腔护理保持口腔的清洁卫生,早晚及饭后用漱口液漱口。做好肛周护理每晚及便后用1∶20的碘伏液坐浴,以保持肛周的清洁。出现手(足)破溃者予以1∶5 000的高锰酸钾和1∶20的聚维酮碘液交替泡手(足),4~5次/天。化疗的护理,由于输注细胞毒性药物容易引起胃肠道的不适,因此在输注药物时,应告知患者及家属可能出现的不良反应,避免心理紧张。饮食宜清淡易消化,减少胃肠道的刺激,并应严格按照医嘱时间输注。心理护理,患者可因高热、尿液改变等表现出焦虑和紧张。在治疗护理中,主动与其沟通交流,并鼓励和安慰患者。关心、体贴他们,取得他们的信任。应向患者介绍目前医学对于本病治疗的发展,讲解该病的成功病例,积极开导,使其增强战胜疾病的信心。

(四)健康教育

1.简介疾病知识

过去临床上将温抗体型自身免疫性溶血性贫血称作获得性溶血性黄疸,这种贫血患者的机体免疫功能不正常,产生的抗体能破坏自己的正常红细胞,以致发生溶血和贫血。多数患者病程长,可有多次发作和缓解。主要表现为黄疸、尿色变深甚至酱油色,同时有不同程度的贫血及其引起的症状。本病有原发性和继发性两种。原发性诱发病因不清楚,继发性是由于身患某些疾病而引起本病发作,其预后决定于原发病的性质。

2.心理指导

急性溶血发作而产生系列症状,患者或患儿家长多有恐惧、焦虑心理,应给予安慰和鼓励,使其对治疗增强信心及安定情绪。不少患者因同时存在难治性疾病,如恶性肿瘤、红斑狼疮等,易产生消极心理。护理工作中注意观察,了解患者心态,给予心理支持,提供生活上的帮助,疏导不良情绪,有利于配合治疗。

3.检查、治疗指导

检查前向患者说明检查的项目、目的和留标本的方法等。患者及患儿的家长易对反复取血或骨髓检查有顾虑,给予耐心解释,使之理解检查的意义并主动配合。指导患者观察尿色及留尿标本的方法。治疗过程中向患者说明药物的治疗作用和可能的不良反应,如激素、达那唑、免疫抑制剂或输血等治疗,使之主动配合治疗,观察疗效和不良反应,有利于及时调整药物治疗方案和处置不良反应。对于激素、达那唑等药物引起患者外观形象的变化,要耐心解释待病情好转停药后将自行消失,消除患者的顾虑,有助于坚持治疗。

4.饮食指导

溶血发作期间避免食用酸性食品,有利于保护肾脏。常见的酸性食品是猪肉、牛肉、鸡肉、蛋黄、鲤鱼、鳗鱼、牡蛎、干鱿鱼、虾、白米、面粉制品、花生、啤酒等。为纠正贫血应增加营养的摄入，指导患者选用高蛋白、高维生素食品，瘦肉、蛋类、乳类、鱼虾水产类、豆腐及其制品均为高蛋白食品。膳食做到荤素搭配，辅以各种新鲜蔬菜及水果，以增加多种维生素的摄入量。主食可按个人习惯选用。食欲差者可少食多餐，增加用餐次数，提高营养的摄入量。

5.休息活动指导

急性溶血发作或严重贫血者应卧床休息以减少耗氧。轻度贫血、恢复期患者可进行适当活动。患者要保证充足的睡眠，可适当看电视、听广播等，但不可疲劳过度。

6.出院指导

向患者交代坚持服药治疗，按医嘱定期复诊。指导患者注意观察巩膜有无黄染情况，尿色变化，如出现异常及时留尿来院检查，注意预防感冒。

（孙金云）

第三节 淋 巴 瘤

淋巴瘤起源于淋巴结和淋巴组织，其发生大多与免疫应答过程中淋巴细胞增殖分化产生的某种免疫细胞恶变有关，是免疫系统的恶性肿瘤。按组织病理学改变分类，淋巴瘤可分为非霍奇金淋巴瘤（non-Hodgkin lymphoma，NHL）和霍奇金淋巴瘤（Hodgkin lymphoma，HL）两类。

一、病因

病毒感染（如 EB 病毒等）、宿主的免疫功能、幽门螺杆菌抗原的存在可能与淋巴瘤的发病有关。

二、临床表现

（一）突出表现

无痛性、进行性的淋巴结肿大或局部肿块是淋巴瘤共同的临床表现。

（二）霍奇金淋巴瘤

多见于青年，儿童少见。首发症状常是无痛性颈部或锁骨上淋巴结进行性肿大（占 60%～80%），其次为腋下淋巴结肿大。5%～16% 的 HL 患者发生带状疱疹。饮酒后引起的淋巴结疼痛是 HL 所特有，但并非每一个 HL 患者都是如此。发热、盗汗、瘙痒及消瘦等全身症状较多见。30%～40% 的 HL 患者以原因不明的持续发热为起病症状。周期性发热约见于 1/6 的患者。皮肤瘙痒是 HL 较特异的表现，可为 HL 唯一的全身症状。

（三）非霍奇金淋巴瘤

NHL 具有以下特点。

（1）全身性：可发生在身体的任何部位，其中淋巴结、扁桃体、脾及骨髓是最易受到累及的部位。

（2）多样性：组织器官不同，受压迫或浸润的范围和程度不同，引起的症状也不同。

（3）随着年龄增长，发病者增多，男性多于女性；除惰性淋巴瘤外，一般发展迅速。

（4）NHL对各器官的压迫和浸润较 HL 多见，常以高热或各器官、系统症状为主要临床表现。

三、辅助检查

（一）血常规检查

HL 常有轻或中度贫血，部分患者嗜酸性粒细胞增多；NHL白细胞计数多正常，伴有淋巴细胞计数绝对或相对增多。

（二）骨髓细胞学检查

骨髓涂片找到 Reed-Sternberg 细胞（R-S 细胞）是 HL 骨髓浸润的依据。一部分 NHL 患者的骨髓涂片中可找到淋巴瘤细胞。

（三）影像学检查

浅表淋巴结 B 超、胸（腹）部 CT 等检查有助于确定病变的部位及其范围。目前 PETCT/CT 检查是评价淋巴瘤疗效的重要手段。

（四）实验室检查

疾病活动期有血沉增快、血清乳酸脱氢酶升高提示预后不良。骨骼受累，血清碱性磷酸酶活力增强或血钙增加。B 细胞 NHL 可并发溶血性贫血。

（五）病理学检查

淋巴结活检是淋巴瘤确诊和分型主要依据。

四、治疗

治疗原则是以化疗为主，化疗与放疗相结合，联合应用相关生物制剂的综合治疗。

（一）霍奇金淋巴瘤

1.化学治疗

ABVD 为 HL 的首选方案见表 5-1。

表 5-1　霍奇金淋巴瘤的主要化疗方案

方案	药物	备注
MOPP	氮芥、长春新碱、丙卡巴肼、泼尼松	如氮芥改为环磷酰胺静脉注射，即为 COPP 方案
ABVD	表柔比星、博来霉素、长春新碱、达卡巴嗪	4 种药均在第 1 及第 15 天静脉注射 1 次，疗程期间休息 2 周

2.放射治疗

扩大照射范围，除被累及的淋巴结及肿瘤组织外，还包括附近可能侵及的淋巴结，如病变在膈以上采用"斗篷"式式、在膈以下采用倒"Y"字式。

（二）非霍奇金淋巴瘤

1.以化疗为主的综合治疗

（1）惰性淋巴瘤：联合化疗可用 COP 或 CHOP 方案（表 5-2）。

表 5-2　非霍奇金淋巴瘤的常用联合化疗方案

方案	药物
COP	环磷酰胺、长春新碱、泼尼松
CHOP	环磷酰胺、表柔比星、长春新碱、泼尼松
R-CHOP	利妥昔单抗、环磷酰胺、表柔比星、长春新碱、泼尼松
EPOCH	依托泊苷、表柔比星、长春新碱、泼尼松、环磷酰胺
ESHAP（复发淋巴瘤）	依托泊苷、泼尼松、顺铂、阿糖胞苷

（2）侵袭性淋巴瘤：侵袭性 NHL 的标准治疗方案是 CHOP 方案，化疗不应少于 6 个疗程。R-CHOP 方案是弥漫性大 B 细胞淋巴瘤治疗的经典方案。

难治性复发者的解救方案：可选择 ICE（异环磷酰胺、卡铂、依托泊苷）、DHAP（地塞米松、卡铂、高剂量阿糖胞苷）、MINE（异环磷酰胺、米托蒽醌、依托泊苷）、HyperCVAD/MTX-Ara-C 等方案进行解救治疗。

2.生物治疗

（1）单克隆抗体：凡细胞免疫表型为 CD20 的 B 细胞淋巴瘤患者，主要是 NHL 患者，均可用 CD20 单抗（利妥昔单抗）治疗。

（2）干扰素：这是一种能抑制多种血液肿瘤增殖的生物制剂。

（3）抗幽门螺杆菌治疗：胃黏膜相关淋巴样增殖淋巴瘤可用其治疗。

3.骨髓移植

对 55 岁以下患者，能耐受大剂量化疗的中高危患者，可考虑进行自体造血干细胞移植。部分复发或骨髓侵犯的年轻患者还可考虑异基因造血干细胞移植。

4.手术治疗

合并脾功能亢进，有切脾指征者可以切脾，为以后化疗创造有利条件。

五、护理措施

（一）一般护理

1.饮食

鼓励患者进食高热量、高维生素、营养丰富的半流质食物或软食，多食新鲜水果、蔬菜，禁食过硬、带刺、刺激性强的食物，指导患者摄取足够的水分。

2.运动与休息

活动应循序渐进、遵循适度原则。疾病早期可进行社交活动及身体锻炼，晚期应增加卧床休息，进行室内、床旁活动。

（二）病情观察

（1）观察生命体征变化，定期监测体温，观察降温后的反应，避免发生虚脱。

（2）观察患者放疗后的局部皮肤有无发红、瘙痒、灼热感及渗液、水疱形成等。

（3）观察患者情绪变化，有无焦虑、烦躁等。

（4）观察患者睡眠、饮食状况，有无恶心、呕吐、失眠等。

（5）观察患者淋巴结肿大部位、程度及相应器官压迫情况。

(三)对症护理

1.高热护理

可先采用物理降温,冰敷前额及大血管经过的部位,如颈部、腋窝和腹股沟;有出血倾向者禁用乙醇或温水拭浴。及时更换被汗浸湿的衣服及床单,保持皮肤干燥清洁。鼓励患者多饮水,必要时遵医嘱应用退热药物。

2.皮肤护理

放疗患者照射区皮肤应避免受到强冷或热的刺激,外出时避免阳光直射,不要使用有刺激性的化学物品。局部皮肤有发红、痒感时,应尽早涂油膏以保护皮肤,如皮肤为干反应,表现为局部皮肤灼痛;如为湿反应,表现为局部皮肤刺痒、渗液、水疱,可用氢化可的松软膏外涂,2%甲紫外涂,冰片、蛋清外敷,硼酸软膏外敷后加压包扎;如局部皮肤有溃疡坏死,应进行全身抗感染治疗,局部外科清创、植皮。

(四)用药护理

利妥昔单抗不良反应首先表现为发热和寒战,主要发生在第一次静脉注射时,通常在2个小时内,其他随后的症状包括恶心、荨麻疹、疲劳、头痛、瘙痒、呼吸困难、暂时性低血压、潮红、心律失常等。因此,每次静脉注射利妥昔单抗前应预先使用镇痛药(如对乙酰氨基酚)和抗过敏药(如开瑞坦),并且应严密监护患者生命体征,对出现轻微症状的患者可减慢滴速,对出现严重反应的患者,特别是有严重呼吸困难、支气管痉挛和低氧血症的患者应立即停止静脉注射,及时通知医师对症处理。

(五)心理护理

恶性淋巴瘤治疗时间长,治疗费用高,病情发展快,造成患者情绪悲观、低落,护士应耐心与患者交谈,了解其想法,给予适当的解释,鼓励积极接受治疗;家属要充分理解患者的痛苦和心情,注意言行,不要推诿、埋怨,要营造轻松的环境,保持患者心情舒畅,共同面对、互相支持。

(孙金云)

第四节　遗传性球形红细胞增多症

一、定义

遗传性球形红细胞增多症是一种红细胞膜异常的遗传性溶血性贫血。系常染色体显性遗传,由8号染色体短臂缺失,患者红细胞膜骨架蛋白有异常,引起红细胞膜通透性增加,钠盐被动性流入细胞内,凹盘形细胞增厚,表面积减少接近球形,变形能力减退。其膜上 Ca^{2+}-Mg^{2+}-ATP 酶受到抑制,钙沉积在膜上,使膜的柔韧性降低。这类球形细胞通过脾脏时极易发生溶血。

二、临床表现

男女均可发病。常染色体显性型特征为贫血、黄疸及脾大。临床根据疾病的严重度分为3种:轻型多见于儿童,由于患儿骨髓代偿功能好,可无或仅有轻度的贫血及脾大;中间型多为成年发病,可有轻及中度贫血及脾大;重型患者贫血严重,常依赖输血,生长迟缓,面部骨结构改变似海洋性贫血,偶尔或一年内数次出现溶血或再障危象。常染色体隐性遗传者也多有显著贫血及巨脾,频发黄疸。患者溶血或再障危象常因感染、妊娠或情绪激动而诱发,表现为寒战、高热、恶心呕吐、急剧贫血,可持续几天或1～2周。约50%的患者可发生的并发症为胆石症。这是由于胆红素排泄过多而沉淀于胆道内产生结石。其次的并发症为踝以上腿部慢性溃疡,常迁延不愈。

患者可并发再障危象,常为短小病毒感染或叶酸缺乏所引起。患者表现为发热、腹痛、呕吐、网织红细胞数减少,严重时全血细胞数减少,一般持续10～14天。贫血加重时并不伴黄疸加深。

三、诊断

(一)临床症状及体征

(1)贫血轻重不等,于再障危象或溶血危象时加重,多表现为正细胞贫血。

(2)黄疸或轻或重。

(3)脾脏可轻度至中度肿大,多同时有肝大,常有胆囊结石。

(4)半数以上病例有阳性家族史,多呈常染色体显性遗传。

(二)实验室检查

(1)外周血可见小球形红细胞增多。

(2)红细胞渗透脆性(OF)高于正常值。

(3)自溶试验(48小时)溶血>5%。

(4)酸化甘油溶血试验阳性。

(5)应用SDS聚丙烯酰胺凝胶电泳进行红细胞膜蛋白分析可见收缩蛋白等膜骨架蛋白缺少。

四、治疗

脾切除手术治疗疗效显著,可使90%以上病例获得临床和血常规的进步,使持续多年的黄疸和贫血在手术后大都很快消失,但一定程度的球形红细胞依然存在,红细胞渗透脆性仍然增高,但因脾脏已不存在,故红细胞不再过早地从血循环中被清除。因此红细胞生存时间有所延长,甚至接近正常,但不能完全恢复正常。少数病例切脾后可能复发,其原因多系手术残留副脾。小儿患者宜在6.5岁以后手术治疗。为减少严重的感染并发症,术前可应用肺炎双球菌疫苗预防接种,术后应用抗生素预防感染。如果患者合并胆石症,脾切除时同时行胆囊切除术。少数重型或有溶血危象及再障危象时需输血治疗。手术后给予患者有效的半卧位,密切观察体温、脉搏及血压,保护伤口敷料避免脱落和污染,注意有无渗血,如有异常及时与医师联系处理,术后切口疼痛按医嘱应用止痛剂以减轻痛苦。

五、护理措施

(一)一般护理措施

1.休息活动

严重贫血、急性溶血合并溶血危象及再障危象者绝对卧床休息,提供周到的生活照顾;慢性轻度或中度贫血患者可酌情适当下床活动;切脾手术后按腹部手术护理常规以早期活动为宜,酌情先床上变换体位,逐渐增加活动量,有利于肠蠕动恢复而早进食,促进康复。

2.注意个人卫生

皮肤、黏膜、毛发勤洗/擦浴及更换内衣,定期洗头、理发和剃须。患者皮肤瘙痒严防搔抓破损继发感染,指(趾)甲经常修剪。轻症者坚持刷牙漱口,重症或脾切除术后禁食期间给予特殊口腔护理,消除口臭,预防口腔或呼吸道感染。

3.营养

提供高蛋白、高维生素易消化的饮食,禁忌用油腻及刺激性食品。脾切除后禁食期间静脉输液补充水分和营养。

4.心理

鼓励安慰及耐心解释,消除患者顾虑,尤其对手术治疗的恐惧心理。

5.其他

为患者提供清洁、舒适的休养环境,定时进行空气消毒,保持环境的洁净度。限制患者活动范围,避免腹压增加的因素,如突然弯腰、便秘及情绪激动等。

(二)重点护理措施

(1)严重贫血、急性溶血合并溶血危象及再障危象的患者,应绝对卧床休息;遵医嘱给予输入红细胞治疗,在输血过程中应严格核对,检查血液质量,不要在室温下放置超过 30 分钟,输血过程中,加强巡视,注意观察患者的反应。

(2)感染:脾切除手术后注意切口处敷料的清洁,有无渗血,及时换药,防止切口处感染。

(3)严密观察血压、脉搏、体温、呼吸各项生命体征的变化,特别是血压的变化,及时准确记录。

(三)治疗过程中可能出现的情况及应急措施

1.黄疸

多数患者黄疸较轻,有的患者仅有巩膜黄染,但可因情绪波动、受凉和感染而加重,故护理中注意使患者避免以上不良因素的影响,注意观察黄疸的消退或加重情况并做记录。

2.贫血

多为轻度或中度,儿童患者合并感染时贫血加重,这是由于感染期溶血加剧,同时感染可引起骨髓抑制的缘故。故预防感染非常重要,制定患者躯体、环境的清洁、消毒措施,避免受凉感冒继发感染,注意饮食卫生。贫血严重而心悸、气短、乏力者卧床休息以减少耗氧。

3.脾大

一般轻至中度,质硬。注意观察腹围变化并记录。

4.溶血或再障危象患者

表现为寒战、高热、恶心、呕吐、急剧贫血,多因诱发因素如感染、情绪激动、妇女妊娠而引起。出现此种情况按医嘱给予对症治疗,一般 7～10 天可缓解。指导患者注意预防感染,避免情绪激动。

5.下肢慢性溃疡

以无菌敷料包扎保护创面,定时换药,清洁消毒创面及周围皮肤,卧床时抬高患肢,穿宽大的裤子。

6.胆结石、腹痛

及时报告医师给予合理的处理,在未明确腹痛原因时不能随便给止痛剂。经医师鉴别诊断确为胆石症,按医嘱给予解痉止痛药物,继续观察腹痛情况。

(四)健康教育

1.简介疾病知识

遗传性球形红细胞增多症是一种因红细胞膜的缺陷而引起的溶血性贫血病。多数患者为先天遗传致发病。患者表现主要是贫血、黄疸和脾大,血化验检查可见红细胞膜结构不正常,原凹盘形的红细胞呈球形,其生存期比正常红细胞缩短,脆性增加易破坏而溶血,从而引起贫血及黄疸。可因某些诱因使症状加重,如感染、劳累、妊娠等,可引起溶血及再生障碍危象。脾切除手术疗效良好,术后一般均能使临床症状和血常规获得进步。

2.心理指导

患者因患慢性遗传性贫血疾病而苦恼,要给予安慰,引导其正确面对患病的现实。通过向患者介绍疾病知识和治疗方法及疗效,使之增加治疗的信心。患者多对手术有恐惧心理,易出现寝食不安状态,应耐心解释、说明手术治疗的配合方法,术前准备和术后护理知识等,使之有一定的心理准备。术前按医嘱应用镇静药物以保证充分的睡眠,有利于平静心绪。

3.检查治疗指导

为了解贫血的进展程度,需随时检查血常规,患者因贫血常对采血有顾虑,应解释血常规检查的必要性,说明采血量极少,对病情没有不良影响,同时向其家属说明求得协助配合。接受脾切除手术的患者,术前要按医嘱充分的准备,贫血重的可能需输血,术前一日需洗澡更衣、腹部皮肤准备。手术当日晨禁食,接受术前给药后由手术室护士接往手术室。手术室巡回护士要与患者沟通,耐心指导需要患者配合的事项,多安慰、鼓励,使患者消除陌生及不安全感。术后回病房应半卧位,减少腹部吻合口张力,有利于愈合。一般术后肠蠕动恢复正常之前禁饮食,以静脉补充营养和水分。

4.饮食指导

患者贫血应补充高蛋白、高维生素的食品。要求清淡易消化,禁忌油腻及刺激食品。可选用瘦肉、蛋禽类、豆制品、水果、蔬菜搭配食用。平时多饮水。患者如果手术治疗,于脾切除术之前晚便应改为流食,手术当日晨起停进食物和水,一直到术后胃肠功能恢复(有肛门排气后),按医嘱用饮食。术后进食当从流食—半流食—普通食逐渐恢复正常饮食,不可操之过急,仍以高蛋白、高维生素食品为宜。

5.休息活动指导

严重贫血、急性溶血危象及再生障碍危象期的患者应绝对卧床休息,慢性轻度或中度贫血患者可酌情下床活动,也可安排适量的娱乐活动,如观看电视、听广播、读书看报等,但不可过度疲劳。生活应有规律,保证充足的睡眠。脾切除手术后的患者,如果贫血不重,一般状态良好的,以早期活动为宜,手术当日可在床上变换卧位,次日起根据病情酌情由人扶坐起,逐渐沿床边活动片刻,以能承受、不疲劳为度。早期活动能增加肺通气量,有利于气管分泌物排出,减少肺的并发症并促进肠蠕动恢复,增进食欲。患者术后贫血较重,身体过于虚弱者,不要勉强离床活动。

6.出院指导

(1)未经手术治疗而病情缓解的患者出院后继续注意不要过度劳累,约束活动范围,预防感染及避免情绪波动。

(2)经切脾治疗的患者,尽管临床症状明显好转,但红细胞的缺陷继续存在,红细胞生存时间有所延长,甚至接近正常,但不能完全恢复正常,患者应注意生活起居规律有序,不做重体力劳动和剧烈运动。

(3)按医师要求定期来院复查。

(4)病情如有反复的征象随时来院就诊。

(孙金云)

第六章　儿科护理

第一节　支气管哮喘

支气管哮喘是一种表现为反复发作性咳嗽、喘鸣和呼吸困难,并伴有气道高反应性的可逆性、梗阻性呼吸道疾病。哮喘可在任何年龄发病,但多数始发于4～5岁以前。

一、病因及发病机制

(一)引起感染的病原体及其毒素
小儿哮喘发作常和呼吸道感染密切相关,婴幼儿哮喘中95％以上是由于呼吸道感染所致。

(二)吸入物
通常自呼吸道吸入,引起哮喘最主要变态原为尘螨、屋尘、霉菌、花粉、羽毛等。

(三)食物
主要为异性蛋白质,如牛奶、鸡蛋、鱼虾、香料等,食物过敏以婴儿期为常见,4～5岁以后逐渐减少。

(四)非特异性刺激物质
如灰尘、烟、气味等可刺激支气管黏膜感觉神经末梢及迷走神经,引起反射性咳嗽和支气管痉挛,长期持续可导致气道高反应性。

(五)气候
儿童患儿对气候变化很敏感,如气温突然变冷或气压降低,常可激发哮喘发作,因此,一般春秋两季儿童发病明显增加。

(六)精神因素
如大哭大笑或激怒恐惧后可引起哮喘发作。情绪激动或其他心理活动障碍时常伴有迷走神经兴奋。

(七)遗传因素
哮喘具有遗传性,父母有气道高反应性的,则子女哮喘发病率明显增加。患儿多有其他过敏病史,如婴儿湿疹、荨麻疹、过敏性鼻炎等。

(八)运动
文献报道约90％哮喘患儿可由运动激发,又称运动性哮喘,多见于较大儿童,剧烈持续(5～

10 分钟)的奔跑后最易诱发哮喘,其发生机制是免疫性的。

(九)药物

药物引起的哮喘也较常见。主要有两类药物:①阿司匹林及类似的解热镇痛药,可造成所谓内源性哮喘,如同时伴有鼻窦炎及鼻息肉,则称为阿司匹林三联症。②作用于心脏的药物,如普萘洛尔、氧烯洛尔等可阻断 β 受体而引起哮喘,其他如碘油造影,磺胺类药物过敏也常可诱发哮喘发作。

二、临床表现

(一)先兆期表现

常有胸闷、咳嗽、喷嚏、鼻塞、流涕、鼻痒、咽痒、眼痒和流泪等。

(二)发作期表现

婴幼儿起病常较缓慢,年长儿多呈急性过程。发病时往往先有刺激性干咳,接着可咳大量白黏痰,伴有呼气性呼吸困难和哮鸣音,出现烦躁不安或被迫坐位,咳喘剧烈时还可出现腹痛。哮喘发作以夜间更为严重,可自行或经治疗缓解。若哮喘急剧严重发作,经合理应用拟交感神经药物仍不能在 24 小时内缓解,称为哮喘持续状态。随病情变化,患儿由呼吸困难的挣扎状态转为软弱、咳嗽无力、血压下降、出现发绀,甚至死于急性呼吸衰竭。

(三)体格检查

胸廓饱满,呈吸气状,叩诊呈过清音,听诊全肺布满哮鸣音。重症患儿呼吸困难加重时,呼吸音可明显减弱,哮鸣音随之消失。病程长而反复发作者可出现桶状胸,伴营养障碍和生长发育落后。

三、辅助检查

(一)变应原检查

目的在于发现和明确诱发哮喘的原因,以便在日常生活中避免与之接触,以防哮喘发作。

(二)激发试验

对于症状与哮喘一致,但肺功能检查正常的患者,乙酰胆碱和组胺的气道反应性测定或运动激发试验有助于确定哮喘诊断。

(三)肺功能测定

一般包括肺容量、肺通气量、弥散功能、流速-容量图和呼吸力学测验,但均需较精密的仪器,也不能随时监测。哮喘患儿常表现为肺总量(TLC)和功能残气量(FRC)增加,而残气量(RV)、肺活量(VC)可正常或降低;更重要的改变为呼吸流速方面的变化,表现为用力肺活量(FVC)、第一秒用力呼气流速(FEF 25%~75%)和最大呼气流速率(PF)变化。

(四)测定气道炎症的无创性标志物

可以通过检查自发生成痰液中或高渗盐水诱发痰液中的嗜酸细胞和异染细胞来评估与哮喘相关的气道炎症。

(五)其他检查

X 线胸片显示肺过度充气;血嗜酸性粒细胞计数增多(0.05~0.15)或绝对值增多($>300 \times 10^6/L$);T 淋巴细胞亚群包括 Th_1/Th_2 测定;嗜碱性粒细胞脱颗粒试验;嗜碱性粒细胞计数等。有些检查虽可符合哮喘诊断,但无特异性。

四、临床诊断

(一)诊断标准

1.婴幼儿哮喘诊断标准

(1)年龄<3岁,喘息发作≥3次。

(2)发作时双肺闻及呼气相哮鸣音,呼气相延长。

(3)具有特应性体质,如过敏性湿疹、过敏性鼻炎等。

(4)父母有哮喘病等过敏史。

(5)除外其他引起喘息的疾病。

凡具有以上(1)(2)(3)条即可诊断哮喘。如喘息发作2次,并具有第(2)(5)条,诊断为可疑哮喘或喘息性支气管炎。如同时具有第(3)和/或第(5)条时,可考虑给予哮喘治疗性诊断。

2.3岁以上儿童哮喘诊断标准

(1)年龄≥3岁,喘息呈反复发作者或可追溯与某种变应原或刺激因素有关。

(2)发作时双肺闻及以呼气相为主的哮鸣音,呼气相延长。

(3)支气管舒张药有明显的疗效。

(4)除外其他引起喘息、胸闷和咳嗽的疾病。

对各年龄组疑似哮喘同时肺部有哮鸣音者,可做以下任何一项支气管舒张试验:①用β_2受体激动药的气雾剂或溶液雾化吸入;②0.1%肾上腺素0.01 mL/kg皮下注射,每次最大量不超过0.3 mL。在做以上任何一项试验后15分钟,如果喘息明显缓解及肺部哮鸣音明显减少,或一秒钟用力呼气容积上升率≥15%,支管舒张试验阳性,可作哮喘诊断。

3.咳嗽变异性哮喘诊断标准(年龄不分大小)

(1)咳嗽持续或反复发作>1个月,常在夜间或清晨发作、痰少、运动后加重,临床无感染征象,或经较长期抗生素治疗无效。

(2)用支气管扩张药可使咳嗽发作缓解(基本诊断条件)。

(3)有个人过敏史或家族过敏史,变应原试验阳性可做辅助诊断。

(4)气道呈高反应性特征,支气管激发试验阳性可做辅助诊断。

(5)除外其他原因引起的慢性咳嗽。

(二)诊断中的临床思维

在婴幼儿中注意事项有以下3点。

(1)一些婴幼儿发病的最初症状是反复或持续性咳嗽,或在呼吸道感染时伴有喘息,经常被误诊为支气管炎、喘息性支气管炎或肺炎,因此,应用抗生素或镇咳药物治疗无效,此时给予抗哮喘药物治疗是有效的,具有以上特点的婴幼儿可以考虑沿用"婴幼儿哮喘"的诊断名称。

(2)如果患儿的"感冒"反复地发展到下呼吸道,持续10天以上使用抗哮喘药物治疗后才好转,则应考虑哮喘。

(3)目前婴幼儿喘息常分为两种类型:有特应性体质(如湿疹),其喘息症状常持续整个儿童期直至成人。无特应性体质及特应性家族史,反复喘息发作与急性呼吸道病毒感染有关,喘息症状通常在学龄前期消失。不论以上哪一类型的喘息均可增加支气管反应性,部分出现特应性炎症。至今尚无一种确切方法可以预测哪些患儿会有持续性喘息。由于80%以上哮喘开始于3岁前,早期干预是有必要的。尽管一部分患儿存有过度应用抗哮喘药物的可能,但有效使用抗变应性炎症药物及支气管舒张药比应用抗生素能更好地缩短或减轻喘息的发作,亦符合儿童哮喘早期诊断和防治的原则。

五、鉴别诊断

(一)毛细支气管炎

主要是由呼吸道合胞病毒及副流感病毒感染所致,好发于2～6个月婴儿,常于冬春季流行。喘息是急性呼吸道感染最常见的症状,尤其以病毒感染为著。第1次婴幼儿喘息可能是毛细支气管炎,而1岁时出现多次喘息就可能是哮喘,如根据哮喘治疗有效,则有助于诊断。

(二)先天性喉喘鸣

先天性喉喘鸣是因喉部发育较差引起喉软骨软化,在吸气时喉部组织陷入声门而发生喘鸣及呼吸困难。于出生时或生后数天出现持续吸气性喘鸣,重者吸气困难,并有胸骨上窝及肋间凹陷。在俯卧位或被抱起时喘鸣有时可消失。喘鸣一般在6个月到2岁消失。

(三)异物吸入

好发于幼儿及学龄前期,有吸入异物史,呛咳可有可无,有时胸部X线片检查无异常,应作吸气及呼气相透视或摄片,可有纵隔摆动,或由于一侧气体滞留而两肺透光度不一致。如X线检查阴性,仍不能除外异物,可做支气管镜检查。

(四)支气管淋巴结核

支气管淋巴结核可由肿大淋巴结压迫支气管或因结核病变腐蚀和侵入支气管壁导致部分或完全阻塞,出现阵发性痉挛性咳嗽伴喘息,常伴有疲乏、低热、盗汗、体重减轻。可做PPD及X线检查、痰结核菌检查、测定血清抗体,疑有支气管内膜结核引起的气道阻塞廊做支气管镜检。

(五)环状血管压迫

环状血管压迫为先天性畸形,多发生于主动脉弓处,有双主动脉弓或有环状血管畸形。由一前一后血管围绕气管和食管,随后两者又合并成降主动脉,某些病例右侧主动脉弓和左侧主动脉韧带形成一个环,前者压迫气管及食管。

(六)胃食管反流

多数婴儿进食后发生反流,食管黏膜有炎症改变,反流可引起反射性气管痉挛而出现咳嗽、喘息,可行吞钡X线检查,近年来用食管24小时pH监测以助诊断。

六、治疗

(一)治疗原则

坚持长期、持续、规范、个体化的治疗原则。①发作期:快速缓解症状、抗炎、平喘;②缓解期:长期控制症状、抗炎、降低气道高反应性、避免触发因素、自我保健。

(二)治疗方法

1.去除病因

避免接触变应原,积极治疗和清除感染病灶,去除各种诱发因素。

2.控制发作

主要是解痉和抗感染治疗,药物缓解支气管平滑肌痉挛,减轻气道黏膜水肿和炎症,减少黏痰分泌。

(1)拟肾上腺素类药物:β_2 受体激动药是目前临床应用最广的支气管舒张药。①短效 β_2 受体激动药,常用的有沙丁胺醇和特布他林。②长效 β_2 受体激动药,沙美特罗、福莫特罗、盐酸丙卡特罗、班布特罗。

目前推荐联合吸入糖皮质激素和长效 β_2 受体激动药治疗哮喘,联合应用具有协同抗炎和平喘作用,可获得相当于(或优于)吸入加倍剂量的糖皮质激素时的疗效,并可以增加患儿的依从性、减少较大剂量糖皮质激素的不良反应,尤其适用于中重度哮喘患儿的长期治疗。

(2)茶碱类药物:不是舒张支气管的首选药物。重症患者、24 小时内未用过茶碱,首剂负荷量为 4~6 mg/kg,加入葡萄糖注射液中 20~30 分钟静脉滴完,然后以 0.75~1 mg/(kg·h)维持。<2 岁及 6 小时内用过茶碱或病史问不清是否用过茶碱制剂者,不给负荷剂量,而直接以 1 mg/(kg·h)静脉滴注。长时间使用者,最好监测茶碱的血药浓度。

(3)抗胆碱能药物:临床应用以气雾剂及雾化吸入为主。

(4)糖皮质激素:儿童吸入丙酸倍氯米松或丁地曲安西龙(普米克)每天 200~400 μg 是很大的安全剂量,重度年长儿亦可达 600~800 $\mu g/d$,一旦病情控制、稳定则应降至常规吸入剂量。对于年幼儿哮喘及吸入定量气雾剂有困难或重症患儿可用丁地曲安西龙悬液,每次 0.5~1 mg,每天 1~2 次,可合用 β_2 激动药及(或)抗胆碱类药物溶液一起雾化吸入。如病情能较快控制,则可停用平喘药,普米克悬液吸入可达数周至数月或更长时间,或酌情改用气雾剂吸入。吸入激素疗程偏长,达 1 年以上,现亦有主张轻、中患者疗程可达 3~5 年。

(5)硫酸镁:每次 0.1 mL/kg 加 10%葡萄糖注射液 20 mL 在 20 分钟内静脉滴注,1~3 天,可连续使用 2~3 天,能取得支气管解痉及镇静作用。

3.哮喘持续状态

哮喘持续状态可选用吸氧及药物等治疗。

(1)吸氧:所有危重哮喘患儿均存在低氧血症,需用密闭面罩或双鼻导管提供高浓度湿化氧气,以维持氧饱和度≥0.95,初始吸氧浓度以 40%为宜,流量 4~5 L/min。在无慢性肺部疾病者,高浓度吸氧并不会导致呼吸抑制。

(2)β_2 受体激动药:是儿童危重哮喘的首要治疗药物。首选吸入治疗,使用射流式雾化装置,如缺氧严重,应使用氧气作为驱动气流,以保证雾化治疗时的供氧,氧气流量 6~8 L/min。第 1 小时可每 20 分钟吸入 1 次,以后每 2~4 小时可重复吸入。药物量:每次沙丁胺醇 2.5~5 mg 或特布他林 5~10 mg,亦可做连续雾化吸入。部分危重症或无法使用吸入治疗者,可静脉应用 β_2 受体激动药,沙丁胺醇 15 $\mu g/kg$ 静脉注射 10 分钟以上;病情严重需静脉维持滴注时剂量为 1~2 $\mu g/(kg·min)$,最大不超过 5 $\mu g/(kg·min)$。静脉应用 β_2 受体激动药时容易出现心律失常和低钾血症等严重不良反应,使用时要严格掌握指征及剂量,并做必要的心电图、血气及电解质等监护。

(3)肾上腺能受体激动药:没有条件使用吸入型 β_2 受体激动药时,可考虑使用肾上腺素皮下注射,但应加强临床密切观察,预防心血管等不良反应的发生。每次皮下注射 0.1%肾上腺素 0.01 mL/kg,儿童最大量不超过 0.3 mL。必要时可每 20 分钟使用 1 次,不能超过 3 次。

(4)糖皮质激素:全身应用糖皮质激素作为儿童危重哮喘治疗的一线药物,应尽早使用。常用琥珀酸氢化可的松 4~8 mg/kg 或甲泼尼龙 0.5~2 mg/kg,静脉注射,每 4~6 小时使用 1 次,好转后可口服泼尼松 1~2 mg/(kg·d),每天最大量 60 mg。治疗时间依病情而定,如连续用药超过 7 天应逐渐减量。儿童危重哮喘时大剂量吸入糖皮质激素可能有一定帮助,选用雾化吸入布地奈德悬液每次 0.5~1 mg。但病情严重时不能以吸入治疗替代全身糖皮质激素治疗,以免延误病情。

(5)抗胆碱药:是儿童危重哮喘联合治疗的组成部分,其临床安全性和有效性已明确,对 β_2 受体激动药治疗反应不佳的重症者应尽早联合使用。药物剂量:溴化异丙托品 250 μg,加入 β_2 受体激动药溶液作雾化吸入,治疗时间同 β_2 受体激动药。

(6)氨茶碱静脉滴注:氨茶碱可作为儿童危重哮喘一种附加治疗的选择,负荷量 4~6 mg/kg,最大250 mg,静脉滴注 20~30 分钟,继之持续滴注维持剂量 0.8~1.0 mg/(kg·h)。如已用口服氨茶碱者,直接使用维持剂量持续静脉滴注。亦可采用间歇给药方法,每 6 小时缓慢静脉滴注 4~6 mg/kg,治疗时应注意不良反应的发生,有条件应做血药浓度监测。

(7)硫酸镁:硫酸镁是一种安全的危重哮喘治疗药物,有助于危重哮喘症状的缓解。剂量:25~40 mg/(kg·d),最大剂量≤2 g/d,分 1~2 次,加入 10%葡萄糖注射液 20 mL 缓慢静脉滴注(20 分钟以上),酌情使用 1~3 天。可出现一过性面色潮红、恶心等不良反应,通常在药物输注时发生。如过量可静脉注射 10%葡萄糖酸钙注射液拮抗。

(8)辅助机械通气:儿童危重哮喘经氧疗、全身应用糖皮质激素、β_2 受体激动药等治疗后病情继续恶化者,应及时给予辅助机械通气治疗。适用指征包括持续严重的呼吸困难;呼吸音降低到几乎听不到哮鸣音及呼吸音;因过度通气和呼吸肌疲劳而使胸廓运动受限;意识障碍、烦躁或抑制,甚至昏迷;吸氧状态下发绀进行性加重;$PaCO_2 \geq 8.7$ kPa(65 mmHg)。通气模式以定容型为宜,呼吸频率略慢于正常值,潮气量8~12 mL/kg,吸气峰压一般不宜超过 3.92 kPa(40 cmH_2O),必要时酌情加用呼气末正压通气。

(9)其他治疗:注意维持水电解质平衡,纠正酸碱紊乱。由于液体摄入量减少、呕吐及呼吸道非显性液体丢失增多,大多数哮喘患儿在就诊时已有不同程度的脱水,应予以及时纠正。但由于危重哮喘患儿多存在抗利尿激素分泌异常,故继续治疗时应注意避免因液体过多而导致的肺水肿加重,一般用 2/3 的生理需要量维持。危重哮喘时左右心室的后负荷明显增加,合并心力衰竭时慎用正性肌力药物,如确需使用,应做适当剂量调整。儿童哮喘发作主要由病毒引发,抗生素不作为常规应用,如同时发生下呼吸道细菌感染则选用病原体敏感的抗菌药物。

4.预防

(1)免疫治疗:目前通过正规应用各种药物及采取必要的预防措施基本上可以满意地控制哮喘,在无法避免接触变应原或药物治疗无效时,可以考虑针对变应原进行特异性免疫治疗,因反复呼吸道感染诱发喘息发作者可酌情加用免疫调节剂。

(2)色甘酸钠:为抗过敏药,能稳定肥大细胞膜,抑制肥大细胞释放组胺及白三烯类过敏介质,抑制细胞外钙离子内流和抑制细胞内储存的结合钙离子释放,阻止迟发反应和抑制非特异性支气管高反应性。在哮喘发作前给药,能防止Ⅰ型变态反应和运动诱发哮喘。

(3)酮替芬:为碱性抗过敏药,对儿童哮喘疗效较成人稍好,其不良反应为口干、困倦、头晕等。年幼儿口服 0.5 mg,每天 1~2 次;儿童 1 mg,每天 2 次。若困倦明显者可 1 mg 每晚 1 次,对经激素吸入疗法能使哮喘缓解的患儿,应继续吸入维持量糖皮质激素,至少 2 年或更长时间。

七、护理

(一)一般护理

1.护理评估

(1)评估患儿营养及饮食情况有无喂养困难;液体摄入量、尿量、近期体重变化;睡眠情况(有无呼吸困难的发生)。

(2)评估患儿咳嗽、咳痰的程度和性质。观察患儿有无发绀,监测体位改变对患儿缺氧的影响。有无其他伴随症状,如胸痛、呼吸困难。

(3)评估患儿的呼吸情况,记录性质、频率、形态、深度,有无鼻翼翕动、三凹征、端坐呼吸等,听诊患儿的呼吸音,监测患儿生命体征。必要时监测、记录患儿的动脉血气分析值。

(4)评估患儿心理、精神因素,有无焦虑、恐惧。

(5)评估患儿及其家属心理-社会状况:评估患儿及其家属对疾病知识的了解程度、对治疗及护理的配合程度、经济状况等。

2.气道通畅

(1)体位,采取半坐卧位或坐位以利肺部扩张。

(2)保证休息:给患儿提供一个安静、舒适的环境以利于休息,护理操作应尽可能地集中进行。

3.病情观察

监测患儿是否有烦躁不安、气喘加剧、心率加快、短时间内肝急剧增大及血压变化等情况,警惕心力衰竭及呼吸骤停等合并症的发生。呼吸困难加重时,注意有无呼吸音及哮鸣音的减弱或消失、心率加快等。患儿活动前后,监测其呼吸和心率,活动时如有气促、心率加快可给予持续吸氧并给予休息。根据病情逐渐增加活动量。

(二)专科护理

1.吸氧

患儿哮喘时大多有缺氧现象,故应给予氧气吸入,以减少无氧代谢,预防酸中毒。氧气浓度以40%为宜。

2.呼吸道护理

给予雾化吸入,应用支气管扩张剂后立即进行吸痰处理,吸痰过程中保持动作轻柔,技巧娴熟,若呼吸严重不畅,应用无创正压通气治疗。

3.用药护理

(1)支气管扩张剂:使用时可嘱患儿充分摇匀药物,在按压喷药于咽喉部的同时,然后闭口屏气10秒后,用鼻缓缓呼气,最后清水漱口,将获得较好效果。

(2)用药无缓解应停用,常见不良反应主要有心动过速、血压升高、虚弱、恶心、变态反应及反常的支气管痉挛。

(3)急性发作者,如口服无效,可由静脉推注,以5%～10%葡萄糖液稀释,在30分钟内缓慢注入。如已运用氨茶碱治疗(在6小时内),应将剂量减半,以后可给予维持量。1～9岁患儿,可选择氨茶碱静脉滴注,有条件时应测氨茶碱血浓度,治疗哮喘的有效血浓度为10～20 $\mu g/mL$。每6～8小时给药一次。有条件的单位应监测氨茶碱血浓度的峰值与谷值,寻找最佳投药方案。病情稳定后,可每隔2～3个月监测浓度一次。

(4)肾上腺皮质激素类:长期使用可产生较多不良反应,如二重感染、肥胖、高血压等。当患儿出现身体形象改变时要做好心理护理。

4.化验及检查护理

(1)血常规检查。检查前准备及注意事项晨起空腹抽血检查。

(2)肺功能检查。适用于5岁以上的儿童。检查时儿童可能会对检查害怕,在检查前与检查时要给予安抚和引导。

(3)检查后注意事项。抽完血后,用棉签或止血工具按压针孔部位3分钟以上,以压迫止血。不要按揉针孔部位,以免造成皮下血肿。抽血后出现晕血症状,如头晕、眼花、乏力等应立即平卧。放于空腹抽血之后。

5.并发症护理

(1)呼吸衰竭:重度哮喘时因气道严重痉挛,气流出入受阻,同时因为哮喘发病时患儿紧张、用力呼吸等导致体力消耗,耗氧量和二氧化碳产生量增加,吸入气体量减少可引起低氧血症,而呼出气体量降低则导致体内二氧化碳潴留,出现Ⅱ型呼吸衰竭。密切观察患儿的呼吸变化,呼吸>40次/分或心率突然减慢,原有的哮鸣音减弱或消失,血压降低等症状,应立即通知医师。

(2)气胸:哮喘急性发作时因肺泡内压力增高,对于有肺大泡或严重肺气肿的患儿,有时会导致肺泡破裂,气体进入胸膜腔而出现气胸。患儿出现烦躁不安,发绀,大汗淋漓,气喘加剧,心率加快,呼吸音减弱等情况,应立即报告医师并积极配合抢救。

6.心理护理

哮喘患儿年龄尚小,患儿家属多伴有紧张、焦虑心理,护理人员应充分与患儿家属沟通,缓解其悲伤、焦虑情绪,让其做好思想准备,沟通过程中应掌握好语言技巧和语速,切忌急躁处理。要帮助患儿保持愉快的心情,比如给年幼的患儿讲故事、玩玩具、听音乐、分散其注意力,对年龄较大的患儿要根据其心理活动讲道理,争取患儿的配合,以达到最佳治疗状态。若患儿身体状况许可,应鼓励其在户外活动,加强体育锻炼,增强抗病能力。特别对首次哮喘发作的患儿应耐心解释,通过护理干预缓解患儿的紧张心理。精神紧张是诱发小儿哮喘的因素之一,所以心理护理是小儿支气管哮喘护理中不可忽视的内容之一。

八、健康教育

(一)饮食

给予富含维生素易消化的食物,应尽量避免食用诱发哮喘的食品,如鱼、虾、蛋、奶等含蛋白质丰富的食物。应少食多餐。保证营养均衡搭配,以利病情康复,家属要经常细心观察患儿的饮食,找到对哮喘致敏的食品。随着患儿年龄的增长,病情的好转,尤其是机体免疫功能逐渐增强,食物过敏的种类也就随之减少。因此,也要不断地解除某些限吃的食品。

(二)休息与活动

协助患儿的日常生活。指导患儿活动,避免情绪激动及紧张的活动。

(三)用药知识

告知家属雾化的意义及注意事项:复方异丙托溴铵(可比特)可使平滑肌松弛并减轻支气管炎症。使支气管平滑肌扩张,并使气道内分泌物减少。松弛气道平滑肌,降低气道阻力,增强纤毛清除黏液能力,抑制气道神经,降低血管通透性,减轻了气道黏膜水肿,从而缓解喘憋,能迅速有效地解除气道痉挛。布地奈德对呼吸道局部抗炎作用具有抗过敏作用,并可收缩气道血管,减少黏膜水肿及黏液分泌可以达到平喘、改善通气、缓解喘息的症状。因此先用复方异丙托溴铵雾化扩张支气管,再给予布地奈德治疗局部抗炎,达到改善通气消除炎症的效果。

喷剂应用后用清水漱口防止咽部真菌感染。糖皮质激素口服,应于饭后,减少对胃肠道刺激。用药勿自行减药停药。

（四）疾病相关知识

哮喘发作分为 3 度：①轻度 pH 正常或稍高，PaO_2 正常，$PaCO_2$ 稍低，提示哮喘处于早期，有轻度过度通气，支气管痉挛不严重，口服或气雾吸入平喘药可使之缓解；②中度 pH 正常，PaO_2 偏低，$PaCO_2$ 仍正常，则提示患儿通气不足，支气管痉挛较明显，病情转重，必要时可加用静脉平喘药物；③重度 pH 降低，PaO_2 明显降低，$PaCO_2$ 升高，提示严重通气不足，支气管痉挛和严重阻塞，多发生在哮喘持续状态，需积极治疗或给予监护抢救。

（五）出院指导

（1）患儿居住的环境要空气清新，室温恒定，杜绝一切变态原，如花草，猫狗等小动物；蚊香、真菌类等变态原及刺激性气味，如气温寒冷也易引起哮喘。

（2）加强锻炼，增强机体抗病能力，坚持户外锻炼，如跑步、跳绳等运动，增加肺活量，对预防哮喘的发作具有积极的作用。

（3）哮喘在发作前多有前驱症状，最常见眼鼻发痒、打喷嚏、流涕、流泪、咳嗽等，一旦出现上述症状时，应及时就诊及用药，避免诱发哮喘发作。

（4）指导呼吸运动：指导进行腹式呼吸、向前弯曲运动及胸部扩张运动。

（5）防护知识：①增强体质，预防呼吸道感染。②协助患儿及家属确认或哮喘发作的因素，避免接触变态原，祛除各种诱发因素。③患儿及家属能辨认哮喘发作先兆、症状，并能简单及时自我护理（哮喘发作时家属要镇静，给患儿安全感，立即吸入支气管扩张剂-万托林气雾剂，室内通风，避免烟雾刺激，给患儿坐位或半卧位）。④提供出院后使用药物资料。⑤指导患儿和家属使用长期预防及快速缓解的药物，并做到正确安全的用药。⑥及时就医，以控制哮喘严重发作。哮喘的随访计划：急性发作期（住院或留院观察）；慢性持续期（1 个月随访一次，检查指导用药）；缓解期（3 个月随访一次，复查肺功能）。

（李　晨）

第二节　鹅　口　疮

鹅口疮又称急性假膜型假丝酵母性口炎，又名雪口病，是由白假丝酵母感染所引起口腔黏膜表面形成白色斑膜，为真菌感染。多见于新生儿、营养不良、腹泻、长期应用抗生素或激素的患儿。病程严重的患儿可引起下呼吸道、消化道真菌感染，最后发展为真菌性败血症。

一、病因及发病机制

（一）产道感染
婴儿出生时通过产道接触母体分泌物所引起的真菌感染。

（二）哺乳不洁
婴儿使用的奶具消毒不彻底，母亲乳房不洁或喂奶者手指污染，患儿经口进食后感染。

（三）滥用药物
患儿长期应用抗生素或激素，致患儿体内正常菌群失调，抵抗力下降，易造成真菌感染。

(四)其他因素

患儿因营养不良、腹泻等致机体免疫功能降低时,也可发生真菌感染。

二、临床表现

(一)症状及体征

1.口腔黏膜改变

患儿口腔黏膜表面出现乳白色、高于黏膜表面的乳凝块物,可呈点状或片状,除去斑膜,可见红色黏膜创面。最常见于颊黏膜,其次舌、齿龈、上颚,严重时蔓延到咽部及以下,表现为整个口腔均被白色斑膜覆盖。

2.疼痛

轻症患儿患处不痛,不影响进食。重症患儿出现烦躁、哭闹、拒食、食欲下降等表现。

3.低热

严重患儿可出现感染表现,可伴低热。

(二)并发症

1.假丝酵母性食管炎

白假丝酵母侵袭食管引起食管炎症,患儿可表现为吞咽困难、恶心等症状。

2.肺念珠菌病

口腔内真菌侵袭呼吸道从气管入肺部,导致肺部感染,患儿可表现为咳嗽、咳痰等症状,严重患儿可出现咳血、呼吸困难。

3.败血症

白假丝酵母侵入血液系统,引起真菌败血症。患儿临床表现不典型,可出现高热、精神反应差等表现,新生儿可出现呼吸暂停等表现。

三、辅助检查

口腔黏膜涂片可见霉菌丝及念珠菌孢子,以确定致病菌种类,作为诊断依据。

四、诊断

(一)症状体征

患儿口腔黏膜可见白色乳凝块状物,点状或片状,略突起,不易拭去。

(二)实验室检查

口腔黏膜涂片可见白假丝酵母菌丝及孢子。

五、治疗

(一)保持口腔清洁

喂奶前后用2%碳酸氢钠溶液清洁口腔,避免奶液残留。

(二)局部用药

用制霉菌素片1片(每片50万单位)溶于10 mL生理盐水中,然后涂口腔,每天2~3次。

六、护理

(一)护理评估

(1)评估患儿意识及精神情况,为患儿进行生命体征、身高、体重的测量,了解患儿基本生长发育情况。

(2)询问家属,了解患儿的既往史、过敏史、用药史、手术史及家族史等。

(3)评估患儿营养情况,有无食欲减退、拒食、吞咽困难等表现,进食时有无哭闹,询问患儿的大小便情况,尿量有无减少,有无便秘或腹泻等。

(4)评估患儿口腔黏膜情况,口腔黏膜有无白色片状物,能否拭去,出现的部位及范围,有无流涎、口臭,有无破损。

(5)询问患儿有无饮食不洁情况,出生时有无产道感染,有无滥用药物的情况。

(6)心理-社会状况。了解家属对疾病采取的治疗、护理的配合程度,以及家属对此疾病的知识缺乏程度。评估患儿及家属的心理状态和家庭经济承受能力。

(二)护理措施

1.一般护理

(1)休息与活动:患儿需保证每天睡眠充足,适当活动,增强患儿机体免疫力。

(2)饮食护理:给予患儿高热量、高蛋白、含丰富维生素的流食或半流食,避免食物过冷、过热或过硬,以免刺激患儿口腔黏膜引起疼痛或破损。每次喂奶后再给患儿喂服少量温开水,避免奶液在口腔中存留以促进真菌生长。

(3)预防感染:①患儿使用的餐具或奶具应给予彻底消毒,且一人一用,避免交叉感染;②指导家属正确喂养,加强个人卫生,接触患儿前后注意手卫生;③母乳喂养前后用温水将乳头清洗干净并擦干,保持内衣清洁干燥。

2.病情观察

(1)观察患儿生命体征变化,注意体温的变化,及时发现患儿感染征象。

(2)观察患儿精神状态变化,有无哭闹明显、拒食、吞咽困难以及食欲下降等表现。

(3)观察患儿口腔黏膜情况,注意口腔黏膜白斑有无扩大、破损等表现。

3.口腔护理

(1)保持口腔清洁,哺乳前后给予患儿用2%碳酸氢钠溶液涂口腔,用棉签轻轻擦拭,使口腔成为碱性环境,可以抑制白假丝酵母的生长与繁殖。

(2)用制霉菌素片1片(每片50万单位)溶于10 mL生理盐水中,然后涂口腔,擦于患处,每天2~3次。

(3)给予患儿口腔上药时,需避开进食时间,宜在奶后进行,涂抹在口腔内白色斑膜上,动作要轻、快、准,以免患儿因疼痛或恶心出现哭闹从而影响护理操作。

4.心理护理

鹅口疮患儿年龄一般较小,且由于口腔黏膜的改变以及患儿哭闹、拒食易引起家属焦虑、担心及恐惧,医护人员应及时给予帮助,告知此病的病因、护理方法及治疗要点,以减轻家属的不良情绪。护理人员常与家属进行沟通,告知家属目前患儿所存在的问题,积极指导家属正确喂养,以增进护患关系,取得家属的信任,从而提高依从性。

5.健康教育

(1)生活指导:保持患儿周围环境的清洁,注意个人卫生。保证患儿营养充足,增强患儿机体免疫力,避免出现营养不良情况发生。

(2)饮食指导:母乳喂养需注意乳头的清洁,喂奶者注意手卫生,哺乳者勤换内衣,防止奶渍留在内衣上,引发细菌繁殖。患儿奶具及用物需进行严格消毒。保证患儿营养充足,注意饮食卫生。

(3)用药指导:教会家属给予患儿口腔黏膜上药的方法和注意事项,应避开进食时间,以便使药物长时间发挥作用。同时避免长期滥用广谱抗生素及激素类药物。

(李海霞)

第三节 腹 泻

小儿腹泻又称腹泻病,是由多病原、多因素引起的以大便次数增多伴性质改变为主要表现的一组疾病,也可伴有发热、呕吐、腹痛等症状。腹泻严重时患儿可出现不同程度的水、电解质、酸碱平衡紊乱,是儿科最常见疾病之一。6 个月以内的婴儿,出生后不久即出现腹泻,仅表现大便次数增多,患儿食欲好,生长发育正常,当增加辅食后,大便次数可自行好转,这类腹泻称为生理性腹泻,多见于母乳喂养儿。小儿腹泻发病年龄以 6 个月～2 岁婴幼儿多见,一年四季均可发病,但夏秋季发病率最高。

一、病因及发病机制

(一)易感因素

1.婴幼儿消化系统特点

婴幼儿消化系统发育不完善,胃酸和消化酶分泌不足且活性低,患儿消化道的负担较重,易引起消化功能紊乱。

2.婴幼儿防御能力较差

婴幼儿血清免疫球蛋白及胃肠道 SIgA 较低,易出现肠道感染引起腹泻。

3.人工喂养

母乳中含有 SIgA、巨噬细胞及粒细胞等免疫因子,有抗肠道感染作用,人工喂养患儿不能从中获得,易出现肠道感染引起腹泻。

(二)感染因素

1.肠道内感染

(1)病毒感染:寒冷季节婴幼儿腹泻 80% 由病毒感染引起。其中轮状病毒是病毒性肠炎最主要病原,其次为星状和杯状病毒、柯萨奇病毒、诺沃克病毒、冠状病毒等。

(2)细菌感染:以可致泻的大肠埃希菌为主要病原,包括致病性大肠埃希菌、产毒性大肠埃希菌、侵袭性大肠埃希菌、出血性大肠埃希菌和黏附性-集聚性大肠埃希菌。其他细菌有空肠弯曲菌、沙门氏菌、金黄色葡萄球菌等。

(3)真菌感染:婴儿以白假丝酵母多见,其他包括曲菌、毛霉菌等。婴幼儿长期应用广谱抗生素引起肠道菌群失调或激素引起免疫功能的降低,易发生肠道真菌感染导致腹泻。

(4)寄生虫感染:以阿米巴原虫、蓝氏贾第鞭毛虫、隐孢子虫多见。

2.肠道外感染

如中耳炎、上呼吸道感染、泌尿系统感染、皮肤感染或急性传染病等疾病的病原菌直接感染患儿肠道引起腹泻。

(三)非感染因素

1.饮食因素

由于喂养不当,包括喂养次数、食量、种类的改变太快,给予过多脂肪类、纤维素类食物或高果糖的果汁,均可引起腹泻。部分患儿对牛奶、豆类或某种食物过敏也可引起腹泻。

2.气候因素

由于天气突然变冷或天气过热,导致腹部受凉或消化酶分泌降低均可导致腹泻。

二、临床表现

(一)症状与体征

1.大便次数增多、性质及气味改变

根据腹泻轻重每天排便数次至数 10 次不等。呈黄色或黄绿色稀水便、蛋花汤样便,可混有黏液、泡沫或奶瓣,严重患儿可伴有少量血便。大便气味可出现腥臭味或酸味。

2.腹泻伴随症状

患儿腹泻时可伴恶心、呕吐或溢乳,食欲减退等。

3.全身中毒症状

肠道内感染所致腹泻,可出现全身中毒现象。表现为体温低热或高热、烦躁、精神差或嗜睡等。

4.电解质紊乱

(1)代谢性酸中毒:主要表现为呼吸深快、精神萎靡、嗜睡、面色苍白、口唇樱红。

(2)低钙血症:主要表现为手足搐搦、惊厥等。

(3)低钾血症:多随酸中毒的纠正,出现低钾血症。主要表现为全身乏力、反应迟钝、哭声低、吃奶无力、肌张力低下等表现。

(二)小儿腹泻分型

1.按病程分类

(1)急性腹泻:腹泻病程＜2 周。

(2)迁延性腹泻:腹泻病程 2 周～2 月。

(3)慢性腹泻:腹泻病程＞2 月。

2.按病情分类

(1)轻型腹泻:多由饮食及肠道外感染引起。一般无全身症状,精神尚可,失水不明显,主要为胃肠道症状,偶有伴随症状,大便次数每天 10 次左右,量少,呈黄色或黄绿色稀糊状伴有奶瓣或泡沫。

(2)重型腹泻:多为肠道内感染引起。表现为严重的胃肠道症状,常伴呕吐,严重者可见咖啡渣样液体,大便次数每天多至数 10 次,量多,多呈水样便或蛋花汤样便伴有少量黏液或血便。除此之外还可出现明显脱水、电解质紊乱及全身中毒症状。

三、辅助检查

(一)血液检查

血常规及血生化检查。白细胞计数及中性粒细胞计数增多提示细菌感染;淋巴细胞计数增多提示病毒感染;嗜酸性粒细胞计数增多提示有寄生虫感染或接触变态原。血清钠的浓度提示脱水性质,根据血钾、血钙、血镁浓度提示患儿是否出现电解质紊乱。

(二)粪便检查

便常规、便潜血、便培养。肠炎患儿大便可见红细胞、白细胞;消化不良或脂肪泻可见脂肪滴;便潜血可了解患儿大便是否出现便血;便培养可检验出致病菌。

四、诊断

(一)症状和体征

患儿每天大便次数超过正常排便习惯,且出现大便性质改变,水分增多,粪质减少,可伴奶瓣、黏液、血便等。伴随症状可表现为呕吐、腹痛或不同程度发热。可出现不同程度脱水、电解质紊乱、酸中毒。

(二)实验室检查

轮状病毒肠炎患儿大便行电镜检测可发现轮状病毒颗粒。便常规镜检可见红细胞、白细胞等。细菌培养可见致病菌。

(三)过敏性腹泻

患儿摄入牛乳 48 小时内出现症状,若停止摄入,腹泻症状好转。

五、治疗

(一)调整饮食

除严重呕吐患儿外,均可继续进食。母乳喂养的患儿,继续母乳喂养,暂停辅食,人工喂养患儿可喂米汤或稀释的牛奶或其他代乳品,少食多餐,病毒性肠炎患儿可以改喂免乳糖配方奶。随病情的好转,逐渐从流食、半流食过渡到正常饮食。

(二)对症处理

纠正水电解质紊乱及酸碱失衡。

1.脱水

口服补液盐(ORS)用于腹泻预防轻、中度脱水。轻度脱水给予 50～80 mL/kg,中度脱水给予 80～100 mL/kg。静脉补液治疗,适用于重度脱水、呕吐及腹泻严重的患儿,需补充累积损失量、继续损失量及生理需要量。

2.电解质紊乱

及时纠正低钾、低钙和低镁血症。

3.代谢性酸中毒

纠正酸中毒,静脉补充碱性溶液,首选碳酸氢钠溶液。

(三)止泻治疗

应用微生态制剂补充肠道菌群,蒙脱石散保护消化道黏膜。

(四)控制感染

根据病原菌选择适宜抗生素进行治疗。

六、护理

(一)护理评估

(1)评估患儿意识及精神情况,为患儿进行生命体征、身高、体重的测量,了解患儿基本生长发育情况。

(2)询问家属患儿有无既往史、过敏史、手术史及家族史等。

(3)评估患儿营养情况,有无食欲减退,进食后有无呕吐,呕吐物的性质、量,询问患儿的大小便情况,尿量有无减少,腹泻的次数、颜色、性质、量,以及有无伴随症状如腹痛、呕吐等。

(4)评估患儿目前病情,精神有无烦躁或萎靡,是否全身乏力,面色有无苍白或发灰发暗,评估患儿皮肤的弹性及干燥程度,呼吸是否平稳,有无抽搐、惊厥等表现。

(5)评估患儿是否有饮食不卫生史,询问喂养的时间、食量及成分情况;患儿腹部有无受凉;有无其他感染性疾病,如上呼吸道感染、肺炎、中耳炎等;有无滥用药物的现象,如广谱抗生素或肾上腺糖皮质激素等。

(6)了解患儿目前相关检查,关注患儿便常规、便潜血、便培养结果,以及血常规、血生化的结果。

(7)心理-社会状况。了解家属对疾病采取的治疗、护理的配合程度,以及家属对此疾病的知识缺乏程度。评估患儿及家属的心理状态和家庭经济承受能力。

(二)护理措施

1.一般护理

(1)休息与活动。根据患儿腹泻病情程度,适当安排活动,急性期可卧床休息,家属需予患儿定时翻身,避免身体局部受压,出现压疮。

(2)饮食护理:①饮食调整原则上由少到多,由稀到稠,根据患儿食欲、腹泻等情况进行调整,尽早恢复正常饮食。②母乳喂养患儿,不可突然中断喂养,可采用少量多次喂养的方法,患儿母亲同时需要限制饮食,少食脂肪类、纤维素高的食物,多饮水,以稀释母乳。若为人工喂养,可喂养与奶等量的米汤或稀释后的牛奶或其他代乳品,保证奶类的质量。腹泻严重时,患儿需暂停辅食,当患儿腹泻次数减少时,按增加辅食的原则逐渐增加。③年长儿饮食上以流质食物为主,食物种类宜选用清淡、易消化、高蛋白、高热量食物,避免多食糖类及脂肪,忌油腻、刺激、生冷,需保证充分营养供给。待病情好转后,给予半流质食物如粥、面条等,逐渐过渡到正常饮食。④鼓励患儿多饮水,保证患儿每天出入量平衡。

(3)预防感染:做好消毒隔离,预防交叉感染。腹泻患儿自身抵抗力低下,易受外界病毒、细菌等病原微生物感染。所以护理或接触每位患儿前后需认真洗手,避免患儿之间交叉感染。轮状病毒主要经粪-口传播及接触传播,也可通过呼吸道传播,为了预防婴幼儿轮状病毒的感染,接触已感染患儿后,需严格执行床旁隔离,用物专人专用,病室环境及物品定时消毒;接触患儿呕吐物、排泄物需戴手套,把污物扔在医疗垃圾中;接触后按"七步洗手法"洗手。对于母乳喂养的患儿,母亲需注意乳房卫生,每次喂养前用清水清洗乳房,保持内衣清洁干燥。人工喂养的患儿,家属需进行餐具、奶瓶的清洗及消毒,可采取煮沸消毒的方法。对于年长儿,家属需帮助患儿进食及大小便前后要用肥皂洗手,勤剪指甲。

2.病情观察

(1)观察及记录患儿生命体征,包括体温、呼吸、心率、血压。关注患儿体温是否出现低热或高热,及时发现感染征象,观察患儿呼吸、心率是否平稳,血压是否正常。

(2)严格记录患儿出入量,关注患儿进食情况,进食后有无呕吐,呕吐物的性质、量,记录患儿尿量及大便情况,包括大便次数、颜色、性质、量,是否伴有泡沫、奶瓣、黏液及脓血。

(3)观察患儿臀部皮肤情况,有无发红、破损。

(4)观察患儿有无脱水征象,观察患儿的精神状态、面色、皮肤弹性、皮肤黏膜干燥程度及尿量情况。

(5)观察患儿有无休克先兆,如患儿面色和皮肤发灰或发花、四肢发冷、出冷汗、精神极度萎靡、脉搏细数、尿少等。

(6)观察患儿是否出现低钾、低钙血症以及代谢性酸中毒的表现。

3.用药护理

(1)口服补液盐:对于轻度、中度脱水患儿,要遵循少量多次的原则,以免造成呕吐;服用ORS期间应让患儿照常饮水,防止出现高钠血症;高钠血症的患儿,禁止服用ORS;若脱水纠正,应立即停服ORS;心、肾功能不全及腹胀明显的患儿,忌服ORS。

(2)静脉治疗:对于重度脱水患儿,应立即建立有效的静脉通路,保证液体输入,及时补充血容量。补液原则按照先盐后糖、先浓后淡、先快后慢、见尿补钾,补钾溶液浓度应<0.3%;根据脱水程度调整输液速度,注意患儿尿量变化;护理人员需定时观察患儿输液局部皮肤情况,防止静脉炎及渗液情况发生,保证患儿输液安全。

(3)微生态制剂:常用制剂有双歧三联活菌、金双歧等。药物应低温保存至 $2\sim8$ ℃;口服时用温水冲服,水温不宜超过 40 ℃;避免与抗菌药同服。

(4)消化道黏膜保护剂:它是一种天然的硅铝酸盐。口服时应注意空腹服用,温水冲服;治疗急性腹泻时,止泻同时需注意纠正脱水;注意观察药物不良反应,如便秘。

4.臀部皮肤护理

(1)尿裤选用质地柔软的吸水布料,勤更换,避免排泄物刺激臀部皮肤,导致破损。

(2)患儿每次大便后温水擦拭,动作轻柔,肛周尽量保持干燥,若已出现臀红,可涂抹 5% 鞣酸软膏或 40% 氧化锌油给予保护。

(3)臀部皮肤破损严重患儿,可适当暴露皮肤或遵医嘱给予红光治疗。

(4)慢性腹泻患儿常伴营养不良,皮下脂肪含量少,需予患儿定期翻身,对皮肤受压部位进行按摩,防止压疮发生。

5.心理护理

腹泻患儿大多身体虚弱、无力,且由于大便次数增多及性状改变,患儿家属常出现焦虑、担心、恐惧的心理。护理人员首先应尽快帮助患儿及家属适应医院环境,用温柔、可亲的语言与患儿及家属交流,及时给予疾病指导,告知家属护理方法和治疗要点,以消除家属的焦虑、恐惧心理。在进行每项护理操作前取得家属或年长患儿同意,做好解释工作,操作完成后给予适当鼓励和表扬,可以促进护患之间关系,取得家属对医护人员的信任,以提高患儿的治疗效果。

6.健康教育

(1)生活指导:对于腹泻患儿,需营造安静、舒适的环境,以使其休眠充足。指导家属进行出入量的记录以及脱水表现的观察。

（2）饮食指导：给予患儿易消化、高热量，富含丰富蛋白质的食物，以保证患儿营养需求，避免进食刺激患儿消化道的食物，如过冷、过热、油腻等食物。

（3）用药指导：指导患儿家属按时按量给予患儿服药，告知家属所用药物的不良反应，同时观察患儿大便改变情况，有无减轻或加重。

（4）疾病相关知识：小儿腹泻是由多病因、多因素引起的患儿大便次数增多及性质改变，多见于夏秋季节，所以提前预防就尤为重要。在易发病季节注意饮食及饮食卫生，避免肠道感染，以减少患儿发病率。注意天气变化，合理增减衣服。避免滥用广谱抗生素，导致患儿肠道菌群失调引起腹泻。

（李　晨）

第四节　病毒性心肌炎

小儿病毒性心肌炎是指由病毒侵犯心脏所引起的以心肌炎性病变为主要表现的疾病。其病理特征为心肌细胞坏死与变性。以学龄前及学龄儿童多见，好发于夏、秋季。

一、病因及发病机制

多种病毒都可以引起病毒性心肌炎，以肠道病毒最常见。如柯萨奇病毒 B(1-6 型)、埃可病毒、脊髓灰质炎病毒、细小病毒 B19，其他为流感病毒、副流感病毒、腮腺炎病毒及麻疹、风疹和单纯疱疹病毒等。最近研究资料表明，柯萨奇是病毒性心肌炎的主要病因之一。过度运动劳累、受凉导致细菌和病毒混合感染以及营养不良、高热、寒冷、缺氧过度等均可诱发病毒性心肌炎。

二、临床表现

病毒性心肌炎临床表现取决于病变的广泛程度和部位，轻者可无症状，重者可出现严重的心律失常、心源性休克和猝死。

（一）症状

1.病毒感染的症状

半数患儿发病前 1～3 周出现病毒感染前驱症状，如发热、全身倦怠等"感冒"样症状或恶心、腹痛、腹泻等消化道样症状。新生儿会出现高热，反应低下。

2.心脏受累症状

心悸、胸闷、呼吸困难、胸痛、乏力等表现。严重的出现阿-斯综合征、心源性休克和猝死。

（二）体征

心率增快或减慢、心律不齐。心音减弱，第一心音低钝，可有奔马律。重症弥漫性心肌炎患儿可出现急性心力衰竭，属于心肌泵血功能衰竭，左右心同时发生衰竭，引起心排血量过低，易合并心源性休克。

（三）临床分期

1.急性期

新发病确诊为病毒性心肌炎，病程在半年以内。

2.恢复期

症状及客观检查好转,但尚未治愈,病程一般在半年以上。

3.迁延期

临床症状反复出现,临床检查指标迁延不愈,病程 1 年以上。

4.慢性期

进行性心脏扩大,反复心力衰竭或心律失常,病情时轻时重,病程在 1 年以上。

三、辅助检查

(一)心肌酶学改变

(1)肌酸激酶(CK)及肌酸激酶同工酶(CK-MB),心肌炎早期升高。

(2)乳酸脱氢酶(LDH)及乳酸脱氢酶同工酶(LDH1 与 LDH2),病毒性心肌炎时升高,尤其 LDH1 升高明显。

(3)心肌肌钙蛋白(cTnT 或 cTnI)是评价心肌损害特异性、敏感性指标。

(二)心电图检查

急性期心电图异常改变,常见 ST-T 改变,T 波平坦、低平或倒置,期前收缩,经常出现二联律、三联律,房室传导阻滞及 QT 间期延长。

(三)心内膜及心肌活检

心内膜及心肌活检是指自心内膜、心肌、心包或心包穿刺液检查,为有创检查。主要用于病情危重、治疗反应差、病因不明的患儿。

(四)病毒学检查

双份血清检测特异性抗体效价 4 倍升高或下降有意义。

(五)胸部 X 线检查

病情轻者可正常;病情重者可有心影增大。

(六)超声心动图检查

病情轻者可正常;病情重者可有左心室增大、室壁运动降低、心脏收缩功能异常、心室充盈异常等。

四、诊断

(一)临床诊断依据

(1)心功能不全、心源性休克或心脑综合征。

(2)心脏扩大(X 线、超声心动图检查具有表现之一)。

(3)心电图改变:以 R 波为主的 2 个或 2 个以上主要导联(Ⅰ、Ⅱ、aVF、V_5 的 ST-T 改变持续 4 天以上伴动态变化、窦房传导阻滞、房室传导阻滞,完全性右或左束支阻滞,成联律、多形、多源、成对或并行性期前收缩,非房室结及房室折返引起的异位性心动过速,低电压(新生儿除外)及异常 Q 波。

(4)肌酸激酶同工酶 CK-MB 升高或心肌肌钙蛋白(cTnI 或 cTnT)阳性。

(二)病原学确诊依据

心内膜及心肌活检,分离到病毒,用病毒核酸探针查到病毒核酸。特异性病毒抗体阳性,阳性结果是诊断心肌炎的可靠证据。

（三）病原学参考依据

（1）分离到病毒。自患儿粪便、咽拭子或血液中分离到病毒,且恢复期血清同抗体滴度较第一份血清升高或降低 4 倍以上。

（2）从患儿血中查到病毒核酸。

（3）病毒特异性 IgM 抗体阳性。

（四）确诊依据

（1）具有临床诊断依据 2 项,可临床诊断为病毒性心肌炎。发病同时或发病前 1～3 周有病毒感染者,同时具备病毒学确诊之一,可确诊为病毒性心肌炎。同时具备病原学参考依据之一,可临床诊断为病毒性心肌炎。

（2）凡不具备确诊依据的患儿,应给予必要的治疗和随诊,依病情变化确诊或除外。

五、治疗

（一）一般治疗

卧床休息;急性期卧床休息 3～4 周,心脏功能不全者卧床休息 3 个月。恢复期应继续限制活动,待病情稳定,再逐步增加活动量。病情较重,心脏扩大者,卧床 6 个月左右,如心脏未明显缩小,应适当延长卧床时间。

（二）增强心肌营养改善心肌代谢

（1）大剂量维生素 C 静脉滴注,每天 1 次,疗程 3～4 周。

（2）1,6-二磷酸果糖,静脉滴注,每天 1 次,疗程 2 周。

（3）辅酶 Q_{10} 口服。

（三）抗心力衰竭治疗

必须及时控制心力衰竭,洋地黄类药物起效快、排泄快的地高辛或去乙酰毛花苷。

（四）抗心律失常治疗

1.室性心动过速

首选利多卡因,静脉滴注,有效后加入葡萄糖 100～200 mL 稀释后静脉滴注维持。

2.三度房室传导阻滞

首选异丙肾上腺素葡萄糖静脉滴注。出现阿-斯综合征者需考虑安装起搏器。

（五）激素治疗

危重患儿可短期应用泼尼松或泼尼松龙。

（六）免疫调节剂

静脉注射免疫球蛋白。

（七）中西医结合治疗

近年来使用中西医结合治疗逐渐得到人们的认可,如玉丹荣心丸、黄芪颗粒等。

六、护理

（一）一般护理

1.护理评估

（1）评估患儿神志、面色、生命体征(特别是体温);目前饮食及营养状况;睡眠及排泄形态是否改变;患儿是否留置静脉通道,管路是否通畅,有无红肿及药物渗出;评估患儿活动耐力。

(2)评估患儿本次发病的病因,有无胸痛、气短、心律失常症状及患儿体温变化;有无家族史、病毒感染史及引起或加重不适的因素,如劳累、紧张等;了解患儿的相关辅助检查,日常用药情况及用药后的效果;评估患儿的生活习惯及工作环境,对疾病的认知、经济能力、配合及心理情况;有无焦虑、抑郁等。

(3)评估患儿心功能的情况。对≥3 岁的患儿行 6 分钟步行试验(6MWT):要求患儿在平直的走廊里尽可能快地行走,测定其 6 分钟的步行距离。根据 6MWT 步行距离(6MWD)及做功(体重与 6MWD 乘积),以及 6MWT 前后呼吸频率(RR)、心率(HR)、收缩压(SBP)和舒张压(DBP)等指标变化,同时进行平板运动试验(TET),分析 6MWD、6MWT 做功与 TET 代谢当量(METs)之间的相关性,将心力衰竭划分为轻、中、重 3 个等级。

(4)心理-社会状况:评估患儿及家属的心理-社会状况及患儿对疾病的认知状况,经济情况、合作程度,有无焦虑、悲观情绪。

(5)评估患儿的自理能力及日常生活能力、压疮等风险。参照北京大学第一医院患儿压疮 Braden 评分表。

2.休息

急性期需严格卧床休息。卧床休息至热退后 3~4 周,病情基本稳定后,逐渐增加活动量,但休息不得少于 6 个月。有心脏扩大的患儿,卧床休息半年至 1 年以上。

3.饮食

给予高热量、高蛋白、高维生素、清淡易消化、营养丰富的饮食,少量多餐,多食新鲜蔬菜及水果(含维生素 C),但不要暴饮暴食,以免胃肠道负担过重。应保持患儿大便通畅,防止诱发心力衰竭,可进食润肠的水果,如香蕉等。增强机体抵抗力,避免外感风寒,引发疾病。避免过食辛辣刺激性饮料、食物。心功能不全时,适当限制钠盐和水分的摄入。

4.并发症

由于患儿需严格卧床休息,采用北京大学第一医院患儿压疮 Braden 评分表对患儿发生压疮的危险程度进行评估。保持床单位清洁、干燥、平整。指导并告知患儿变换体位的方法、间隔时间及其重要性。膝部及踝部、足跟、背部等骨隆突处可垫软枕以减轻局部压力,必要时可用减压敷料保护局部皮肤。翻身及床上使用便器时动作轻巧,避免拉、拽等动作,防止损伤皮肤。

(二)病情观察

(1)定时测量体温、脉搏,其体温与脉率增速不成正比。

(2)密切观察患儿呼吸频率、节律的变化,及早发现是否心功能不全。

(3)定时测量血压,观察记录尿量,以及早判断有无心源性休克的发生。

(4)密切观察心率与心律,及早发现有无心律失常,如室性期前收缩、不同程度的房室传导阻滞等,严重者可出现急性心力衰竭、心律失常等。

(5)如突然发现患儿面色苍白、恶心、呕吐、烦躁不安、呼吸困难、脉搏异常,立即通知医师,进行抢救。对有缺氧的给予氧气吸入。对严重心律失常应持续进行心电监护。密切注意示波器上心电图的变化,发现多源性期前收缩、心动过速过缓、完全性房室传导阻滞或扑动、颤动等,需立即通知医师并采取紧急措施。

(6)对于需要静脉输液的患儿我们尽量使用静脉留置针,减少患儿痛苦及抵触情绪。静脉给药速度宜慢,应根据病情及儿童的年龄来调节输液速度,有条件可采用输液泵。

（三）用药护理

（1）应用洋地黄类药物治疗心力衰竭时，应注意由于心肌炎引起的对洋地黄制剂较敏感，导致中毒，在用药期间应密切观察心率、心律。若心率过缓或其他不良反应出现时，应及时报告医师妥善处理。

（2）对心源性休克应积极做好输液准备，及时有效的扩充血容量，改善微循环。需要静脉输液治疗时，应注意控制输液速度，防止发生心力衰竭。

（四）化验及检查护理指导

1.X线胸片检查

选择易于穿脱的宽松衣服，检查前需脱去较多的衣物，只留单层棉质内衣（不带橡皮筋、印花），务必取下饰物、手机、硬币、金属纽扣、拉链、膏药贴等。青春期女患儿做胸部检查需脱去胸罩，婴幼儿由医师开具镇静药或给予相应的处置，镇静后行X线检查。摄片时听从医师吩咐，积极配合摆好体位完成照片。并由家属陪伴。

2.心电图检查

去除装饰物，有电极片患儿应将其摘除。为行动态心电图检查，检查前不能饱饮、饱食、吃冷饮，需要平静休息20分钟。检查时要平卧，全身肌肉放松，平稳呼吸，保持安静，切勿讲话或移动体位。过去做过心电图的，应把以往报告或记录交给医师。如正在服用洋地黄、钾盐、钙类及抗心律失常药物，应告诉医师。

3.超声心动图检查

年龄小的患儿尽量选择饱餐及睡眠时进行检查，避免哭闹，必要时给予药物镇静。患儿取左侧卧位或平卧位。危重患儿检查应在床旁进行。小儿哭闹或不配合时，需镇静，如患儿1～3岁，需药物镇静，如肌内注射苯巴比妥或口服水合氯醛等。

4.血液学检查及免疫学检查

晨起空腹抽血检查，抽完血后，用棉签或止血工具按压针孔部位3分钟以上，以压迫止血。不要按揉针孔部位，以免造成皮下血肿。抽血后出现晕血症状如头晕、眼花、乏力等应立即平卧。

（五）并发症护理

1.心悸、胸闷

保证患儿休息，急性期卧床。按医嘱及时使用改善心肌营养与代谢的药物。

2.心律失常

当急性病毒性心肌炎患儿出现三度房室传导阻滞或窦房结病变引起窦房传导阻滞、窦房停搏而致阿-斯综合征时，应就地进行心肺复苏，并积极配合医师进行药物治疗或紧急做临时心脏起搏处理。

3.心力衰竭

按心力衰竭护理常规。

（六）心理护理

病毒性心肌炎患儿大部分为青少年和儿童，以学生居多，易产生孤独心理，应多与患儿及家属沟通，反复向患儿及家属宣教急性期积极治疗的重要性，向患儿家属介绍病理、治疗、预后，护士要亲切、热情地与患儿交谈向患儿介绍病区环境及同室病友，使患儿有家的感觉，以取得患儿感情的信任感、亲切感、安全感，使患儿能够主动安心地接受治疗和护理，增强战胜疾病的信心。同时使患儿及家属理解，摆正学习和治疗的关系，以调整患儿的心态，积极乐观地配合治疗。

七、健康教育

（1）指导患儿进食营养丰富、易消化的食物，尤其是补充富含维生素 C 的食物，如新鲜蔬菜、水果，以促进心肌代谢与恢复。

（2）急性心肌炎病情稳定后即可带药出院。需继续休息，一般为 3～6 个月，强调休息的重要性，避免劳累。

（3）鼓励患儿适当锻炼身体，以增强抵抗力；注意避免受凉，预防呼吸道感染。

（4）应用洋地黄药物时要教会患儿及家属测量脉搏的方法，发现异常或有胸闷、心悸等不适情况时应及时复诊。

（5）保持大小便通畅，防止便秘发生。

（6）保持情绪稳定，避免情绪紧张及激动，调动机体的免疫系统，发挥自身的抗病能力，使疾病得以恢复。

（7）保护性隔离，应积极预防各种感染，避免去人多的公共场所，防止各种感染的发生。

（8）疾病相关知识。各种病毒都可引起心肌炎，其中以引起肠道和上呼吸道感染的病毒多见。临床上绝大多数病毒性心肌炎由柯萨奇病毒和埃可病毒引起。当机体处于细菌感染、营养不良，劳累，寒冷，缺氧等情况下，机体抵抗力下降，更易导致病毒感染发病。病毒性心肌炎的发生常和病毒感染、自身免疫能力、饮食结构、生活环境及心理情况等因素紧密联系。如能早发现、早诊断、早治疗，该病预后大多较好。但如不及早治疗，可发生心律失常、心力衰竭、心源性休克，甚至猝死。

（9）出院指导。遵医嘱给予营养心肌的药物，向患儿及家属讲明药物治疗的重要性，嘱患儿按时服药，坚持服药，不能因自觉症状好转，认为疾病痊愈，而放松治疗，使疾病复发。患儿出院后需继续休息，避免劳累，3～6 个月后可逐渐恢复学习。如发现异常后有胸闷、心悸等症状及时就诊。出院后 1 个月、3 个月、6 个月、1 年到医院检查。

（李　晨）

第五节　心　包　炎

心包炎可分感染和非感染性两类，且多为其他疾病（婴儿常见于败血症、肺炎、脓胸，学龄儿童多见于结核病、风湿病）的一种表现。

一、临床特点

（一）症状

较大儿童常有心前区刺痛，平卧时加重，坐位或前倾位可减轻，疼痛可向肩背及腹部放射；婴儿则表现为烦躁不安。同时有原发病的症状表现，常有呼吸困难、咳嗽、发热等。

（二）体征

早期可听到心包摩擦音，多在胸骨左缘第 3～4 肋间最清晰，但多为一过性。有心包积液时心音遥远、低钝，出现奇脉。当心包积液达一定量时，心包舒张受限，出现颈静脉怒张、肝脏增大、肝颈反流征阳性、下肢水肿、心动过速、脉压变小。

(三)辅助检查

1.X 线检查

心影呈烧瓶样增大而肺血大多正常。

2.心电图

窦性心动过速,低电压,广泛 ST 段、T 波改变。

3.超声心动图

超声心动图能提示心包积液的部位、量。

4.实验室检查

血沉增快,CRP 增高,血常规白细胞、中性粒细胞计数增高。

二、护理评估

(一)病史

了解患儿近期有无感染性疾病以及有无结核、风湿热病史。

(二)症状、体征

评估患儿有无发热、胸痛,胸痛与体位的关系,评估有无心脏压塞症状,如呼吸困难、心率加快、颈静脉怒张、肝大、水肿、心音遥远及奇脉。听诊心脏,注意有无心包摩擦音。

(三)社会-心理因素

评估家长对疾病的了解程度和态度。

(四)辅助检查

了解并分析胸片、心电图、超声心动图等检查结果。

三、常见护理问题

(一)疼痛

疼痛与心包炎性渗出有关。

(二)体温异常

体温异常与炎症有关。

(三)气体交换受损

气体交换受损与心包积液、心脏受压有关。

(四)合作性问题

急性心脏压塞。

四、护理措施

(一)休息与卧位

患儿应卧床休息,宜取半卧位。

(二)饮食

给予高热量、高蛋白、高维生素、易消化的半流质或软食,限制钠盐摄入,少食易产气的食物,如薯类,多食芹菜、海带等富含纤维素的食物,以防止肠内产气过多引起腹胀及便秘而导致膈肌上抬。

(三)高热护理

及时做好降温处理,测定并及时记录体温。

(四)吸氧

胸闷、气急严重者给予氧气吸入。

(五)对症护理

有心包积液者,护理人员应做好患儿的解释工作,协助医师进行心包穿刺,操作过程中仔细观察生命体征的变化,记录抽出液体性质和量,穿刺完毕后局部加压数分钟后无菌包扎,送回病床后继续观察有无渗液、渗血,必要时局部沙袋加压。

(六)病情观察

(1)呼吸困难为急性心包炎和慢性缩窄性心包炎最主要突出症状,应密切观察呼吸频率和节律。

(2)当患儿出现静脉压升高,面色苍白、发绀,烦躁不安,肝脏在短期内增大,应及时报告医师并做好心包穿刺准备。

(七)心理护理

对患儿疼痛的描述予以肯定,并设法分散和减轻其不适感觉。

(八)健康教育

(1)向家长讲解舒适的体位、安静休息和充足的营养供给是治疗本病的良好措施。

(2)若需要进行心包穿刺时,应向家长说明必须配合和注意的事宜。

五、出院指导

(1)遵医嘱及时、准确使用药物并定期随访。

(2)由于心包炎患儿机体抵抗力减弱,出院后仍应坚持休息半年左右,并加强营养,以利心功能的恢复。

(李　晨)

第六节　营养性贫血

一、缺铁性贫血

缺铁性贫血是由于体内铁缺乏导致血红蛋白减少引起的一种小细胞低色素性贫血。

(一)疾病相关知识

1.流行病学

遍及全球,发病年龄以6个月至2岁小儿多见,是我国重点防治的常见病之一。

2.临床表现

起病缓慢,面色苍白、消瘦、出现精神神经症状、易疲乏、易激惹、异食癖。

3.治疗

去除病因,纠正不合理饮食习惯,铁剂治疗。

4.预后

早期发现,对症治疗预后较好。

(二)专科评估与观察要点

(1)皮肤、黏膜:逐渐苍白,以唇、口腔黏膜及甲床最明显,皮肤干燥,毛发枯黄,反甲。

(2)营养状况:早期体重不增或增长缓慢。

(3)精神神经症状:烦躁不安或萎靡不振,易疲乏,注意力不集中,理解力下降,学习成绩下降智能较同龄儿低。

(4)消化系统:食欲缺乏,少数患儿有异食癖,可出现呕吐、腹泻、口腔炎、舌炎,重者可出现萎缩性胃炎或吸收不良综合征。

(5)心血管系统:心率增快,心脏扩大,严重时可出现心力衰竭。

(6)年长儿可有头晕、耳鸣、眼前发黑等症状。

(7)髓外造血:肝、脾大,淋巴结肿大。

(8)其他:行为及智力改变,易出现感染。

(三)护理问题

1.活动无耐力

活动无耐力与贫血致组织缺氧有关。

2.营养失调

低于机体的需要量与铁剂的供应不足,吸收不良,丢失过多或消耗增加有关。

3.知识缺乏

缺乏营养及护理知识。

4.潜在并发症

充血性心力衰竭与心肌缺氧有关。

5.潜在不合作

潜在不合作与所给药物及饮食方案有关。

(四)护理措施

(1)注意休息,适量活动:评估活动耐力情况,制订规律的作息时间,活动强度,持续时间,避免剧烈运动,生活规律,睡眠充足。

(2)饮食指导:讲解发病病因,纠正不良饮食习惯,指导饮食制作和合理科学的饮食搭配。鲜牛奶必须煮沸后喂养小儿,提倡母乳喂养,按时添加辅食和含铁丰富的食物。早产儿、低体重儿应在2个月时开始补充铁剂。维生素C、氨基酸、果糖、脂肪酸可促进铁剂吸收,茶、牛奶、咖啡抑制铁的吸收,避免同服。

(3)指导正确应用铁剂、观察疗效与不良反应,观察血红蛋白及网织红细胞上升情况。口服铁剂从小剂量开始,在两餐之间服用,避免引起胃肠道的不适。服药期间大便变黑为正常现象,停药后恢复正常。为避免牙齿变黑,服用铁剂时应用吸管。网织红细胞2~3天上升,1~2周后血红蛋白上升。治疗3~4周无效时,积极查找原因。

(4)防治感染:观察早期感染征象,注意无菌操作,实施保护性隔离。

(5)心理护理:给予家长心理疏导,关心患儿,学习成绩下降者减少其自卑心理。

(五)健康指导

(1)讲解本病的发病原因,护理要点。

（2）合理喂养,提倡母乳喂养,培养良好的饮食习惯。

（3）讲解服用铁剂的方法、注意事项,观察疗效。

（4）治疗原发病,预防感染。

（六）护理结局评价

（1）患儿活泼健康。

（2）家长能为患儿提供生长发育所需的含铁及营养丰富的食物。

（3）家长能够叙述病因及掌握护理知识。

（4）患儿血清铁3个月内达正常值。

二、营养性巨幼红细胞性贫血

营养性巨幼红细胞性贫血是由于维生素 B_{12} 和/或叶酸缺乏所致的一种大细胞性贫血。

（一）疾病相关知识

1.流行病学

单纯乳类喂养而未及时添加辅食,年长儿偏食、挑食者多见,年龄以6个月至2岁小儿多见。

2.临床表现

起病缓慢,面色苍白,皮肤蜡黄,毛发稀黄,虚胖,反应迟钝,智力及动作落后或倒退,震颤,共济失调。

3.治疗

去除诱因,加强营养,防治感染,维生素 B_{12} 治疗。

4.预后

精神症状发生时间短的治疗效果恢复快,精神症状出现6个月开始治疗的恢复较困难,治疗6个月至1年无症状改善者,会留有永久性损伤。

（二）专科评估与观察要点

1.皮肤、黏膜

皮肤呈蜡黄色,睑结膜、口唇、甲床苍白,毛发稀黄,颜面轻度水肿或蜡黄色。

2.贫血、出血表现

乏力,轻度黄疸,常有肝脾大。严重者有皮肤出血点或瘀斑。

3.精神神经症状

烦躁不安,表情呆滞,嗜睡,肢体或全身震颤,智力及运动发育落后甚至出现倒退现象。

4.消化系统

常有厌食,可出现呕吐、腹泻、口腔溃疡、舌炎等消化道症状。

5.其他

易出现感染,重症者可有心脏扩大或出现心力衰竭。

（三）护理问题

1.活动无耐力

活动无耐力与贫血致组织缺氧有关。

2.营养失调

低于机体的需要量与各种原因致需要量增加有关。

3.生长发育改变

生长发育改变与营养不足、贫血、维生素 B_{12}、叶酸缺乏致生长发育落后或倒退有关。

4.有感染的危险

有感染的危险与机体免疫力下降有关。

(四)护理措施

(1)注意休息,适量活动:根据患儿的活动耐力情况安排日常活动,一般不需卧床休息,严重贫血时适当限制活动,注意劳逸结合。震颤、烦躁、抽搐者遵医嘱给予镇静剂。心力衰竭时卧床休息。

(2)指导喂养,加强营养:母乳喂养儿及时添加辅食,合理搭配食物,改善乳母营养,养成良好的饮食习惯,维生素C可促进叶酸的吸收,提高疗效。年长儿做到不偏食、不挑食。推荐食物种类为肉类、动物肝、肾及蛋类含有丰富的维生素 B_{12},绿色新鲜蔬菜、水果、酵母、动物肝脏、谷类食物含有充足的叶酸。

(3)生长发育的监测:评估患儿的发育状况及智力水平,对于落后者尽早训练和教育。

(4)药物疗效观察 2～4 天症状好转,网织红细胞 1 周增高,贫血症状好转。

(5)预防感染(同缺铁性贫血)。

(五)健康指导

(1)讲解本病的发病原因,预防发病的基本卫生知识。

(2)提供喂养知识,提高母乳喂养水平。

(3)培养良好的饮食习惯,纠正偏食、挑食。

(4)去除病因,积极治疗,合理用药,预防感染。

(六)护理结局评价

(1)患儿运动发育正常,智能不受损伤。

(2)家长掌握喂养的基本知识和预防措施。

(3)红细胞和血红蛋白正常。

(4)无感染发生。

(李 晨)

第七节 维生素营养障碍

一、维生素 D 缺乏性佝偻病

(一)维生素 D 缺乏性佝偻病的护理评估

维生素 D 缺乏性佝偻病,是婴幼儿时期一种常见的慢性营养缺乏症,以钙磷代谢失常和骨样组织钙化不良为特征,严重者发生骨骼畸形,肌肉、神经系统亦同时受累,严重影响小儿的身体健康。

(二)维生素 D 缺乏性佝偻病的病因

1.日光照射不足

在冬季和雨雾地区,本病多见。小儿缺乏户外活动,也易患病。

2.维生素 D 摄入不足

婴儿饮食,包括母乳,含维生素 D 不足。

3.生理需要量增加

婴儿生长速度快,维生素 D 需要量大,但未及时补充。

4.疾病影响

肝、肾的严重疾病,慢性腹泻等都可影响维生素 D 的吸收利用。

(三)维生素 D 缺乏性佝偻病的症状和体征

1.症状

主要表现为非特异性神经精神症状,如易激惹、烦躁、睡眠不安、夜啼、多汗、坐立走迟缓。

2.体征

主要表现为骨骼改变。早起可见颅骨软化,囟门大,颅缝增宽;7~8 个月小儿可见出牙迟;方颅、鞍颅、十字状颅;1 岁左右小儿可见肋骨串珠、肋膈沟、鸡胸、漏斗胸;1 岁以上小儿可出现 O 型腿、X 型腿。

(四)维生素 D 缺乏性佝偻病的分期

1.初期

神经精神症状明显,骨骼症状无或轻,血生化程度改变,X 线正常。

2.激期

症状体征明显,血生化检测指标改变,X 线检查改变。

3.恢复期

经治疗后症状好转或消失,血生化及 X 线改变有好转。

4.后遗症期

仅存骨骼改变而无血生化及 X 线改变。

(五)维生素 D 缺乏性佝偻病的辅助检查

(1)血磷初期即下降,激期时下降明显,恢复期时回升最早。

(2)血钙初期时可正常,激期时下降,恢复期时回升晚于血磷。

(3)碱性磷酸酶初期即上升,激期时上升明显,恢复期时下降。

(4)X 线检查:干骺端临时钙化带模糊或消失,呈毛刷样,并有杯口样改变,骨骺软骨增宽,骨质疏松,可有骨干弯曲或骨折。

(六)维生素 D 缺乏性佝偻病的护理问题

1.营养失调

低于机体需要量:有与日光照射不足和维生素 D 摄入不足有关。

2.有感染的危险

有感染的危险与免疫功能低下有关。

3.知识缺乏

患儿家长缺乏佝偻病的预防及护理知识。

4.潜在并发症

骨骼畸形、药物不良反应。

(七)维生素 D 缺乏性佝偻病的护理措施

1.户外活动

指导家长每天带患儿进行一定时间的户外活动,直接接受阳光照射。生后2～3周即可带婴儿户外活动,冬季也要注意保证每天1～2小时户外活动时间。夏季气温太高,应避免太阳直射,可在阴凉处活动,尽量多暴露皮肤。冬季室内活动时开窗,让紫外线能够通过。有研究显示,每周让母乳喂养的婴儿户外活动2个小时,仅暴露面部和手部,可维持婴儿血 25-(OH)D$_3$ 浓度在正常范围的低值。

2.补充维生素 D

(1)提倡母乳喂养,按时添加辅食,给予富含维生素 D、钙、磷和蛋白质的食物。

(2)遵医嘱供给维生素 D 制剂,注意维生素 D 过量的重度表现,如遇过量立即停服维生素 D。

3.预防骨骼畸形和骨折

衣着柔软、宽松,床铺松软,避免早坐、久坐,以防脊柱后突畸形;避免早站、久站和早行走,以防下肢弯曲形成"O"型腿或"X"型腿。严重佝偻病患儿肋骨、长骨易发生骨折,护理操作时应避免重压和强力牵拉。

4.加强体格锻炼

对已有骨骼畸形可采取主动和被动运动的方法矫正。如遗留胸廓畸形,可作俯卧位抬头展胸运动;下肢畸形可施行肌肉按摩,"O"型腿按摩外侧肌,"X"型腿按摩内侧肌,以增加肌张力,矫正畸形。对于行外科手术矫正者,指导家长正确使用矫正器具。

5.预防感染

保持室内空气清新,温、湿度适宜,阳光充足,避免交叉感染。

(八)维生素 D 缺乏性佝偻病的健康教育

(1)指导家长掌握佝偻病的护理方法:①对烦躁、睡眠不安、多汗的患儿每天清洁皮肤,勤换内衣和枕套。②护理操作时动作要轻柔。③不能坐、站过久以防发生骨折,恢复期开始活动。

(2)对出现骨骼畸形的患儿,向家长示范矫正的方法,例如胸部畸形可让小儿做俯卧位抬头展胸运动;下肢畸形可做肌肉按摩,O 型腿按摩外侧肌,X 型腿按摩内侧肌,以增加肌张力,促使畸形的矫正。畸形严重者可指导手术矫正事宜。

(九)维生素 D 缺乏性手足搐搦症的护理评估

维生素 D 缺乏性手足搐搦症称佝偻病性低钙惊厥,是由于维生素 D 缺乏而致血中钙离子降低,使神经肌肉兴奋性增高,引起全身惊厥、手足抽搐、喉痉挛等症状。

1.病因

维生素 D 不足,甲状旁腺功能代偿不全。

2.症状

(1)惊厥:多见于婴儿,一般无发热。

(2)手足搐搦:多见于幼儿和儿童。

(3)喉痉挛:婴儿多见,可呈现呼吸困难,严重时可窒息而死亡。

3.体征

无发作时可查出神经肌肉兴奋性高的体征。有面神经征、腓反射和陶瑟征。

4.辅助检查

血清钙低于 1.75 mmol/L,碱性磷酸酶增高,血清磷可降低、正常或升高。

(十)维生素 D 缺乏性手足搐搦症的护理问题

1.有窒息的危险

有窒息的危险与惊厥、喉痉挛有关。

2.有受伤的危险

有受伤的危险与惊厥有关。

3.营养失调

低于机体需要量。与维生素 D 缺乏及血钙降低有关。

(十一)维生素 D 缺乏性手足搐搦症的护理措施

1.预防窒息的护理

(1)惊厥发作时,就地抢救:立即松解患儿衣领,去枕仰卧位,头偏向一侧,及时清除口鼻分泌物,以防误吸发生窒息;喉痉挛发作时,立即将舌头拉出口外,在上下磨牙之间放置牙垫,保证呼吸道通畅并防止舌咬伤;加压给氧并备好气管插管用。

(2)遵医嘱应用镇静剂控制惊厥或解除喉痉挛,注意静脉注射地西泮的速度每分钟不可超过 1 mg,以免引起呼吸抑制。

(3)同时遵医嘱给予钙剂治疗,注意静脉注射钙剂的速度应缓慢,在 10 分钟以上,或静脉滴注,以免发生呕吐或心搏骤停,并注意避免药液外渗,造成局部组织坏死。

2.预防外伤的护理

(1)惊厥发作时应就地抢救,对正在抽搐的小儿,不要紧抱或摇晃患儿,以免外伤或加重抽搐,也不能强力撬开紧咬的牙关,以免造成损伤,可试用指压(针刺)人中、上关等穴位的方法止惊,防止长时间缺氧引起脑损伤。

(2)遵医嘱正确使用镇静剂与钙剂,及时控制惊厥。

(3)病床两侧加床档防止惊厥发作时坠床,造成外伤。

3.营养失调的护理

(1)遵医嘱给予维生素 D;注意口服维生素 D 制剂时将其直接滴于舌上,以保证用量;对 3 个月以下患儿及有手足搐搦症病史者,在使用大剂量维生素 D 前 2～3 天至用药后 2 周需按医嘱加服钙剂,以防发生抽搐。

(2)增加内源性维生素 D;增加日光照射,每天保证一定的户外活动时间,从数分钟逐渐增加到 1 小时以上,注意在不影响保暖的情况下尽量暴露皮肤,直接接受日光照射,夏季可在树荫下进行,冬季在室内接受日光照射时要开窗,以免紫外线被玻璃阻挡。

(3)合理喂养:提倡母乳喂养,无母乳者哺以维生素 D 强化牛奶或配方奶粉,并及时添加富含维生素 D、钙和磷的食物

(十二)维生素 D 缺乏性手足搐搦症的健康教育

(1)向患儿家长介绍本病的原因和预后,更好地配合治疗和护理。

(2)教会患儿家长在惊厥、喉痉挛发作时正确的处理方法,如就地抢救,平卧,松解颈部衣扣,保持呼吸道通畅,试用指压(针刺)人中、上关穴的方法来制止惊厥,并同时通知医护人员。

(3)指导家长遵医嘱补充维生素 D 和钙剂,强调口服钙剂时应与乳类分开,以免影响钙的吸收;平时注意多晒太阳,按时添加辅食,防止本病再次发生。

二、维生素 A 缺乏症

(一)维生素 A 缺乏症的护理评估

维生素 A 缺乏症是由于体内缺乏维生素 A 而引起的上皮组织角化、增生、变性的全身性疾病。眼部病变最为突出,故又称眼干燥症、夜盲症。

(二)维生素 A 缺乏症的护理问题

1.营养失调

低于机体需要量:与维生素 A 摄入不足和/或吸收利用障碍有关。

2.有感染的危险

有感染的危险与维生素 A 缺乏所致免疫功能降低以及角膜溃疡有关。

3.潜在并发症

失明、药物不良反应。

(三)维生素 A 缺乏症的护理措施

1.调整饮食

供给含维生素 A 丰富的饮食。鼓励母乳喂养,无母乳者选用其他乳类食品喂养。及时添加含维生素 A 丰富的食品,如蛋、肝及水果或水果汁等,以保证机体需要。

2.补充维生素 A

遵医嘱给予维生素 A 口服或肌内注射,注意观察治疗效果,防止维生素 A 中毒。

3.保护眼睛,防止视觉障碍

用消毒鱼肝油滴双眼,促进上皮细胞修复;有角膜软化、溃疡者用 0.25% 氯霉素滴眼液,或 0.5% 红霉素,或金霉素眼药膏,防止继发感染;用 1% 阿托品散瞳,防止虹膜粘连。做眼部护理时力争小儿合作,动作应轻柔,切勿压迫眼球,以免角膜穿孔。

4.预防感染

注意保护性隔离,预防呼吸道感染及其他感染的发生。

(四)维生素 A 缺乏症的健康教育

(1)饮食宣教:提倡母乳喂养,炼乳、豆浆、淀粉类食物不能长期作为婴儿主食,要及时添加富含维生素 A 的食物,如乳、蛋、肝类及含胡萝卜素丰富的胡萝卜、绿色蔬菜等。

(2)应积极治疗慢性消耗性疾病,并及时补充维生素 A。

三、维生素 B_1 缺乏症

(一)维生素 B_1 缺乏症的护理评估

维生素 B_1 缺乏症又称脚气病。维生素 B_1 在体内糖代谢中起重要作用,还能抑制胆碱酯酶活性,缺乏时,可引起神经、心脏和脑组织的结构和功能改变,还可引起胃肠蠕动变慢、消化液分泌减少等消化道症状。

1.病因

(1)摄入不足:母乳喂养未加辅食,而乳母又缺乏维生素 B_1,则婴儿多发生缺乏症。米面类加工过精,米淘洗次数过多,习惯食饭弃去米汤,蔬菜切碎后浸泡过久,不食菜汤,在食物中加碱烧煮,均可使维生素 B_1 大量丢失。偏食也可致其缺乏。

(2)需要增加:小儿、孕妇、乳母、摄食碳水化合物较多者和有发热消耗性疾病时,维生素 B_1

需要增加,如不补充,易引起缺乏。

2.症状

(1)消化系统症状:食欲减退、腹泻、呕吐、腹胀、便秘。

(2)神经系统症状:烦躁不安、哭声嘶哑、神情淡漠、反应迟钝、喂食呛咳、嗜睡,严重时发生昏迷、惊厥,可引起死亡。年长儿则以多发性周围神经病变为主。

(3)心血管系统症状:常突发急性心力衰竭,具有左、右心衰竭的症状。

3.体征

具有消化系统、神经系统、心血管系统相应体征。年长儿患周围神经炎时可有蹲踞时起立困难,膝反射消失,挤压腓肠肌疼痛。

4.辅助检查

(1)维生素 B_1 负荷实验尿中排出量减少。

(2)血丙酮酸、乳酸浓度增高。

(3)红细胞转酮酶活性降低。

(二)维生素 B_1 缺乏症的护理问题

1.营养失调

低于机体需要量:与维生素 B_1 摄入不足和/或吸收利用障碍有关。

2.有受伤的危险

有受伤的危险与肌力下降、惊厥发作有关。

3.潜在并发症

心功能不全、惊厥发作。

(三)维生素 B_1 缺乏症的护理措施

1.改善饮食

鼓励食用含维生素 B_1 丰富的食物,如谷类、豆类、坚果、酵母、肝、肉、鱼等。

2.维生素 B_1 治疗

一般口服维生素 B_1 每天 15~30 mg,应同时治疗乳母,每天给予维生素 B_1 60 mg;重症患儿可采用肌内注射维生素 B_1,每次 10 mg,一天 2 次,或每天静脉注射 50~100 mg,勿用葡萄糖液稀释,以免因血中丙酮酸增高,加重病情。

3.观察病情

对重症患儿要严密观察病情,及时对症处理,尽量不用高渗葡萄糖液和激素,后者对抗维生素 B_1,可加重病情,惊厥发作时及时处理。

(四)维生素 B_1 缺乏症的健康教育

(1)向患儿家属介绍本病的病因、表现以及治疗、预防。

(2)营养宣教:加强孕母、乳母营养,按时添加辅食。不宜单纯以精白米、白面为主食,应添加杂粮。煮饭时不加碱。必要时补充适量的维生素 B_1。

四、维生素 C 缺乏症

(一)维生素 C 缺乏症的护理评估

1.病因

(1)摄入不足:牛乳内含维生素 C 较少,煮沸消毒时又遭破坏,故人工喂养儿易发生本病。

年长儿若新鲜蔬菜和水果供给不足也易患本病。

（2）需要增加：生长发育迅速或患急、慢性疾病时维生素 C 需要量增加，如未能及时补充易患本病。

2.症状、体征

（1）骨骼：常见骨膜下出血，以股骨下端和胫骨近端为多发部位，可见局部肿痛。不愿活动，见人走近时惊哭。

（2）皮肤、黏膜出血：皮肤上可见细小密集的小出血点，齿龈、结膜出血。重者可有血尿、呕血、便血、脑膜出血。

3.辅助检查

（1）毛细血管脆性试验阳性。

（2）血清维生素 C 含量降低，低于 5 mg/L。

（3）维生素 C 负荷试验，尿排出量＜50％。

（4）尿中维生素 C 排出量＜20 mg/d。

维生素 C 缺乏症见于 6～15 个月的婴幼儿，又称婴儿坏血病，是由于体内缺乏维生素 C（抗坏血酸）所致，发病缓慢，主要表现为骨骼改变和出血。

（二）维生素 C 缺乏症的护理问题

1.营养失调

低于机体需要量：与维生素 C 摄入不足和/或吸收利用障碍有关。

2.疼痛

疼痛与骨膜下出血、关节出血有关。

3.躯体移动障碍

躯体移动障碍与骨膜下出血所致运动肢体产生疼痛有关。

4.有感染的危险

有感染的危险与维生素 C 缺乏、免疫力低下有关。

（三）维生素 C 缺乏症的护理措施

1.改善营养

供给富含维生素 C 的食品。注意烹调方法，减少烹调不当所致维生素 C 的过多破坏。纠正偏食，及时添加辅食。

2.补充维生素 C

遵医嘱给予维生素 C 口服或静脉注射。

3.减轻疼痛

保持安静、少动，护理中动作轻柔，避免不必要的移动患肢，以免疼痛加剧和发生骨折、骨干骺脱位。

4.观察生命体征

密切观察患儿神志、呼吸、脉搏、血压及瞳孔变化，及早发现颅内出血先兆。

5.预防感染

注意口腔卫生，避免牙龈出血部位继发感染。注意保护性隔离，避免交叉感染。

（四）维生素 C 缺乏症的健康教育

（1）向家属介绍本病的病因、表现以及预防治疗。

（2）营养宣教：鼓励母乳喂养，及时添加菜水、果汁和蔬菜等，在缺乏新鲜蔬菜和水果的季节，可每天补充维生素 C 制剂。

（李　晨）

第八节　肾病综合征

肾病综合征是指由各种原因引起肾小球毛细血管通透性增高，导致大量蛋白尿的临床综合征。临床具有四大特点：①大量蛋白尿；②低清蛋白血症；③高胆固醇血症；④不同程度水肿。按病因可分为原发性、继发性和先天性 3 种类型。本节特指原发性。原发性又分为单纯性和肾炎性，病程迁延，极易复发。

一、临床特点

（1）水肿全身性、体位性、进行性加剧，程度不等，呈凹陷性，常伴有胸腔积液和腹水，外阴或阴囊水肿。

（2）尿量减少。

（3）常伴有面色苍白、乏力、食欲下降、精神萎靡等。

（4）多数血压正常，若伴有高血压、肾功能不全、补体 C3 下降、血尿其中之一者称为肾炎型肾病，否则为单纯型肾病。

（5）辅助检查。①尿常规：尿蛋白≥＋＋＋。若 2 周内 3 次尿常规红细胞每高倍视野镜＞10 个，即称为伴有血尿。②24 小时尿蛋白定量≥50 mg/kg。③生化检查：低蛋白血症，清蛋白低于 30 g/L，肾功能多呈正常。④补体 C3 在肾炎型肾病可降低。⑤红细胞沉降率多数显著增快。⑥血电解质：多为低钾、低钠、低钙。⑦其他：血小板计数增多、D-二聚体增高、白陶土凝血活酶时间缩短，提示有高凝状态。⑧胸片可有胸腔积液表现。⑨腹部 B 超：双肾大多呈弥漫性病变，常有腹水现象。

二、护理评估

（一）健康史
询问发病前有无急性上呼吸道感染，既往有无类似疾病发生。若为复发者则应详细询问本次发病的原因，是否由感冒、激素自行减量或自行停药等引起。

（二）症状、体征
询问有无水肿及水肿发生发展过程。评估水肿部位、性质、程度，皮肤有无破损，尿量是否减少，尿色有无改变，血压是否正常，体重增减情况，精神状态，饮食状况，有无恶心、呕吐及腹泻情况。

（三）社会-心理因素
了解患儿及家长心态，家长对本病的了解及对患儿健康的需求。

（四）辅助检查
了解尿常规、血电解质、肝肾功能等检查结果。

172

三、常见护理问题

（一）体液过多

体液过多与低蛋白血症导致的水钠潴留有关。

（二）营养失调

低于机体需要量与大量蛋白质由尿中丢失有关。

（三）有皮肤完整性受损的危险

有皮肤完整性受损的危险与高度水肿有关。

（四）有感染的危险

有感染的危险与免疫力低下有关。

（五）知识缺乏

缺乏疾病的相关信息。

（六）焦虑

焦虑与病情反复及病程长有关。

（七）合作性问题

电解质紊乱、低血容量性休克、血栓形成、药物不良反应、肾衰竭。

四、护理措施

（一）休息

严重水肿和高血压时需卧床休息,水肿消退后应鼓励多活动。

（二）饮食

水肿和高血压时予低盐饮食;大量蛋白尿时,蛋白质摄入每天 $1.5\sim2$ g/kg,并提供优质蛋白质;水肿消退,血压正常后即恢复正常饮食。

（三）预防感染

与感染性疾病患儿分室收治,避免受凉,防止感冒。

（四）观察水肿变化

记 24 小时尿量或出入液量,每天称体重、测血压,每周查尿常规 2 次。

（五）皮肤护理

（1）保持皮肤清洁干燥,高度水肿的患儿床褥应松软(可加用海绵垫),勤翻身,防止皮肤擦伤,预防压疮发生。

（2）应避免肌内注射,若必须注射,要严格消毒,注射后按压时间要长,以防药液外渗。

（3）阴囊水肿时,可用棉垫将阴囊托起。每次排尿后及时用柔软毛巾擦干净,减少尿液刺激,每天用温水或 1:5 000 高锰酸钾液清洗会阴部 2～3 次,干燥后涂抹滑石粉。穿全棉宽松的内裤,经常更换体位,避免阴囊局部长期受压。每天用 33％硫酸镁湿敷 2～3 次,可减轻阴囊水肿及局部红肿热痛症状。阴囊破损处渗液不止,应暴露创面,勿覆盖敷料,每天用 3％过氧化氢清洗后,再予乙烯毗咯烷酮碘外涂。

（六）预防血栓形成

水肿消退、血压正常,鼓励患儿下床活动,卧床休息患儿也要经常在床上活动肢体,多饮水(除有严重水肿及高血压),严禁股静脉采血。

(七)观察药物疗效及不良反应

(1)应用激素过程中要严格按医嘱服药,监督患儿将药物服下方可离开,对年长儿要做好长期服药的健康指导,以防擅自停药造成反复发作。长期服用激素可导致骨质疏松,应每天补钙,并注意避免剧烈活动及患儿之间的互相打闹,以防骨折。

(2)应用利尿剂期间要注意观察尿量、体重,如尿量过多或体重下降过快,应及时与医师联系,防止发生电解质紊乱。尿量多时还应补充水分、盐和含钾多的食物。

(3)应用免疫抑制剂环磷酰胺时,要鼓励患儿多饮水,食欲缺乏不能饮水的患儿要静脉补液,以防发生出血性膀胱炎。同时要注意观察尿量、尿色及有无胃肠道反应,白细胞计数等。

(4)应用肝素抗凝时,要注意观察有无出血倾向,液体滴速不宜过快。

(八)健康教育

(1)讲解激素治疗对患儿的重要性,使家长及患儿主动配合、坚持按计划用药。

(2)使用激素期间患儿比较兴奋,应按计划安排作息时间,避免剧烈活动及相互打闹。

(3)告知家长及患儿感染是本病常见的并发症,可使病情加重或复发,因此,采取有效措施预防感染至关重要。

(4)要使家长知道长期的低盐饮食,不仅影响患儿的生长发育,严重时可发生低血容量休克。因此,在严重水肿时可适当限制水钠的入量,水肿消退后可进普通饮食。

(5)对反复发作者,要耐心疏导和劝慰家长及患儿,使其保持良好的情绪,树立战胜疾病的信心。

(6)要教会家长正确留取尿标本:留清晨第一次尿,容器要清洁。

五、出院指导

(1)严格按医嘱服药,不可随便停药或改量。

(2)注意休息,可鼓励孩子上学,但要避免剧烈活动及劳累。

(3)可进普通饮食,但应限制高蛋白、高脂肪饮食,如甲鱼、河鳗、动物内脏等。小孩饭量过大时,适当控制饭量,以水果充饥。

(4)少去公共场所,避免受凉感冒,室内经常开窗通风。

(5)增加户外活动,多晒太阳。适当锻炼,以增加抵抗力。

(6)每周复查尿常规,定期专科门诊随访。

(7)一旦发现发热、水肿、尿少等异常情况应及时就医。

(李　晨)

第九节　特发性血小板减少性紫癜

特发性血小板减少性紫癜是儿童常见的出血性疾病,与免疫机制有关,可发生于任何年龄。以自发性皮肤黏膜出血为特征;有些患儿以大量鼻出血或齿龈出血为主,伴有血小板计数减少,骨髓常规显示巨核细胞计数正常或增多,约80%的患儿在发病前4周有病毒感染史。临床上分为急性型、慢性型和反复型。

一、临床特点

(一)症状与体征

(1)皮肤黏膜出血:皮肤黏膜可见针尖样出血或瘀点、瘀斑,以四肢较多,散在或较密集分布,压之不褪色,不高出皮面。

(2)鼻出血或齿龈出血:有些患儿以大量鼻出血或齿龈出血为主。

(3)胃肠道出血:较少见,可表现为黑便。

(4)颅内出血:10%的患儿发生颅内出血,成为特发性血小板减少性紫癜致死的主要原因,表现为头痛、嗜睡、昏迷、抽搐、意识模糊、小婴儿前囟饱满等。

(5)球结膜出血。

(6)少数患儿可有脾大。

(二)辅助检查

(1)血常规:血小板计数减少,急性型可低于 $20\times10^9/L$,出血严重者血红蛋白降低,网织红细胞升高。

(2)出血时间延长,凝血时间正常,血块退缩不良,束臂试验可阳性。

(3)骨髓检查:巨核细胞计数正常或增多,并伴有成熟障碍,产血小板型的巨核细胞计数减少,幼稚巨核细胞或成熟未释放巨核细胞比例增多,另见裸核巨核细胞。

(4)特发性血小板减少性紫癜患儿血小板抗体含量增高,如血小板抗体持续增高,提示治疗效果欠佳。

二、护理评估

(一)健康史

了解患儿2～3周内有无上呼吸道感染史,以前有无类似出血情况,家族中有无类似出血的患儿。

(二)症状、体征

检查全身皮肤出血点、瘀斑、血肿情况,有无鼻出血、牙龈出血,有无血尿、黑便等消化道及泌尿道出血情况,有无头痛、嗜睡、呕吐、抽搐等颅内出血症状。

(三)社会-心理因素

评估家长对本病相关知识的了解程度,评估患儿对疾病的承受能力。

(四)辅助检查

了解各项检查如血常规尤其是血小板计数,血小板抗体滴度,出、凝血时间等化验结果,判断疾病的严重程度。

三、常见护理问题

(1)合作性问题:出血。

(2)恐惧与出血危险有关。

(3)有感染的危险与糖皮质激素应用,机体抵抗力下降有关。

四、护理措施

(一)出血护理

按出血性疾病护理常规。

(二)病情观察

密切观察病情变化,及时了解患儿血小板动态变化,对血小板计数极低($<20\times10^9/L$)者,应密切观察有无自发出血情况发生。出血严重时,如大量鼻出血、黑便、血尿等,应定时测血压、脉搏、呼吸,观察面色、神志变化,正确记录出血量,早期发现失血性休克,及早采取抢救措施。密切观察有无颅内出血的先兆,如头痛、剧烈呕吐呈喷射状,视物模糊,烦躁不安等。

(三)用药护理

(1)避免应用引起血小板减少或抑制其功能的药物,如阿司匹林、双嘧达莫、吲哚美辛等。

(2)肾上腺皮质激素的应用要求剂量准确,适当应用胃黏膜保护剂,注意激素的不良反应,如高血压、高血糖、应激性溃疡等,如为口服给药,一定要发药到口。

(3)大剂量丙种球蛋白应用时要注意减慢液体滴速,及时观察有无过敏现象,如发热、胸闷、气促、皮疹等,出现以上情况应及时报告医师进行处理。

(4)免疫抑制剂应用时要保护静脉通路,防止发生渗漏,若局部渗漏可用硫酸镁湿敷,注意消化道反应,鼓励多饮水。

(四)健康教育

(1)向家长讲述本病的有关知识、主要治疗手段,使其对该病有所了解,减轻家长及患儿的焦虑情绪。

(2)向家长及患儿说明骨髓穿刺是确诊本病的主要检查手段,讲明穿刺目的、操作过程,减少其顾虑,积极配合医师进行操作。

(3)向家长及患儿说明激素药物应用的重要性及应用过程中会产生短暂的不良反应如外貌、体形变化,胃口增加以及易感染等。

(4)告知家长避免患儿剧烈运动,注意安全,不要碰撞、摔伤,食物不能过硬,选择安全的玩具,在床栏上加护垫。

(5)压迫止血方法指导:受伤组织应加压 10～15 分钟,抬高患肢至心脏高度以上,以减少血流,用冷敷使血管收缩。

五、出院指导

(1)做好自我保护,服药期间不与感染患儿接触,去公共场所需戴口罩,预防感冒,以免引起病情加重或复发。

(2)出院后应按医嘱正确服药,激素类药物不能自行减量或停药,并定期门诊复查。

(3)出院后注意营养,尽量给以温凉、柔软饮食,不要食用带皮及壳的干果类食物,忌辛辣刺激性食物,可适当食用补血类食品,如红枣、花生皮等。

(4)不使用硬质牙刷,不挖鼻孔,用液状石蜡涂鼻腔防止鼻黏膜干燥出血,多饮水。

(5)慢性特发性血小板减少性紫癜脾切除患儿易患呼吸道及皮肤感染,甚至败血症,应酌情应用抗生素。

(6)指导家长识别出血征象,如瘀点、瘀斑,发现面色苍白、虚弱、不安、感觉异常应高度怀疑内出血倾向,出现剧烈的头痛、呕吐、不安、定向障碍、嗜睡等现象,应高度怀疑是否颅内出血,需及早就医。

（李　晨）

第十节　过敏性紫癜

过敏性紫癜,又称舒-亨综合征,是一种主要侵犯毛细血管的变态反应性疾病,以广泛的小血管炎症为病理基础。主要表现为皮肤紫癜、关节肿痛、腹痛、便血、血尿等。病因尚不明确,相关因素有感染,服用某些药物如苯巴比妥钠,食用鱼、虾、牛奶、蛋等动物蛋白以及花粉吸入,虫咬等。

一、临床特点

多见于学龄儿童及青年,病前1～3周常有上呼吸道感染史。多为急性起病,首发症状以皮肤紫癜为主,约半数患儿有关节肿痛或腹痛。

（一）皮肤紫癜

反复出现皮肤紫癜是本病的特点,多见于下肢及臀部,对称分布,分批出现,严重者波及上肢和躯干。紫癜大小不等、紫红色、高出皮面。少数重症紫癜可融合成大疱。有的患儿可发生血管神经性水肿。初起可为荨麻疹样,数小时后皮疹出血,渐变为暗红色,消退时留有褐斑。

（二）消化道症状

约2/3的患儿有消化道症状,反复出现突发性腹痛、恶心、呕吐及便血,伴肠鸣音增强及腹部压痛,有的发生在皮疹出现前。少数患儿可并发肠套叠和肠穿孔。

（三）关节肿痛及肿胀

多累及膝、踝、肘、腕等大关节,呈游走性,数天内消退,关节腔可有渗出,活动受限,不遗留关节畸形。

（四）肾损害

部分患儿在病程1～8周内发生紫癜性肾炎,出现血尿、蛋白尿及管型,伴血压增高及水肿,称为紫癜性肾炎。

（五）其他

偶有颅内出血、鼻出血、牙龈出血等。

二、护理评估

（一）健康史

了解皮疹出现的时间及分布,有无腹痛、便血、关节痛等,病前有无感染史、特殊食物(尤其动物蛋白类)和药物服用史,虫咬、花粉接触史等,以及居住环境,有无寄生虫,有无对药物、食物、花粉等过敏史,既往有无类似发作。

(二)症状、体征

评估患儿皮疹的分布和外观,腹痛和关节肿痛程度。大便的颜色、性状和尿色,有无水肿、血压增高等。

(三)社会-心理因素

评估患儿及家长对疾病的认知程度和治病态度。

(四)辅助检查

血小板计数,出、凝血时间是否正常;大便隐血试验是否阳性及尿常规的变化等。

三、常见护理问题

(一)皮肤黏膜完整性受损

皮肤黏膜完整性受损与变态反应性血管内皮受损有关。

(二)舒适改变

舒适改变与关节和肠道紫癜致腹痛、关节痛有关。

(三)合作性问题

消化道出血、肠套叠和肠穿孔。

四、护理措施

(一)皮肤护理

(1)保持皮肤清洁,避免摩擦、碰伤、抓伤,如有破溃及时处理,防止出血和感染。

(2)衣着宽松、柔软,并保持清洁、干燥。被褥平整、清洁、柔软,防止紫癜受压、破损。

(3)尽量减少肌内注射,静脉注射操作轻柔,尽量一针见血,扎压脉带切勿太紧,拔针后要延长进针部位的压迫时间。

(二)腹痛、便血护理

腹痛、有消化道出血时应卧床休息,给予舒适的体位,出血量多时要绝对卧床休息,给予静脉补液和输血。呕血严重者应注意保持呼吸道通畅。

(三)关节肿痛的护理

观察疼痛及肿胀情况,保持患肢功能位置,协助患儿选用舒适体位,做好日常生活护理。

(四)饮食护理

给予高营养、易消化饮食,避免食用动物蛋白,如鱼、虾、蟹、海鲜、鸡蛋、牛奶等,怀疑引起致病的食物也应避免食用。有肠道出血倾向者给予无渣半流质或流质饮食。呕血严重及便血者,应暂禁食。紫癜性肾炎时应给予低盐饮食。

(五)病情观察

(1)观察紫癜的分布,有无消退或增多。

(2)观察有无腹痛、便血等。腹痛者注意其部位和性质,有无压痛、反跳痛、肌紧张,以排除急腹症如肠套叠等。出血量多时要准确记录出血量,监测脉搏、血压,以便早期发现失血性休克。

(3)观察尿量、尿色、尿比重的变化,出现肾功能损害时,要注意有无水肿及血压升高。

(六)心理护理

过敏性紫癜往往易反复,病程长,患儿及家长多有急躁情绪,应针对具体情况做好解释,消除不良情绪,树立战胜疾病的信心。

(七)健康教育

向家长介绍过敏性紫癜的有关知识,尤其是饮食方面,向患儿及家长做好耐心细致的解释工作,讲明饮食护理的重要性,使家长主动配合治疗、护理。

五、出院指导

(1)避免接触变应原:春天少去公园,以免接触花粉;室内不要养花;家中勿养宠物,避免接触动物皮毛;忌食过敏食物;尽量避免应用过敏性的药物如某些抗生素、磺胺药、苯巴比妥钠、异烟肼等。保持生活环境清洁卫生,养成良好的卫生习惯,避免细菌、病毒、寄生虫感染。

(2)积极寻找变应原:注意进食某些食物、药物或接触某些物品与发病的关系,含动物蛋白的食物应逐步增加种类和量,并仔细观察。

(3)积极锻炼身体,增强抵抗力,尽量避免感染。

(4)肾型紫癜患儿遵医嘱按时、准确用药,对应用激素者应告知可能出现哪些不良反应,用药注意事项,不能随便加量、减量和停药,并要定期随访。

(李 晨)

第十一节 川 崎 病

川崎病又称皮肤黏膜淋巴结综合征,是一种以全身性血管炎为主要病理改变的急性发热、出疹性疾病。严重并发症为冠状动脉炎甚至冠状动脉瘤。发病年龄主要见于 10 岁以下小儿。

一、临床特点

(1)发热 5 天以上,高热 39~40 ℃,多数持续 10 天左右。

(2)四肢末端皮肤改变:急性期手足呈坚实性肿胀,指趾末端潮红,持续 1 周左右开始消退。同时在指、趾末端沿指甲与皮肤交界处出现膜状脱皮。

(3)躯干部有多形性红斑,无疱疹及血痂。卡介苗接种处再现红斑。肛周红,数天后有脱皮现象。

(4)两眼球结膜充血、干燥,无分泌物。唇干裂、红,有时有血痂。常见杨梅舌。

(5)口腔黏膜变化:口腔、咽部黏膜充血、疼痛,进食困难。

(6)颈部淋巴结非化脓性肿大,可为一过性。

(7)内脏损害:部分患儿可引起冠状动脉炎、冠状动脉扩张,甚至形成冠状动脉瘤或心肌梗死等病变,此病变可造成突然死亡。

(8)其他:可有呼吸道和消化道症状。偶见无菌性脑膜炎。

(9)辅助检查。①血常规:白细胞总数高,以中性粒细胞为主。C-反应蛋白增高,红细胞沉降率增快。血小板早期正常,以后显著增高。②心脏 B 超检查:冠状动脉扩张,以第 2~3 周检出率最高。

二、护理评估

(一)健康史
了解发热的时间,询问近期有无与麻疹、猩红热等患儿的接触史,有无服药及疗效如何。

(二)症状、体征
测量生命体征,尤其注意体温变化,检查有无皮疹、双眼结膜充血、口唇干燥、颈部淋巴结肿大,手足硬性水肿等。心脏听诊注意有无心脏受累的表现。

(三)社会-心理因素
了解患儿家庭经济状况,评估患儿家长的心理状态,对疾病的认识程度。

(四)辅助检查
了解外周血象、红细胞沉降率、C-反应蛋白等变化,了解超声心动图有无冠状动脉扩张及程度。

三、常见护理问题

(一)体温过高
体温过高与全身性血管炎性反应有关。

(二)皮肤黏膜完整性受损
皮肤黏膜完整性受损与血管炎性改变有关。

(三)合作性问题
冠状动脉炎。

(四)焦虑
焦虑与患儿和/或家长缺乏相关疾病的知识有关。

四、护理措施

(一)注意休息
急性期卧床休息,各种操作集中进行,动作轻柔,减少对患儿的各种刺激。

(二)饮食护理
给予清淡、高热量、高蛋白、高维生素、易消化流质或半流质饮食,避免酸、碱、热、粗等食物。鼓励多饮水。

(三)高热护理
每4小时1次监测体温并记录。高热时给温水擦浴等物理降温,必要时药物降温。警惕高热惊厥的发生。及时擦干汗液,更衣。

(四)皮肤黏膜护理
口腔护理每天2次,饭后及时漱口。维生素E涂口唇每天1～2次,及时处理口腔溃疡。洗净患儿双手、剪短指甲以免抓伤皮肤,对半脱的痂皮要采取正确的方法去除。肛周可涂少许液状石蜡。

(五)药物治疗护理
准时服用阿司匹林,注意药效及不良反应,长期使用阿司匹林者应注意肝功能损害及消化道症状。丙种球蛋白冲击疗法时偶尔见皮疹,严重可发生喉头水肿、休克。应严密观察,及时处理。

（六）并发症观察

密切观察心率、心音的改变,有无气急、烦躁不安及面色、精神状态的变化。必要时进行心肺监护。

（七）心理护理

及时向家长交代病情,并以安慰,消除紧张情绪,配合治疗。

（八）健康教育

（1）耐心讲解疾病的发展和预后,消除患儿和家长的紧张心理并使其积极配合治疗。

（2）急性期应绝对卧床休息,恢复期可适当锻炼,如有冠状动脉损害应避免剧烈活动。

（3）给予易消化、高热量、高蛋白、高维生素的流质或半流质。鼓励多饮水,避免酸、碱、热、粗、硬等食物。

（4）高热时,温水擦浴,必要时药物降温;及时擦干汗液,及时更衣。

五、出院指导

（1）出院后注意休息,避免剧烈运动,有冠状动脉受累者更应注意。要注意冷暖,防止感冒。

（2）给予易消化、高热量、高蛋白、高维生素的饮食。

（3）正确准时服药,在医师指导下正确减量,最后停服。密切观察有无皮肤出血,恶心、呕吐等症状,如有异常及时就医。

（4）少数患儿可能复发,如有类似症状出现要及时就医。

（5）定时随访,2 年内每 3～6 个月 1 次,2 年后每年 1 次,定期做心脏超声、C-反应蛋白、血常规等检查。

（李　晨）

<h1 align="center">第十二节　麻　疹</h1>

麻疹是由麻疹病毒引起的急性呼吸道传染病,以发热、咳嗽、流涕、结膜炎、口腔麻疹黏膜斑及全身皮肤斑丘疹为主要表现。麻疹具有高度的传染性,每年全球有数百万人发病。近年来,在全国范围内出现了麻疹流行,8 个月之前的婴儿患病和大年龄麻疹的出现,是我国麻疹流行的新特点。

一、病因

麻疹病毒属副黏液病毒科,为 RNA 病毒,直径为 100～250 nm,呈球形颗粒,有 6 种结构蛋白。仅有一个血清型,近年来发现该病毒有变异,其抗原性稳定。麻疹病毒在体外生活能力不强,对阳光和一般消毒剂均敏感,55 ℃ 15 分钟即被破坏,含病毒的飞沫在室内空气中保持传染性一般不超过 2 小时,在流通空气中或日光下 30 分钟失去活力,对寒冷及干燥耐受力较强。麻疹疫苗需低温保存。

二、发病机制

麻疹病毒侵入易感儿后出现两次病毒血症。麻疹病毒随飞沫侵入上呼吸道、眼结膜上皮细胞,在其内复制繁殖并通过淋巴组织进入血流,形成第一次病毒血症。此后,病毒被单核巨噬细胞系统(肝、脾、骨髓)吞噬,并在其内大量繁殖后再次侵入血流,形成第二次病毒血症。引起全身广泛性损害而出现高热、皮疹等一系列临床表现。

三、病理

麻疹是全身性疾病,皮肤、眼结合膜、鼻咽部、支气管、肠道黏膜及阑尾等处可见单核细胞增生及围绕在毛细血管周围的多核巨细胞,淋巴样组织肥大。皮疹是由麻疹病毒致敏了的 T 淋巴细胞与麻疹病毒感染的血管内皮细胞及其他组织细胞作用时,产生迟发性的变态反应,使受染细胞坏死、单核细胞浸润和血管炎样病变。由于表皮细胞坏死、变性引起脱屑。崩解的红细胞及血浆渗出血管外,使皮疹消退后留有色素沉着。麻疹黏膜斑与皮疹病变相同。麻疹的病理特征是受病毒感染的细胞增大并融合形成多核巨细胞。其细胞大小不一,内含数十至百余个核,核内外有病毒集落(嗜酸性包涵体)。

四、流行病学

(一)传染源

患者是唯一的传染源。出疹前 5 天至出疹后 5 天均有传染性,如合并肺炎传染性可延长至出疹后 10 天。

(二)传播途径

患者口、鼻、咽、气管及眼部的分泌物中均含有麻疹病毒,主要通过喷嚏、咳嗽和说话等空气飞沫传播。密切接触者可经污染病毒的手传播,通过衣物、玩具等间接传播者少见。

(三)易感人群和免疫力

普遍易感,易感者接触患者后,90%以上发病,病后能获持久免疫。由于母体抗体能经胎盘传给胎儿,因而麻疹多见于 6 个月以上的小儿,6 个月~5 岁小儿发病率最高。

(四)流行特点

全年均可发病,以冬、春两季为主,高峰在 2~5 月份。自麻疹疫苗普遍接种以来,发病的周期性消失,发病年龄明显后移,青少年及成人发病率相对上升,育龄妇女患麻疹增多,并将可能导致先天麻疹和新生儿麻疹发病率上升。

五、临床表现

(一)潜伏期

平均 10 天(6~18 天),接受过免疫者可延长至 3~4 周。潜伏期末可有低热、全身不适。

(二)前驱期(发疹前期)

从发热至出疹,常持续 3~4 天,以发热、上呼吸道炎和麻疹黏膜斑为主要特征。此期患儿体温逐渐增高达 39~40 ℃。同时伴有流涕、咳嗽、流泪等类似感冒症状,但结膜充血、畏光流泪及眼睑水肿是本病特点。90%以上的患者于病程的第 2~3 天,在第一白齿相对应的颊黏膜处,可出现 0.5~1 mm 大小的白色麻疹黏膜斑(柯氏斑 Koplik spots),周围有红晕,常在 2~3 天内消退,具有早期诊断价值。

(三)出疹期

多在发热后 3～4 天出现皮疹,体温可突然升高到 40～40.5 ℃。皮疹初见于耳后发际,渐延及面、颈、躯干、四肢及手心足底,2～5 天出齐。皮疹为淡红色充血性斑丘疹,大小不等,压之褪色,直径 2～4 mm,散在分布,皮疹痒,疹间皮肤正常。病情严重时皮疹常可融合呈暗红色,皮肤水肿,面部水肿变形。此期全身中毒症状及咳嗽加剧,可因高热引起谵妄、嗜睡,可发生腹痛、腹泻和呕吐,可伴有全身淋巴结及肝、脾大,肺部可闻少量湿啰音。

(四)恢复期

出疹 3～5 天后,体温下降,全身症状明显减轻。皮疹按出疹的先后顺序消退,可有麦麸样脱屑及浅褐色素斑,7～10 天消退。麻疹无并发症者病程为 10～14 天。少数患者,病程呈非典型经过。体内尚有一定免疫力者呈轻型麻疹,症状轻,常无黏膜斑,皮疹稀而色淡,疹退后无脱屑和色素沉着,无并发症,此种情况多见于潜伏期内接受过丙种球蛋白或成人血注射的患儿。体弱、有严重继发感染者呈重型麻疹,持续高热,中毒症状重,皮疹密集融合,常有并发症或皮疹骤退、四肢冰冷、血压下降等循环衰竭表现,病死率极高。此外,注射过减毒活疫苗的患儿还可出现无典型黏膜斑和皮疹的无疹型麻疹。

麻疹的临床表现需与其他小儿出疹性疾病鉴别见表 6-1。

表 6-1　小儿出疹性疾病鉴别

疾病	病原	发热与皮疹关系	皮疹特点	全身症状及其他特征
麻疹	麻疹病毒	发热 3～4 天,出疹期热更高	红色斑丘疹,自头部→颈→躯干→四肢,退疹后有色素沉着及细小脱屑	呼吸道卡他性炎症、结膜炎、发热第 2～3 天口腔黏膜斑
风疹	风疹病毒	发热后半天至一天出疹	面部→躯干→四肢,斑丘疹,疹间有正常皮肤,退疹后无色素沉着及脱屑	全身症状轻,耳后、枕部淋巴结肿大并触痛
幼儿急疹	人疱疹病毒 6 型	高热 3～5 天热退疹出	红色斑丘疹,颈及躯干部多见,一天出齐,次日消退	一般情况好,高热时可有惊厥,耳后、枕部淋巴结亦可肿大
猩红热	乙型溶血性链球菌	发热 1～2 天出疹,伴高热	皮肤弥漫充血,上有密集针尖大小丘疹,持续 3～5 天退疹,1 周后全身大片脱皮	高热,中毒症状重,咽峡炎,杨梅舌,环口苍白圈,扁桃体炎
肠道病毒感染	埃可病毒柯萨奇病毒	发热时或退热后出疹	散在斑疹或斑丘疹,很少融合,1～3 天消退,不脱屑,有时可呈紫癜样或水泡样皮疹	发热,咽痛,流涕,结膜炎,腹泻,全身或颈、枕淋巴结肿大
药物疹		发热、服药史	皮疹痒感,摩擦及受压部位多,与用药有关,斑丘疹、疱疹、猩红热样皮疹、荨麻疹	原发病症状

(五)并发症

(1)支气管肺炎:出疹 1 周内常见,占麻疹患儿死因的 90% 以上。

(2)喉炎:出现频咳、声嘶,甚至哮吼样咳嗽,极易出现喉梗阻,如不及时抢救可窒息而死。

(3)心肌炎:是少见的严重并发症,多见于 2 岁以下、患重症麻疹或并发肺炎者和营养不良患者。

(4)麻疹脑炎:多发生于疹后 2～6 天,也可发生于疹后 3 周内。与麻疹的轻重无关。临床表现与其他病毒性脑炎相似,多经 1～5 周恢复,部分患者留有后遗症。

(5)结核病恶化。

六、辅助检查

(一)一般检查

血白细胞总数减少,淋巴细胞相对增多。

(二)病原学检查

从呼吸道分泌物中分离出麻疹病毒,或检测到麻疹病毒均可做出特异性诊断。

(三)血清学检查

在出疹前1~2天时用 ELSIA 法可检测出麻疹特异性 IgM 抗体,有早期诊断价值。

七、治疗原则

目前尚无特异性药物,宜采取对症治疗、中药透疹治疗及并发症治疗等综合性治疗措施。麻疹患儿对维生素 A 的需求量加大,WHO 推荐。在维生素 A 缺乏地区的麻疹患儿应补充维生素 A,<1 岁的患儿每天给 10 万单位,年长儿 20 万单位,共 2 天,有维生素 A 缺乏眼症者,1~4 周后应重复。

八、护理评估

(一)健康史询问

患儿有无麻疹的接触史及接触方式,出疹前有无发热、咳嗽、喷嚏、畏光、流泪及口腔黏膜改变等;询问出疹顺序及皮疹的性状,发热与皮疹的关系;询问患儿的营养状况及既往史,有无接种麻疹减毒活疫苗及接种时间。

(二)身体状况

评估患儿的生命体征,如体温、脉搏、呼吸、神志等;观察皮疹的性质、分布、颜色及疹间皮肤是否正常;有无肺炎、喉炎、脑炎等并发症。分析辅助检查结果,注意有无血白细胞总数减少、淋巴细胞相对增多;有无检测到麻疹病毒特异性 IgM 抗体,或分离出麻疹病毒等。

(三)心理-社会状况

评估患儿及家长的心理状况、对疾病的应对方式;了解家庭及社区对疾病的认知程度、防治态度。

九、护理诊断

(一)体温过高

体温过高与病毒血症、继发感染有关。

(二)皮肤完整性受损

皮肤完整性受损与麻疹病毒感染有关。

(三)营养失调

低于机体需要量与病毒感染引起消化吸收功能下降、高热消耗增多有关。

(四)有感染的危险

危险与免疫功能下降有关。

(五)潜在并发症

肺炎、喉炎、脑炎。

十、预期目标

(1)患儿体温降至正常。

(2)患儿皮疹消退,皮肤完整、无感染。

(3)患儿住院期间能得到充足的营养。

(4)患儿不发生并发症或发生时得到及时发现和处理。

十一、护理措施

(一)维持正常体温

1.卧床休息

绝对卧床休息至皮疹消退、体温正常为止。室内空气新鲜,每天通风 2 次(避免患儿直接吹风以防受凉),保持室温于 18～22 ℃,湿度 50%～60%。衣被穿盖适宜,忌捂汗,出汗后及时擦干更换衣被。

2.高热的护理

出疹期不宜用药物或物理方法强行降温,尤其是乙醇擦浴、冷敷等物理降温,以免影响透疹。体温＞40 ℃时可用小量的退热剂,以免发生惊厥。

(二)保持皮肤黏膜的完整性

1.加强皮肤的护理

保持床单整洁干燥和皮肤清洁,在保温情况下,每天用温水擦浴更衣一次(忌用肥皂),腹泻患儿注意臀部清洁,勤剪指甲防抓伤皮肤继发感染。及时评估透疹情况,如透疹不畅,可用鲜芫荽煎水服用并擦身(须防烫伤),以促进血循环,使皮疹出齐、出透,平稳度过出疹期。

2.加强五官的护理

室内光线宜柔和,常用生理盐水清洗双眼,再滴入抗生素眼液或眼膏(动作应轻柔,防眼损伤),可加服维生素 A 预防眼干燥症。防止呕吐物或泪水流入外耳道发生中耳炎。及时清除鼻痂、翻身拍背助痰排出,保持呼吸道通畅。加强口腔护理,多喂白开水,可用生理盐水或朵贝液含漱。

(三)保证营养的供给

发热期间给予清淡易消化的流质饮食,如牛奶、豆浆、蒸蛋等,常更换食物品种,少量多餐,以增加食欲利于消化。多喂开水及热汤,利于排毒、退热、透疹。恢复期应添加高蛋白、高维生素的食物。指导家长做好饮食护理,无须忌口。

(四)注意病情的观察

麻疹并发症多且重,为及早发现,应密切观察病情。出疹期如透疹不畅、疹色暗紫、持续高烧、咳嗽加剧、鼻扇喘憋、发绀、肺部啰音增多,为并发肺炎的表现,重症肺炎尚可致心力衰竭;患儿出现频咳、声嘶甚至哮吼样咳嗽、吸气性呼吸困难、三凹征,为并发喉炎表现;患儿出现嗜睡、惊厥、昏迷为脑炎表现。病期还可导致原有结核病的恶化。如出现上述表现应予以相应护理。

(五)预防感染的传播

麻疹是可以预防的。为控制其流行,应加强社区人群的健康宣教。

1.管理好传染源

对患儿宜采取呼吸道隔离至出疹后 5 天,有并发症者延至疹后 10 天。接触的易感儿隔离观察 21 天。

2.切断传播途径

病室要注意通风换气。进行空气消毒,患儿衣被及玩具暴晒 2 小时,减少不必要的探视,预防继发感染。因麻疹可通过中间媒界传播,如被患者分泌物污染的玩具、书本、衣物,经接触可导致感染,所以医务人员接触患儿后,必须在日光下或流动空气中停留 30 分钟以上,才能再接触其他患儿或健康易感者。流行期间不带易感儿童去公共场所,托幼机构暂不接纳新生。

3.保护易感儿童

(1)被动免疫:对年幼、体弱的易感儿肌内注射人血丙种球蛋白或胎盘球蛋白,接触后 5 天内注射可免于发病,6 天后注射可减轻症状,有效免疫期 3～8 周。

(2)主动免疫:为提高易感者免疫力,对 8 个月以上未患过麻疹的小儿可接种麻疹疫苗。接种后 12 天血中出现抗体,一月达高峰,故易感儿接触患者后 2 天内接种有预防效果。由于麻疹疫苗免疫接种后阳转率不是 100%,且随时间延长,免疫效果可变弱,1989 年美国免疫咨询委员会提出:4～6 岁儿童进幼儿园和小学时,应第二次接种麻疹疫苗,进入大学的年轻人要再次进行麻疹免疫。急性结核感染者如需注射麻疹疫苗应同时进行结核治疗。

十二、护理评价

评价患儿体温是否降至正常,皮疹是否出齐、出透,皮肤是否完整,是否合并其他感染,能否得到充足的营养;患儿家长是否了解麻疹的有关知识,能否配合好消毒隔离、家庭护理等。

(李 晨)

第十三节 水 痘

水痘是由水痘-带状疱疹病毒(varicella-zoster virus,VZV)所引起的传染性较强的儿童常见急性传染病。临床以轻度发热、全身性分批出现的皮肤黏膜斑疹、丘疹、疱疹和结痂并存为特点,全身中毒症状轻。水痘的传染性极强,易感儿接触水痘患儿后,几乎均可患病。原发感染表现为水痘,一般预后良好,病后可获持久免疫。成年以后再次发病时表现为带状疱疹。

一、病因

水痘-带状疱疹病毒属 α 疱疹病毒亚科,病毒核心为双股 DNA,只有一个血清型。该病毒在儿童时期,原发感染表现为水痘,恢复后病毒可长期潜伏在脊髓后根神经节或颅神经的感觉神经节内,少数人在青春期或成年后,当机体免疫力下降或受冷、热、药物、创伤、恶性病或放射线等因素作用,病毒被激活,再次发病,表现为带状疱疹。水痘-带状疱疹病毒在外界抵抗力弱,不耐热和酸、对乙醚敏感,在痂皮中不能存活,但在疱疹液中可长期存活。

二、发病机制

水痘-带状疱疹病毒主要由飞沫传播,也可经接触感染者疱液或输入病毒血症期血液而感染,病毒侵入机体后在呼吸道黏膜细胞中复制,而后进入血流,形成病毒血症。在单核巨噬细胞系统内再次增殖后释放入血,形成第二次病毒血症。由于病毒入血往往是间歇性的,导致患儿皮疹分批出现,且不同性状皮疹同时存在。皮肤病变仅限于表皮棘细胞层,故脱屑后不留瘢痕。

三、病理

水痘的皮损为表皮棘细胞气球样变性、肿胀,胞核内嗜酸性包涵体形成,临近细胞相互融合形成多核巨细胞,继而有组织液渗出形成单房性水泡。泡液内含大量病毒。由于病变浅表,愈后不留瘢痕。黏膜病变与皮疹类似。

四、流行病学

(一)传染源

水痘患者是唯一传染源,病毒存在于患儿上呼吸道鼻咽分泌物、皮肤黏膜斑疹及疱疹液中。出疹前1天至疱疹全部结痂时均有传染性,且传染性极强,接触者90%发病。

(二)传播途径

主要通过空气飞沫传播。亦可通过直接接触疱液、污染的用具而感染。孕妇分娩前患水痘可感染胎儿,在出生后2周左右发病。

(三)易感人群

普遍易感,以1~6岁儿童多见,6个月以内的婴儿由于有母亲抗体的保护,很少患病。但如孕期发生水痘,则可从胎盘传给新生儿。水痘感染后一般可获得持久免疫,但可以发生带状疱疹。

(四)流行特点

本病一年四季均可发病,以冬、春季高发。

五、临床表现

(一)典型水痘

1.潜伏期

潜伏期12~21天,平均14天。

2.前驱期

前驱期可无症状或仅有轻微症状,全身不适、乏力、咽痛、咳嗽,年长儿前驱期症状明显,体温可达38.5℃,持续1~2天迅速进入出疹期。

3.出疹期

发热第1天就可出疹,其皮疹特点如下。

(1)皮疹按斑疹、丘疹、疱疹、结痂的顺序演变。连续分批出现,一般2~3批,每批历时1~6天,同一部位可见不同性状的皮疹。

(2)疱疹形态呈椭圆形,3~5 mm大小,周围有红晕,无脐眼,经24小时。水痘内容物由清亮变为混浊,疱疹出现脐凹现象,泡壁薄易破,瘙痒感重,疱疹3~4天在中心开始干缩,迅速结痂,愈后多不留疤痕。

(3)皮疹为向心性分布,躯干部皮疹最多,四肢皮疹少,手掌和足底更少。皮疹的数目多少不一,皮疹愈多,全身症状愈重。

(4)水痘病变浅表,愈后多不留瘢痕。部分患儿疱疹可发于口腔、咽喉、结膜和阴道黏膜,破溃后形成溃疡。

水痘为自限性疾病,一般10天左右自愈。

(二)重型水痘

少数体质很弱或正在应用肾上腺皮质激素的小儿,如果感染水痘,可发生出血性和播散性皮疹,病儿高热,疱疹密布全身,疱疹内液呈血性,皮肤黏膜可出现瘀点和瘀斑,病死率高。

(三)先天性水痘

妊娠早期发生水痘,偶可引起胎儿畸形,致新生儿患先天性水痘综合征。接近产期感染水痘,新生儿病情多严重,病死率高达30%。

(四)并发症

水痘患儿可继发皮肤细菌感染、肺炎和脑炎等,水痘脑炎一般于出生后1周左右发生。水痘应注意与天花、丘疹样荨麻疹鉴别。

六、辅助检查

(一)血常规

外围血白细胞计数正常或稍低。

(二)疱疹刮片检查

可发现多核巨细胞及核内包涵体。

(三)血清学检查

做血清特异性抗体IgM检查,抗体在出疹1～4天后即出现,2～3周后滴度增高4倍以上即可确诊。

七、治疗原则

(一)对症治疗

可用维生素B_{12}肌内注射,如有高热可给予退热剂但避免使用阿司匹林,以免增加Reye综合征的危险。可给予人血丙种球蛋白免疫治疗及血浆支持,以减轻症状和缩短病程。对免疫功能受损或正在应用免疫抑制剂的患儿,应尽快将糖皮质激素减至生理量并尽快停药。

(二)抗病毒治疗

阿昔洛韦(ACV)为目前首选抗水痘病毒的药物,但只有在水痘发病后24小时内用药才有效。

八、护理诊断

(一)皮肤完整性受损

皮肤完整性受损与病毒感染及细菌继发感染有关。

(二)有传播感染的危险

危险与呼吸道及疱疹液排出病毒有关。

(三)潜在并发症

脑炎、肺炎、血小板减少、心肌炎。

九、护理措施

(一)恢复皮肤的完整性

(1)室温适宜,衣被不宜过厚,以免造成患儿不适,增加痒感。勤换内衣,保持皮肤清洁。防止继发感染。剪短指甲,婴幼儿可戴并指手套,以免抓伤皮肤,继发感染或留下疤痕。

(2)皮肤瘙痒吵闹时,设法分散其注意力,或用温水洗浴、局部涂 0.25% 冰片炉甘石洗剂或 5% 碳酸氢钠溶液,亦可遵医嘱口服抗组胺药物。疱疹破溃时涂 1% 甲紫,继发感染者局部用抗生素软膏,或遵医嘱给抗生素口服控制感染。有报道用麻疹减毒活疫苗 0.3～1 mL 一次皮下注射,可加速结痂,不再出现新皮疹,疗效明显。

(二)病情观察

注意观察精神、体温、食欲及有无呕吐等,如有口腔疱疹溃疡影响进食,应给予补液。如有高热,可用物理降温或适量退热剂,忌用阿司匹林,以免增加 Reye 综合征的危险。水痘临床过程一般顺利,偶可发生播散性水痘、并发肺炎或脑炎,应注意观察,及早发现,并予以相应的治疗及护理。

(三)避免使用肾上腺皮质激素类药物(包括激素类软膏)

应用激素治疗其他疾病的患儿一旦接触了水痘患者,应立即肌内注射较大剂量的丙种球蛋白 0.4～0.6 mL/kg,或带状疱疹免疫球蛋白 0.1 mL/kg,以期减轻病情。如已发生水痘,肾上腺皮质激素类药物应争取在短期内递减,逐渐停药。

(四)预防感染的传播

1.管理传染源

大多数无并发症的水痘患儿多在家隔离治疗,应隔离患儿至疱疹全部结痂或出疹后 7 天止。

2.保护易感者

保持室内空气新鲜,托幼机构宜采用紫外线消毒。避免易感者接触,尤其是体弱、免疫缺陷者更应加以保护。如已接触,应在接触水痘后 72 小时内给予水痘-带状疱疹免疫球蛋白(VZIG) 125～625 U/kg 肌内注射,或恢复期血清肌内注射,可起到预防或减轻症状的作用。孕妇如患水痘,则终止妊娠是最好的选择,母亲在分娩前 5 天或新生儿生后 2 天患水痘,也应使用 VZIG。近年来国外试用水痘-带状疱疹病毒减毒活疫苗效果满意,不良反应少,接触水痘后立即给予即可预防发病,即使患病症状也很轻微。所以凡使用免疫抑制剂或恶性病患儿在接触水痘后均应立即给予注射。

(五)健康教育

水痘传染性强,对社区人群除进行疾病病因、表现特点、治疗护理要点知识宣教外,为控制疾病的流行,重点应加强预防知识教育。如流行期间避免易感儿去公共场所。介绍水痘患儿隔离时间,使家长有充分思想准备,以免引起焦虑。告之卧床休息时间及至热退及症状减轻。保证患儿足够营养,饮食宜清淡、富含营养,多饮水。为家长示范皮肤护理方法,注意检查,防止继发感染。

(李 晨)

第十四节 猩 红 热

猩红热是由 A 组乙型溶血性链球菌引起的急性呼吸道传染病,常在冬末春初流行,多见于3 岁以上儿童。临床以发热、咽峡炎、草莓舌、全身弥漫性鲜红色皮疹和疹退后片状蜕皮为特征。少数起病后 1～5 周可发生变态反应性风湿病及急性肾小球肾炎。

一、病因

A 组乙型溶血性链球菌是唯一对人类致病的链球菌,具有较强的侵袭力,能产生致热性外毒素,又称红疹毒素,是本病的致病菌。该菌外界生命力较强,在痰液和渗出物中可存活数周,但对热及一般消毒剂敏感。

二、发病机制

病原菌及其毒素等产物在侵入部位及其周围组织引起炎症和化脓性变化,并进入血液循环,引起败血症,致热毒素引起发热和红疹。

三、病理

链球菌及其毒素侵入机体后,主要产生如下 3 种病变。

(一)化脓性病变

病原菌侵入咽部后,由于 A 组菌的 M 蛋白能抵抗机体的白细胞的吞噬作用,因而可在局部产生化脓性炎症反应,引起咽峡炎、化脓性扁桃体炎。

(二)中毒性病变

细菌毒素吸收入血后引起发热等全身中毒症状。红疹毒素使皮肤和黏膜血管充血、水肿、上皮细胞增殖与白细胞浸润,以毛囊周围最明显,出现典型猩红热皮疹。

(三)变态反应性病变

病程 2～3 周。少数患者发生变态反应性病理损害,主要为心、肾及关节滑膜等处非化脓性炎症。人体可对红疹毒素产生较持久的抗体,一般人一生只得一次猩红热。再次感染这种细菌时仅表现为化脓性扁桃体炎。

四、流行病学

(一)传染源

患者及带菌者为主,自发病前 24 小时至疾病高峰传染性最强。

(二)传播途径

主要通过空气飞沫直接传播,亦可由食物、玩具、衣服等物品间接传播。偶可经伤口、产道污染而传播。

(三)易感人群

人群普遍易感。10 岁以下小儿发病率高。

(四)流行特征

四季皆可发生,但以春季多见。

五、临床表现

(一)普通型

1.潜伏期

1~12天,一般2~5天。

2.前驱期

数小时至1天。起病急、畏寒、高热,多为持续性,常伴头痛、恶心呕吐、全身不适、咽部红肿、扁桃体发生化脓性炎症。

3.出疹期

(1)皮疹:多在发热后第2天出现,始于耳后、颈部及上胸部,24小时左右迅速波及全身。皮疹特点为全身弥漫性充血的皮肤上出现分布均匀的针尖大小的丘疹,压之褪色,触之有砂纸感,疹间无正常皮肤,伴有痒感。皮疹约48小时达高峰,然后体温下降、皮疹按出疹顺序,2~4天内消失。

(2)特殊体征:腋窝、肘窝、腹股沟处可见皮疹密集并伴出血点,呈线状,称为帕氏线。面部潮红,有少量皮疹,口鼻周围无皮疹,略显苍白,称为口周苍白圈杨梅舌是指病初舌被覆白苔,3~4天后白苔脱落,舌乳头红肿突起。

4.脱屑期

多数患者于病后1周末,按出疹顺序开始脱屑,躯干为糠皮样脱屑,手掌、足底可见大片状脱皮,呈"手套""袜套"状。脱皮持续1~2周。

5.并发症

并发症为变态反应性疾病,多发生于病程的2~3周。主要有急性肾小球肾炎、风湿病、关节炎等。

(二)轻型

起病缓,低热,全身中毒症状轻,咽部稍充血,皮疹稀少,色淡或隐约可见。

(三)重症

发病急,中毒症状重,咽峡炎明显,皮疹呈片状红斑,甚至为出血疹,常有高热、烦躁或嗜睡,甚至昏迷、惊厥、休克,易并发肺炎、蜂窝织炎、急性肾小球肾炎、风湿性关节炎等。

(四)外科猩红热

多继发于皮肤创伤、烧伤或产道感染,皮疹常在创口周围出现,然后波及全身,全身症状轻。预后好。

六、辅助检查

(一)血常规

白细胞总数增高,可达$(10~20)×10^9$/L,中性粒细胞占80%以上。

(二)咽拭子培养

治疗前取咽拭子或其他病灶分泌物培养,可得到乙型溶血性链球菌。

七、治疗原则

首选青霉素 G 治疗,中毒症状重或伴休克症状者。应给予相应处理,防治并发症。

八、护理诊断

(一)体温过高
体温过高与感染、毒血症有关。

(二)皮肤黏膜完整性受损
受损与皮疹、脱皮有关。

(三)有传播的危险
危险与病原体播散有关。

(四)舒适改变
改变与咽部充血、皮疹有关。

(五)合作性问题
中耳炎、肺炎、蜂窝织炎、急性肾小球肾炎、风湿性关节炎。

九、护理措施

(一)发热护理
(1)急性期患者绝对卧床休息 2～3 周以减少并发症。高热时给予适当物理降温,但忌用冷水或酒精擦浴。

(2)急性期应给予营养丰富的含大量维生素且易消化的流质、半流质饮食,恢复期给软食,鼓励并帮助患者进食。提供充足的水分,以利散热及排泄毒素。

(3)遵医嘱及早使用青霉素 G,7～10 天。并给溶菌酶含片或用生理盐水、稀释 2～5 倍的复方硼砂溶液漱口,每天 4～6 次。

(二)皮肤护理
观察皮疹及脱皮情况,保持皮肤清洁,可用温水清洗皮肤(禁用肥皂水),剪短患儿指甲,避免抓破皮肤。脱皮时勿用手撕扯,可用消毒剪刀修剪,以防感染。

(三)密切观察病情
意测量体温,观察咽部变化、皮疹的发生发展,有无中毒症状。重型患儿应严密监测生命体征,密切观察精神状态、神志、周围循环,并注意观察血压变化,有无眼睑水肿、尿量减少及血尿等。每周送尿常规检查两次。

(四)预防感染的传播
1.隔离患儿

呼吸道隔离至症状消失后 1 周,连续咽拭子培养 3 次阴性后即解除隔离。有化脓性并发症者应隔离至治愈为止。

2.切断传播途径

室内通风换气或用紫外线照射进行消毒,患者鼻咽分泌物须以 2%～3%氯胺或漂白粉澄清液消毒,被患者分泌物所污染的物品,如食具、玩具、书籍、衣被褥等。可分别采用消毒液浸泡、擦拭、蒸煮或日光曝晒等。

3.保护易感人群

对密切接触者需医学观察 7 天,并可口服磺胺类药物或红霉素 3～5 天以预防疾病发生。

(五)健康教育

向家长说明猩红热的发病原因、传染源、传播途径,呼吸道隔离的意义。密切接触者应医学观察7～12 天。患儿的分泌物及污染物应消毒处理,患儿居室应进行空气消毒。多饮水有助于体内毒素的排出。

(李 晨)

第十五节 流行性乙型脑炎

流行性乙型脑炎简称乙脑,是由乙脑病毒经蚊虫叮咬而传播的以脑实质炎症为主要病变的中枢神经系统急性传染病,发生于夏秋季,儿童多见。临床上以高热、意识障碍、抽搐、呼吸衰竭、脑膜刺激征及病理反射征为主要特征。

一、病因

乙脑病毒属虫媒病毒乙组的黄病毒科第一亚群,呈球形,直径 40～50 nm,核心为单股正链RNA。病毒抵抗力不强,对温度、乙醚、酸均很敏感。加热至 100 ℃时 2 分钟、56 ℃时 30 分钟可灭活病毒,但耐低温和干燥,为嗜神经病毒,人或动物感染病毒后可产生补体结合抗体、中和抗体及血清抑制抗体。

二、发病机制

感染乙脑病毒的蚊虫叮咬人体后,病毒先在局部组织细胞和淋巴结,以及血管内皮细胞内增殖,不断侵入血流,形成病毒血症。发病与否,取决于病毒的数量、毒力和机体的免疫功能,绝大多数感染者不发病,呈隐性感染。当侵入病毒量多、毒力强、机体免疫功能又不足,则病毒继续繁殖,经血行散布全身。由于病毒有嗜神经性故能突破血-脑屏障侵入中枢神经系统,尤在血-脑屏障低下时或脑实质已有病毒者易诱发本病。

三、病理

病变广泛存在于大脑及脊髓,但主要位于脑部,且一般以间脑、中脑等处病变为著。肉眼观察可见软脑膜大小血管高度扩张与充血,脑的切面上可见灰质与白质中的血管高度充血、水肿,有时见粟粒或米粒大小的软化坏死灶。显微镜下可见以下变化。

(一)血管病变

脑内血管扩张、充血、小血管内皮细胞肿胀、坏死、脱落。血管周围环状出血,重者有小动脉血栓形成及纤维蛋白沉着。血管周围有淋巴细胞和单核细胞浸润,可形成"血管套"。

(二)神经细胞变性、肿胀与坏死

神经细胞变性,胞核溶解,细胞质虎斑消失,重者呈大小不等点、片状神经细胞溶解坏死形成软化灶。坏死细胞周围常有小胶质细胞围绕并有中性粒细胞浸润形成噬神经细胞现象。脑实质肿胀。软化灶形成后可发生钙化或形成空洞。

(三)胶质细胞增生

主要是小胶质细胞增生,呈弥漫性或灶性分存在血管旁或坏死崩解的神经细胞附近。

四、流行病学

(一)传染源

传染源包括家畜、家禽和鸟类;其中猪(特别是幼猪)是主要传染源,人不是重要传染源(病毒血症期<5天)。

(二)传播途径

蚊子是主要传播媒介,三带喙库蚊为主。蚊体内病毒能经卵传代越冬,可成为病毒的长期储存宿主。

(三)易感人群

普遍易感,免疫力持久,多为隐性感染 1∶1 000～1∶2 000。10岁以下(2～6岁)儿童多见(80%)。

(四)流行特点

有严格季节性,集中于7、8、9月(80%～90%),但由于地理环境与气候不同,华南地区的流行高峰在6～7月。华北地区在7～8月,而东北地区则在8～9月,均与蚊虫密度曲线相一致。

五、临床表现

(一)典型患者的病程可分5期

1.潜伏期

4～21天,一般为10～14天。

2.前驱期

病程第1～3天,体温在1～2天内升高到39℃,伴头痛、神情倦怠和嗜睡、恶心、呕吐,颈抵抗。小儿可有呼吸道症状或腹泻。幼儿在高热时常伴有惊厥与抽搐。

3.极期

病程第4～10天,进入极期后,突出表现为全身毒血症状及脑部损害症状。

(1)高热:是乙脑必有的表现。体温高达40℃以上。轻者持续3～5天,一般7～10天,重者可达数周。热度越高,热程越长则病情越重。

(2)意识障碍:大多数人在起病后1～3天出现不同程度的意识障碍,如嗜睡、昏迷。嗜睡常为乙脑早期特异性的表现,之后,出现明显意识障碍,由嗜睡至昏睡或昏迷,一般在7～10天恢复正常,重者持续1月以上。热程越长则病情越重。

(3)惊厥或抽搐:是乙脑严重症状之一。由于脑部病变部位与程度不同,可表现轻度的手、足、面部抽搐或惊厥,也可为全身性阵发性抽搐或全身强直性痉挛,持续数分钟至数10分钟不等。

(4)呼吸衰竭:是乙脑最为严重的症状,也是重要的死亡原因。主要是中枢性的呼吸衰竭,可由呼吸中枢损害、脑水肿、脑疝、低钠性脑病等原因引起。表现为呼吸表浅,节律不整、双吸气、叹息样呼吸、呼吸暂停、潮氏呼吸以至呼吸停止。中枢性呼吸衰竭可与外周性呼吸衰竭同时存在。外周性呼吸衰竭主要表现为呼吸困难、呼吸频率改变、呼吸动度减弱、发绀,但节律始终整齐。高热、抽搐及呼吸衰竭是乙脑急性期的"三关",常互为因果,相互影响,加重病情。

（5）神经系统症状和体征：较大儿童及成人均有不同程度的脑膜刺激征,婴儿多无此表现,但常有前囟隆起。若锥体束受损,常出现肢体痉挛性瘫痪、肌张力增强,巴宾斯基征阳性。少数人可呈软瘫。小脑及动眼神经受累时,可发生眼球震颤、瞳孔扩大或缩小、不等大、对光反应迟钝等。自主神经受损常有尿潴留、大小便失禁。浅反身减弱或消失,深反射亢进或消失。

（6）其他：部分乙脑患者可发生循环衰竭,表现为血压下降,脉搏细速。偶有消化道出血。多数患者在本期末体温下降,病情改善,进入恢复期。少数患者因严重并发症或脑部损害重而死于本期。

4.恢复期

极期过后体温在2～5天降至正常,昏迷转为清醒,多在2周左右痊愈,有的患者有一短期精神"呆滞阶段",以后言语、表情、运动及神经反射逐渐恢复正常。部分患者恢复较慢,需1～3个月。个别重症患者表现为低热、多汗、失语、瘫痪等。但经积极治疗,常可在6个月内恢复。

5.后遗症期

虽经积极治疗,部分患者在发病6个月后仍留有神经、精神症状,称为后遗症。发生率5%～20%。以失语、瘫痪及精神失常最为多见。如继续积极治疗,仍可望有一定程度的恢复。

（二）根据病情轻重分4型

1.轻型

患者神志始终清晰,有不同程度嗜睡,一般无抽搐,脑膜刺激不明显。体温通常为38～39 ℃,多在一周内恢复,无恢复期症状。

2.中型（普通型）

有意识障碍如昏睡或浅昏迷。腹壁反射和提睾反射消失。偶有抽搐。体温常在40 ℃左右,病程为10天,多无恢复期症状。

3.重型

神志昏迷,体温在40 ℃以上,有反射或持续性抽搐。深反射先消失后亢进,浅反射消失,病理反射强阳性,常有定位病变。可出现呼吸衰竭。病程多在2周以上,恢复期常有不同程度的精神异常及瘫痪表现,部分患者可有后遗症。

4.暴发形

暴发形少见。起病急骤,有高热或超高热,1～2天后迅速出现深昏迷并有反复强烈抽搐。如不积极抢救,可在短期内因中枢性呼吸衰竭而死亡。幸存者也常有严重后遗症。

乙脑临床症状以轻型和普通型居多,约占总病例数的2/3。流行初期重型多见,流行后期轻型多见。

六、辅助检查

（一）血常规

白细胞总数升高[常在$(10～20)×10^9/g$]及中性粒细胞升高（80%以上）。

（二）脑脊液

外观无色透明或微混,压力增高;白细胞计数多$(0.5～1.0)×10^9/L$,其分类早期以中性粒细胞为多,后期以淋巴细胞为主;糖正常或稍高,氯化物正常,蛋白增高。

（三）血清学检查

乙脑特异性 IgM 抗体多在病后 3～4 天即可出现,2 周达到高峰,可用于乙脑的早期诊断。

七、治疗原则

无特效药物,强调早期诊断、早期治疗,把好高热、抽搐、呼吸衰竭 3 关。

（一）一般治疗

住院隔离、防蚊降温、加强口腔、皮肤护理。

（二）对症处理

(1)高热:室温 30 ℃以下,体温(肛温 38 ℃以上),物理降温为主,药物降温为辅。

(2)惊厥或抽搐:去除病因。①治疗脑水肿。②保持呼吸道通畅。③降温。④治疗脑实质炎症用镇静剂,首选安定,小儿每次 0.1～0.3 mg/kg,每次用量＜10 mg。

(3)呼吸衰竭:针对病因治疗。①痰阻气管:吸痰、吸氧、雾化。②脑水肿、脑疝:脱水、吸氧、激素。③惊厥:镇静。

(4)自主呼吸存在,但呼吸表浅者用呼吸兴奋剂。

(5)自主呼吸停止:气管插管、气管切开、人工呼吸机辅助呼吸。

（三）中医中药治疗

清热、解毒(安宫牛黄丸)。

（四）后遗症治疗

针灸、按摩。

八、护理诊断

（一）体温过高

体温过高与病毒血症及脑部炎症有关。

（二）气体交换功能受损

受损与呼吸衰竭有关。

（三）意识障碍

意识障碍与中枢神经系统损害有关。

（四）潜在并发症

惊厥、呼吸衰竭。

（五）焦虑（家长）

焦虑(家长)与预后差有关。

九、护理措施

（一）首先做好基础护理

保持病室安静整洁,避免不必要的刺激;病室有防蚊和降温设备,室温控制在 28 ℃以下;保持口腔及皮肤的清洁,防止发生褥疮;注意精神意识、体温、脉搏、血压以及瞳孔的变化;昏迷者可行鼻饲,给予足够的营养及维生素。然后针对患儿的高热、惊厥抽搐和呼吸衰竭采取相应的措施。

(二)高热的护理

(1)以物理降温为主,药物降温为辅。用温水、酒精擦浴,冷盐水灌肠。

(2)高热伴抽搐者可用亚冬眠疗法。

(三)惊厥或抽搐的护理

对惊厥或者抽搐患者应争取早期发现先兆,及时处理。分析原因,针对引起抽搐的不同原因进行处理。

(1)如脑水肿所致者进行脱水治疗时,应注意:①脱水剂应于30分钟内注入,速度过慢影响脱水效果。②准确记录出入量。③因甘露醇是高渗液体,应注意患者心脏功能,防止发生心功能不全。

(2)因脑实质病变引起的抽搐,可按医嘱使用抗惊厥药物。应该特别注意观察该药物对呼吸的抑制。

(3)因呼吸道阻塞所致缺氧者及时吸痰、吸氧,并加大氧流量至 $4\sim5$ L/min,保持呼吸道通畅,必要时行气管切开加压呼吸。

(4)如因高热所致者,在积极降温的同时按医嘱给予镇静剂。注意镇静剂药物后的反应。

(5)注意患者安全,防止发生坠床、骨折及舌头被咬伤。

(四)呼吸衰竭的护理

(1)保持呼吸道通畅,定时翻身,拍背,吸痰,雾化吸入以稀释其分泌物。

(2)一般用鼻导管低流量吸氧。

(3)必要时应用人工呼吸机。

(五)恢复期及后遗症的护理要点

(1)加强营养,防止继发感染。

(2)观察患者神志、各种生理功能、运动功能的恢复情况。

(3)对遗留有精神、神经后遗症者,可进行中西医结合治疗。护士应以积极、耐心的护理,从生活上关心、照顾患者,鼓励并指导患儿进行功能锻炼,帮助其尽快恢复。

(六)心理护理

刚清醒的患者其思维能力及接受外界刺激的能力均较差,感情脆弱,易哭、易激动,应使患者保持安静。避免不良刺激。帮助患者适应环境,直至恢复正常。

(七)预防感染的传播

1.管理传染源

早期发现、隔离、治疗患儿;人畜居地分开。

2.切断传播途径

防蚊和灭蚊是控制本病流行的重要环节,特别是注意消灭蚊虫滋生地。倡不露宿。黄昏户外活动应避免蚊虫叮咬。

3.保护易感人群

1岁儿童基础免疫1次,第2年加强1次;5岁再加强1次。

(八)健康教育

大力开展防蚊、灭蚊工作,防止蚊虫叮咬;加强家畜管理;对10岁以下小儿和从非流行区进入流行区的人员进行乙脑疫苗接种;对有后遗症的患儿做好康复护理指导,教会家长切实可行的护理措施及康复疗法,如肢体功能锻炼、语言训练等。坚持用药,定期复诊。

(李 晨)

第七章 发热门诊护理

第一节 发热门诊的护理管理

发热门诊是传染病患者聚集的重要部门,为最大程度地减少医院内交叉感染,对发热门诊的护理工作必须制定科学、合理的规章制度,进行严格的管理,并加强指导和监督检查。

一、发热门诊的布局设置

(一)设置

发热门诊应设立在与住院部、门诊有一定距离且相对独立的区域,有明显标志与就诊行走路线,通风良好,使得发热患者相对集中,避免与一般患者接触,以减少在医院内流动。工作人员和患者从不同的路径出入发热门诊,发热患者的挂号、就诊、交费、检查、住院均在发热门诊内能够完成。

(二)布局

发热门诊分3个功能区。

1.接诊区

设有分诊、挂号、收费、化验室、放射科、诊室和药房、卫生间。

2.隔离留观区

病室内设施及功能齐全,设有抢救车、监护仪、无创呼吸机、静电吸附式空气消毒净化器、非手触式流动水洗手设备,配备速干手消毒剂和气溶胶喷雾器、常规诊疗器械等。

3.医护工作区

内设清洁区和潜在污染区。清洁区设有正压通气装置,包括会诊室、休息室、库房、卫生间、更衣室。潜在污染区设有淋浴室、缓冲间、医护办公室、治疗室、消毒室。

二、发热门诊的组织机构

(一)人员编制

医务处、门诊主任、护士长、各级医护人员及医疗救治专家组成员,配备专职收费员、检验员、药剂师、放射检查人员、保洁员。

(二)人员配置

要求配备具有多学科专业知识的医护人员,涉及内科、妇科、儿科、呼吸科、传染科,可以独立完成三级查房,所有人员相对固定并定期培训。

三、发热门诊的管理制度

(一)培训制度

在发热门诊工作的各级各类人员均需要进行岗前、岗位培训,培训内容包括各类传染病临床诊疗知识,相关法律法规、发热门诊各项规章制度、应急预案,接诊流程,疫情信息报告流程与规范,医院感染、消毒隔离、个人防护和医疗废弃物处理的标准与规范,体外心肺复苏、气管插管、气管切开的操作规范及护理规范;无创、有创呼吸机的应用,标本的采集、密封、转运、处理等各种规范,实验室生物安全管理规范。

(二)防护制度

按《医院感染管理办法》要求和传染病传播途径,合理制定防护制度。

(1)所有在发热门诊工作的医务人员和保洁员,应采取相应的防护措施。预防通过飞沫或气溶胶经呼吸道传播,同时预防通过口腔、鼻腔、眼睛等处黏膜直接或间接接触传播。还要预防接触患者的呼吸道分泌物、体液和被病毒污染的物品可能导致的疾病传播。

(2)根据暴露的危害程度分别采取基本防护、加强防护和严密防护。将穿脱隔离服方法和顺序制成流程图,贴在各区域醒目的位置,供所有工作人员参照执行。医护人员手接触血标本、污染物品后应立即使用快速手消毒剂进行手清洁。

(三)工作流程

发热门诊应设立在相对独立区域,标有明显的就诊指示,地面画有行走路线。分诊台设专人发放口罩和就诊须知,负责咨询、导诊服务,对发热患者进行合理分诊,避免交叉感染。

(四)留观制度

对于发热原因待查、需要进一步会诊确定病因的患者则安排在发热门诊留观诊室。留观患者单间隔离观察,无特殊检查时不得走出隔离留观室。患者需要离开发热门诊外出检查时要佩戴口罩。隔离期间采取对症治疗与护理,进行病情动态观察,上报医务部并组织医院专家组进行会诊,会诊后及时转诊或采取住院治疗。

四、发热门诊的消毒隔离制度

近年来,新发呼吸道传染病如 SARS、H1N1、MERS、新冠肺炎等的暴发给公共卫生带来了巨大的挑战。由于呼吸道传染病可通过近距离飞沫、接触等方式传播,医疗机构做好防控非常重要。为做好院内感染控制,医疗机构应注意环境卫生和通风换气,做好物体表面清洁消毒,各部门要密切协作,确保消毒隔离和防护措施落实到位。

(一)管理要求

(1)制定应急预案和工作流程:医疗机构应当根据新发呼吸道传染病的病原学特点,结合传染源、传播途径、易感人群和本院诊疗条件等,建立预警机制,制定应急预案和科学的、可操作的消毒灭菌工作流程。

(2)加强医务人员及消毒、灭菌工作人员的培训,应掌握消毒与灭菌的基本知识和职业防护技能,熟悉消毒产品性能,具备基本的检验技能。

(3)加强对消毒工作的检查与监测,及时总结分析与反馈。

(4)做好清洁消毒管理:按照《医院空气净化管理规范》,加强诊疗环境的通风,有条件的医疗机构可进行空气消毒,也可配备循环风空气消毒设备。严格执行《医疗机构消毒技术规范》,做好诊疗环境、医疗器械、病例用物等的清洁消毒,严格病例呼吸道分泌物、排泄物、呕吐物的处理,严格终末消毒。

(5)做好防护工作:医疗机构应该为从事诊疗器械、器具和物品清洗、消毒与灭菌工作的医务人员提供相应的防护用品,保障医务人员的职业安全。

(6)加强医疗废物管理:将新发呼吸道传染病感染确诊或疑似病例产生的医疗废物,纳入感染性医疗废物管理,严格按照《医疗废物管理条例》和《医疗卫生机构医疗废物管理办法》有关规定,进行规范处置。

(二)消毒措施

1.消毒原则

(1)医疗机构要做好随时消毒和终末消毒:病例居住过的场所如隔离病房(区)、医学观察场所等环境和物体表面,病例用过的一般诊疗用品,如体温表、听诊器、血压计袖带,病例排出的污染物及其污染的物品,应做好随时消毒,消毒方法参见终末消毒。

(2)病例隔离的场所等的室内空气,有人条件下,不建议喷洒消毒,可采取排风(包括自然通风和机械排风)措施,保持室内空气流通。每天通风 2～3 次,每次 20～30 分钟。

(3)有条件的医疗机构应将病例安置到负压隔离病房,疑似病例应进行单间隔离,确诊病例可多人安置于同一房间。非负压隔离病房应通风良好,可采取排风(包括自然通风和机械排风),也可采用循环风空气消毒机进行空气消毒。无人条件下还可用紫外线对空气进行消毒,用紫外线消毒时,可适当延长照射时间至 1 小时以上。医护人员和陪护人员在诊疗、护理工作结束前后应注意手卫生。

(4)医疗机构应尽量选择一次性诊疗用品,非一次性诊疗用品应首选压力蒸汽灭菌,不耐热物品可选择化学消毒剂或低温灭菌设备进行消毒或灭菌。环境物体表面可选择含氯消毒剂、二氧化氯等消毒剂擦拭、喷洒或浸泡消毒。手、皮肤建议选择有效的消毒剂如速干手消毒剂、碘伏和过氧化氢消毒剂等手皮肤消毒剂擦拭消毒。室内空气消毒可选择过氧乙酸、二氧化氯、过氧化氢等消毒剂喷雾消毒。所用消毒产品应符合国家卫生健康部门管理要求。

2.不同对象的消毒方法

(1)室内空气:医疗机构可根据实际情况采取适宜的空气消毒方法。①通风:开窗通风,加强空气流通,并根据气候条件适时调节;或安装通风设备,加强通风。②有条件的医疗机构可建立负压病房。③使用合法有效的循环风空气消毒机。④终末消毒时,参照《医疗机构空气净化管理规范》(WS/T 368-2012),在无人条件下宜选用过氧乙酸、二氧化氯、过氧化氢等消毒剂,采用超低容量喷雾法进行消毒。

(2)污染物(病例血液、分泌物和呕吐物):少量污染物可用一次性吸水材料(如纱布、抹布等)蘸取有效氯浓度为 5 000～10 000 mg/L 的含氯消毒剂(或能达到高水平消毒的消毒湿巾/干巾)小心移除。大量污染物应使用含吸水成分的消毒粉或漂白粉完全覆盖,或能达到高水平消毒的消毒干巾,或用一次性吸水材料完全覆盖后用足量的有效氯浓度为 5 000～10 000 mg/L 的含氯消毒剂浇在吸水材料上,作用 30 分钟以上,小心清除干净。清除过程中避免接触污染物,清理的污染物按医疗废物集中处置。病例的分泌物、呕吐物等应有专门容器收集,用有效氯浓度为 20 000 mg/L 的含氯消毒剂,按物、药比例为 1∶2 浸泡消毒 2 小时。清除污染物后,应对污染的环境物体表面进行消毒。盛放污染物的容器可用有效氯浓度为 5 000 mg/L 的含氯消毒剂溶液浸泡消毒 30 分钟,然后清洗干净。

(3)粪便和污水:具有独立化粪池时,在进入市政排水管网前需进行消毒处理,消毒后污水微生物指标应当符合《医疗机构水污染物排放标准》(GB 18466-2005)。无独立化粪池时,使用专门容器收集排泄物,消毒处理后排放。用有效氯浓度为 20 000 mg/L 的含氯消毒剂,按粪、药比例为 1:2 浸泡消毒 2 小时;若有大量稀释排泄物,应用含有效氯 70%～80%漂白粉精干粉,按粪、药比例为 20:1 加药后充分搅匀,消毒 2 小时。

(4)地面、墙壁:有肉眼可见污染物时,应先完全清除污染物再消毒。无肉眼可见污染物时,可用有效氯浓度为 1 000 mg/L 的含氯消毒剂或有效氯浓度为 500 mg/L 的二氧化氯消毒剂擦拭或喷洒消毒。地面消毒先由外向内喷洒一次,喷药量为 100～300 mL/m²,待室内消毒完毕后,再由内向外重复喷洒一次。消毒作用时间应不少于 30 分钟。

(5)物体表面:诊疗设施设备表面和床围栏、床头柜、家具、门把手、家居用品等有肉眼可见污染物时,应先完全清除污染物再消毒。无肉眼可见污染物时,用有效氯浓度为 1 000 mg/L 的含氯消毒剂或有效氯浓度为 500 mg/L 的二氧化氯消毒剂进行喷洒、擦拭或浸泡消毒,作用30分钟后清水擦拭干净。

(6)衣服、被褥等纺织品:在收集时应避免产生气溶胶,建议均按医疗废物集中处理。无肉眼可见污染物时,若需重复使用,可用流通蒸汽或煮沸消毒 30 分钟;或先用有效氯浓度为 500 mg/L 的含氯消毒剂浸泡 30 分钟,然后按常规清洗;或采用水溶性包装袋盛装后直接投入洗衣机中,同时进行洗涤消毒 30 分钟,并保持 500 mg/L 的有效氯浓度;贵重衣物可选用环氧乙烷方法进行消毒处理。

(7)手卫生:参与现场工作的所有人员均应加强手卫生措施,可选用含醇速干手消毒剂或醇类复配速干手消毒剂,或直接用 75%乙醇进行擦拭消毒;醇类过敏者,可选择季铵盐类等有效的非醇类手消毒剂;特殊条件下,也可使用 3%过氧化氢消毒剂、0.5%碘伏或 0.05%含氯消毒剂等擦拭或浸泡双手,并适当延长消毒作用时间。有肉眼可见污染物时应先使用洗手液(或肥皂)在流水下洗手,然后按上述方法消毒。

(8)皮肤、黏膜:皮肤被污染物污染时,应立即清除污染物,然后用一次性吸水材料蘸取 0.5%碘伏消毒液或过氧化氢消毒剂擦拭消毒 3 分钟以上,使用清水清洗干净;黏膜应用大量生理盐水冲洗或 0.05%碘伏冲洗消毒。

(9)餐(饮)具:餐(饮)具清除食物残渣后,煮沸消毒 30 分钟,也可用有效氯浓度为 500 mg/L 含氯消毒液浸泡 30 分钟后,再用清水洗净。

(10)救护车辆:救护车运送病例时应开窗通风,保持空气流通;救护车上应配备速干手消毒剂,医护人员做好手卫生。病例离车后,车内物体表面和运送病例的工具使用后应及时进行消毒。先进行污染情况评估,无肉眼可见污染物用有效氯浓度为 1 000 mg/L 的含氯消毒剂或有效氯浓度为 500 mg/L 的二氧化氯消毒剂进行喷洒或擦拭消毒,作用 30 分钟后清水擦拭干净,或使用有效的消毒湿巾擦拭消毒。有可见污染物时先使用一次性吸水材料蘸取有效氯浓度为 5 000～10 000 mg/L 的含氯消毒剂(或能达到高水平消毒的消毒湿巾/干巾)完全清除污染物,然后用有效氯浓度为 1 000 mg/L 的含氯消毒剂或有效氯浓度为 500 mg/L 的二氧化氯消毒剂进行喷洒或擦拭消毒,作用 30 分钟后清水擦拭干净,或使用有效的消毒湿巾擦拭消毒。车内空气,无人条件下,可用紫外线灯照射 1 小时。

(11)病例生活垃圾:按医疗废物处理。

(12)医疗废物:医疗废物的处置应遵循《医疗废物管理条例》和《医疗卫生机构医疗废物管理办法》的要求,规范使用双层黄色医疗废物收集袋封装后按照常规处置流程进行处置。

(13)医疗器械的消毒灭菌:尽量使用一次性医疗器械,使用后按医疗废物处理。复用医疗器械的清洗消毒灭菌,按照《医院消毒供应中心 第1部分:管理规范》(WS 310.1-2016)、《医院消毒供应中心 第2部分:清洗消毒及灭菌技术操作规范》(WS 310.2-2016)和《医院消毒供应中心 第3部分:清洗消毒及灭菌效果监测标准》(WS 310.3-2016)这三个规范进行操作。

(14)尸体处理:病例死亡后,要尽量减少移动和搬运尸体,应由经培训的工作人员在严密防护下及时进行处理。用有效氯浓度为3 000~5 000 mg/L的含氯消毒剂或0.5%过氧乙酸棉球或纱布填塞患者口、鼻、耳、肛门、气管切开处等所有开放通道或创口;用浸有消毒液的双层布单包裹尸体,装入双层尸体袋中,由民政部门派专用车辆直接送至指定地点尽快火化。

五、严格的防护措施

(一)医疗机构对医护人员的防护

对医护人员的健康防护首先需要医疗机构做好以下几个方面。

1.提高医护人员认识

医疗机构应当根据新发呼吸道传染病的病原学特点,结合传染源、传播途径、易感人群和诊疗条件等,建立预警机制,制定应急预案和工作流程。提高全体医护人员认识,特别是急诊、发热门诊、感染性疾病科工作人员,掌握呼吸道传染病的临床特征、诊断标准、治疗原则和防护措施。

2.开展对医护人员的培训

依据岗位职责确定针对不同医护人员的培训内容,使其熟练掌握传染病的防控知识、方法与技能,这样在做到早发现、早报告、早隔离、早诊断、早治疗、早控制的同时,也能更好地自我防护。

3.做好医护人员防护

医疗机构应当规范消毒、隔离和防护工作,储备质量合格、数量充足的防护物资,确保医护人员个人防护到位。在严格落实标准预防的基础上,强化接触传播、飞沫传播和空气传播的感染防控。

4.关注医护人员健康

医疗机构应当合理调配人力资源和班次安排,避免医护人员过度劳累。针对岗位特点和风险评估结果,开展主动健康监测。采取多种措施,保障医护人员健康地为病例提供医疗服务。

5.做好清洁消毒管理

按照《医院空气净化管理规范》,加强诊疗环境通风,有条件的医疗机构可进行空气消毒,也可配备循环风空气消毒设备。严格执行《医疗机构消毒技术规范》,做好诊疗环境、医疗器械、病例用物等的清洁消毒,严格病例呼吸道分泌物、排泄物、呕吐物的处理,严格终末消毒。

(二)医护人员自身防护

1.个人防护装备

接触或可能接触新发呼吸道传染病确诊病例和无症状感染者及其污染物(血液、体液、分泌物、呕吐物和排泄物等)、污染的物品或环境表面的所有人员均应使用个人防护装备,具体如下。

(1)手套:进入污染区域或进行诊疗操作时,根据工作内容,佩戴一次性使用橡胶或丁腈手套,在接触不同病例或手套破损时及时消毒,更换手套并进行手卫生。

(2)医用防护口罩:进入污染区域或进行诊疗操作时,应佩戴医用防护口罩(N95及以上)或动力送风过滤式呼吸器,每次佩戴前应做佩戴气密性检查,穿戴多个防护用品时,务必确保医用防护口罩最后摘除。

(3)防护面屏或护目镜:进入污染区域或进行诊疗操作,眼睛、眼结膜及面部有被血液、体液、分泌物、排泄物及气溶胶等污染的风险时,应佩戴防护面屏或护目镜,重复使用的护目镜每次使用后,及时进行消毒干燥,备用。

(4)医用一次性防护服:进入污染区域或进行诊疗操作时,应更换个人衣物并穿工作服(外科刷手服或一次性衣物等),外加医用一次性防护服。

2.穿脱防护用品流程

(1)医护人员进入隔离病区穿戴防护用品程序:①医护人员通过员工专用通道进入清洁区,认真洗手后依次戴医用防护口罩、一次性帽子或布帽、换工作鞋袜,有条件的可以更换刷手衣裤。②在进入潜在污染区前穿工作服,手部皮肤有破损或疑似有损伤者戴手套进入潜在污染区。③在进入污染区前,脱工作服换穿防护服或者隔离衣,加戴一次性帽子和一次性医用外科口罩(共穿戴两层帽子、口罩)、防护眼镜、手套、鞋套。

(2)医护人员离开隔离病区脱摘防护用品程序:①医护人员离开污染区前,应当先消毒双手,依次脱摘防护眼镜、外层一次性医用外科口罩和外层一次性帽子、防护服或者隔离衣、鞋套、手套等物品,分置于专用容器中,再次消毒双手,进入潜在污染区,换穿工作服。②离开潜在污染区进入清洁区前,先洗手并进行手消毒,脱工作服,洗手和进行手消毒。③离开清洁区前,洗手并进行手消毒,摘去里层一次性帽子或布帽、里层医用防护口罩,沐浴更衣,并进行口腔、鼻腔及外耳道的清洁。④每次接触病例后立即进行手的清洗和消毒。⑤一次性医用外科口罩、医用防护口罩、防护服、隔离衣等防护用品被病例血液、体液、分泌物等污染时应当立即更换。⑥下班前应当进行个人卫生处置,并注意呼吸道与黏膜的防护。

3.采取飞沫隔离、接触隔离和空气隔离时的防护

(1)接触病例的血液、体液、分泌物、排泄物、呕吐物及污染物品时:戴清洁手套,脱手套后洗手。

(2)可能受到病例血液、体液、分泌物等喷溅时:戴医用防护口罩、护目镜、穿防渗隔离衣。

(3)为疑似病例或确诊病例实施可能产生气溶胶的操作(如气管插管、无创通气、气管切开,心肺复苏,插管前手动通气和支气管镜检查等)时:①采取空气隔离措施。②佩戴医用防护口罩,并进行密闭性能检测。③眼部防护(如护目镜或面罩)。④穿防体液渗入的长袖隔离衣,戴手套。⑤操作应当在通风良好的房间内进行。⑥房间中人数限制在病例所需护理和支持的最低数量。

4.加强手卫生

医护人员应依据《医务人员手卫生规范》要求,无明显污染物时,应使用速干手消毒剂。有肉眼可见污染物时,应使用洗手液(或肥皂)在流水下洗手,然后使用速干手消毒剂。在日常工作中应严格采取手卫生措施,尤其是戴手套和穿个人防护装备前,对病例进行无菌操作前,有可能接触病例血液、体液及其污染物品或污染环境表面之后,脱去个人防护装备过程中,需特别注意执行手卫生措施。

5.执行锐器伤防范措施

高发锐器伤的前3位科室是骨科、手术室、普外科,高发锐器伤的前3位地点是手术室、普通病房、治疗室。在发生锐器伤的人群中,护士、实习医师、实习护士占前3位,90%的锐器伤存在感染的风险。

6.医疗器械、器具按要求进行清洁与消毒

高度危险性物品,应采用灭菌方法处理;中度危险性物品,应采用达到中水平消毒以上效果的消毒方法;低度危险性物品,宜采用低水平消毒方法,或做清洁处理。受到致病菌芽孢、真菌孢子、分枝杆菌和经血传播病原体污染的物品,应采用高水平消毒或灭菌;受到真菌、亲水病毒、螺旋体、支原体、衣原体等病原微生物污染的物品,应采用中水平以上的消毒方法;受到一般细菌和亲脂病毒等污染的物品,应采用达到中水平或低水平的消毒方法。

六、发热门诊的就诊流程

(1)发热患者先在预检处测量体温,请患者戴上口罩,然后到专用窗口挂号、收费。

(2)发热患者在发热门诊专用的诊室就诊、验血、拍胸片(若医院不具备条件,可戴口罩到放射科指定专用机房拍片)。做好发热患者登记工作。

(3)需要输液的患者必须在专门的输液室输液。

(4)如遇到可疑传染性非典型肺炎的患者,在专用隔离诊室请本院指定专家会诊。如本院专家组高度怀疑或无法排除时按照当地卫生行政部门的规定进行会诊。

(5)可疑观察的患者送可疑观察室隔离,疑似或确诊患者按程序及时上报、收治或转送。

(周 娜)

第二节 流行性腮腺炎

一、疾病概述

(一)概念和特点

流行性腮腺炎是儿童和青少年中常见的急性呼吸道传染病,由腮腺炎病毒所引起,其临床特征为发热和腮腺非化脓性肿胀、疼痛。病毒可累及各种腺组织、神经系统及心、肝、肾、关节等器官,因而易并发脑膜脑炎、睾丸炎、胰腺炎、乳腺炎、卵巢炎等。

腮腺炎病毒属副黏液病毒,是核糖核酸(RNA)型病毒,直径为 $85\sim300$ nm。病毒存在于早期患者的唾液、血液、脑脊液、尿及甲状腺中。病毒对理化因素的作用均甚敏感,来苏、乙醇、甲醛等可于 $2\sim5$ 分钟将其灭活,暴露于紫外线下迅速死亡。在 4 ℃时其活力可保持 2 个月,37 ℃时可保持 24 小时,加热至$55\sim60$ ℃,$10\sim20$ 分钟即失去活力。

传染源为早期患者和隐性感染病例。实验证明隐性感染病例在流行时所占比例较大,为$30\%\sim50\%$,由于本身无症状,易被忽略而不予以隔离而造成疾病广为传播。自腮腺肿大前 6 天至肿大后 9 天具有高度传染性。本病通过飞沫经呼吸道感染。人群普遍易感,但由于 1 岁以内婴儿体内尚有获自母体的特异性抗体,成人中约 80% 通过显性或隐性感染而产生一定的特异性抗体,因此约 90% 的病例发生于 $1\sim15$ 岁的儿童。流行性腮腺炎为世界各地常见的传染病,全年均可发病,在温带地区以春、冬季最多,在热带无明显季节性差异。在儿童集体机构、部队及卫生条件不良的拥挤人群中易造成暴发流行。病后可获持久免疫力。

(二)发病机制与相关病理生理

腮腺炎病毒侵入口腔黏膜和鼻黏膜,在上皮组织中大量增殖后进入血循环(第一次病毒血症),经血流累及腮腺及一些组织,并在其中增殖,再次进入血循环(第二次病毒血症),侵犯未受累及的一些脏器,引起相应器官的炎症。各种腺组织如睾丸、卵巢、胰腺、胸腺、甲状腺等均有受侵的可能,脑、脑膜、肝及心肌也常被累及,脑膜脑炎就是病毒直接侵犯中枢神经系统的后果,故腮腺炎的临床表现变化多端。

腮腺的非化脓性炎症为本病的主要病变。由于腮腺导管的部分阻塞,使唾液的排出受到阻碍,唾液中的淀粉酶排泄受阻而循淋巴进入血流,再从尿中排出,故患者血清及尿淀粉酶升高。本病病毒易侵犯成熟的睾丸,幼年患者很少发生睾丸炎。胰腺可充血、水肿,胰岛有轻度退化及脂肪性坏死。

(三)临床特点

流行性腮腺炎潜伏期为8~30天,平均为18天。患者大多无前驱期症状,而以耳下部肿大为首发征象。少数病例可出现肌肉酸痛、食欲缺乏、倦怠、头痛、低热、结膜炎、咽炎等症状。本病大多起病较急,有发热、畏寒、头痛、咽痛、食欲不佳、恶心、呕吐、全身疼痛等,数小时至2天腮腺即显肿大。腮腺肿大最具特征性,一侧先肿胀,也有两侧同时肿胀者,一般以耳垂为中心,向前、后、下发展,状如梨形而具坚韧感,边缘不清。当腺体肿大明显时出现胀痛及感觉过敏,张口咀嚼及进酸性饮食时更甚。局部皮肤张紧发亮,表面灼热,有轻触痛。颌下腺或舌下腺也可肿大,腮腺四周的蜂窝组织亦可呈水肿。舌下腺肿大时可见舌及颈部肿胀,可出现吞咽困难。

腮腺管口(位于上颌第二磨牙旁的颊黏膜上)在早期常有红肿。唾液开始分泌增加,继之因潴留而减少。腮腺肿胀大多于1~3天达高峰,持续4~5天逐渐回复正常,整个病程10~14天。不典型病例可以单纯睾丸炎或脑膜脑炎的症状出现,也有仅见颌下腺或舌下腺肿胀者。

(四)辅助检查

1.常规检查

白细胞计数大多正常和稍增加,有睾丸炎者白细胞可以增高。有并发症时白细胞计数可增高,偶有类白血病反应。尿常规一般正常,有肾损害时可出现尿蛋白和管型。

2.血清和尿淀粉酶测定

90%患者的血清淀粉酶有轻至中度增高,尿中淀粉酶也增高,有助诊断。淀粉酶增高程度往往与腮腺肿胀程度成正比。血脂肪酶增高,有助于胰腺炎的诊断。

3.血清学检查

(1)中和抗体试验:低滴度如1:2即提示现症感染。近年来应用凝胶内溶血法,与中和试验基本一致,而比中和抗体的检测简便迅速,但方法上还需进一步改进。

(2)补体结合试验:病程早期及第2~3周双份血清效价有4倍以上增高或一次血清效价达1:64即有诊断意义。

(3)血凝抑制试验:用鸡胚受病毒感染,其羊水及尿囊液可使鸡的红细胞凝集。流行性腮腺炎患者恢复期血清有很强的抑制凝集作用,而早期血清的抑制凝集作用较弱,如2次测定效价相差4倍以上,即为阳性。

4.病原学检测

(1)特异性抗体检测:常用 ELISA 法检。血清流行性腮腺炎特异性 IgM 抗体效价增高是近期感染的诊断依据。对流行性腮腺炎病毒感染后不表现腮腺炎,但呈脑膜脑炎或脑炎的病例,可检测脑脊液中特异性 IgM 抗体来明确诊断。

（2）抗原检测：近年来有用特异性抗体或单克隆抗体来检测流行性腮腺炎病毒抗原，可作早期诊断。

（3）RNA 检测：应用 RT-PCR 和巢式 PCR 技术检测流行性腮腺炎病毒 RNA 敏感度高，可明显提高患者的诊断率。此外，TaqMan 探针的一步法实时定量 PCR 可测定从 10～108 copy/mL 的病毒载量，该法敏感度和特异度均高。

（4）病毒分离：腮腺肿大前 6 天至肿大后 9 天可从唾液中分离到病毒。并发脑膜脑炎或脑炎时脑脊液也常可分离到病毒。起病 2 天内血中可查到病毒。起病 2 周内尿液可查到病毒。

（五）治疗原则

1.一般治疗

按呼吸道传染病隔离。卧床休息，注意口腔卫生，饮食以流质、软食为主，适当增加维生素。

2.对症治疗

高热头痛和腮腺胀痛，可用解热镇痛药。并发睾丸炎者可予以睾丸冷敷，己烯雌酚 1 mg，每天 3 次，5～7 天。颅内高压患者可用 20％甘露醇 1～2 g/kg，静脉推注，每 4～6 小时 1 次。

3.抗病毒治疗

发病早期可用利巴韦林，1 g/d，儿童 15 mg/kg，静脉滴注，疗程 5～7 天。亦可应用小剂量干扰素，100 万～300 万单位皮下注射，每天 1 次，疗程 5～7 天，能使腮腺炎和睾丸炎症状较快消失。

4.肾上腺皮质激素

尚无肯定疗效，对重症或并发脑膜炎、心肌炎、睾丸炎时可考虑短期使用。地塞米松 5～10 mg，静脉滴注，3～5 天。

5.预防睾丸炎

青春期及男性成人患者，为预防睾丸炎的发生，早期可应用己烯雌酚 1 mg，每天 3 次，3～5 天。

二、护理评估

（一）流行病学史评估

注意询问当地有无腮腺炎流行史，在 3 周内有无与腮腺炎患儿的密切接触史。有无麻疹、腮腺炎、风疹疫苗接种史，既往有无腮腺炎病史。

（二）症状、体征评估

评估患儿有无上呼吸道感染的前驱症状，重点评估有无腮腺炎症状、体征，如有无耳痛、咀嚼困难、以耳垂为中心的局部肿胀、压痛，有无腮腺管口的红肿。其他腺体如颌下腺、舌下腺、睾丸有无肿胀，有无发热、头痛、呕吐、颈项强直、神志改变等中枢神经系统受累的表现。

（三）心理-社会评估

流行性腮腺炎是一种常见的急性传染病，可累及包括腮腺在内的多个器官，临床症状多变，且易产生生殖系统、神经系统并发症，患者易产生惊慌失措等不良心理反应。要评估患者对疾病的心理状态、产生相应的情绪反应及对疾病知识的了解情况。要评估流行区儿童群体机构对疾病的应对方式及参与防治的态度。

（四）辅助检查结果评估

白细胞计数大多正常或稍增加,淋巴细胞相对增多。90％的患者血清淀粉酶有轻至中度增高,尿中淀粉酶也增高,有助于诊断。淀粉酶增高程度往往与腮腺肿胀程度成正比。脑脊液压力稍高,细胞数及蛋白量稍增多,符合病毒性感染的表现,对非典型病例,有条件时可作病毒分离和血清中特异性抗体测定。

三、护理诊断/问题

（一）疼痛
疼痛与腮腺肿胀有关。

（二）体温过高
体温过高与病毒感染有关。

（三）知识缺乏
患者及家属缺乏家庭护理及预防知识。

（四）有传播感染的危险
传播感染与病原体播散有关。

（五）潜在并发症
睾丸炎、卵巢炎与病毒侵入生殖腺体有关;脑膜脑炎与病毒侵入脑组织有关。

四、护理措施

（一）隔离要求
按呼吸道传染病隔离,一般患者可家庭隔离,病情较重或有并发症者需住院隔离。隔离期限自发病开始至腮腺消肿和症状消失为止,一般不少于 10 天。因被传染源唾液所污染的物品,在短时间接触易感者的口腔亦能引起感染,故患者用过的食具、毛巾等应予煮沸消毒,患者使用过的被褥及玩具等,可置于日光下暴晒或以紫外线照射消毒。

（二）休息和活动
保持病房安静,发热期及有并发症者均应卧床休息,热退及轻症患者可允许在室内活动,但要适当限制活动,不可劳累。

（三）营养与饮食
患者可因张口及咀嚼食物使局部疼痛加重,宜给予富有营养且易消化的半流质或软食,如稀饭、面汤、面条等。不宜给予酸、辣、甜味及硬而干燥的食物,否则会刺激唾液腺分泌增多,可因排出通路受阻而致腺体肿痛加剧。

（四）病情观察
密切观察患者有无高热、寒战、头痛、睾丸肿痛、坠胀感等,如有异常应立即与医师联系处理。

（五）对症护理
1.发热的护理

密切监测患者体温,如体温超过 39 ℃者,可用物理降温或给予适当的退热剂口服。鼓励患者多饮水,成人每天保持饮水 1 500～2 000 mL。遵医嘱给予板蓝根冲剂、补液等治疗。保持皮肤清洁干燥,出汗后及时擦干并更换衣服,保持口腔清洁,预防继发细菌感染。指导和协助患者经常用生理盐水或复方硼酸溶液漱口,以清除口腔内食物残渣。

2.疼痛的护理

患者急性期应卧床休息。保持口腔清洁,协助患者饭后、睡前用生理盐水或朵贝氏溶液漱口。常规给予如意金黄散或青黛散调醋敷局部,每天1～2次。疼痛较剧者,可进行腮腺局部间歇冷敷。忌酸辣等饮食,以防加剧疼痛。

(六)心理护理

本病多发生于儿童及青少年,易产生恐惧心理,需耐心与患者交谈,介绍疾病的特点和发展趋势,使其消除不良心理反应,主动配合治疗和护理。

(七)并发症的观察与护理

1.脑膜脑炎

脑膜脑炎多见于腮腺肿胀后1周,可有高热、嗜睡、头痛、呕吐、脑膜刺激征阳性等表现,应密切观察生命体征及瞳孔变化,若有变化。立即告知医师,保持患儿安静,限制探视。嘱患者卧床休息,颅内压较高者注意取去枕平卧位。呕吐频繁者可暂禁饮食,给予静脉补液。有高热、头痛及烦躁不安者,可给予头部冷敷或服用退热止痛剂,重症患者可静脉滴注肾上腺皮质激素。颅内压增高者应静脉给予甘露醇或山梨醇等脱水剂。

2.睾丸炎

睾丸炎多见于10岁以上的男孩,发生于腮腺肿大后1周,表现为寒战、高热、睾丸肿痛、质硬、压痛明显,可伴阴囊水肿。护理人员应主动关心患者,密切观察病情,若出现上述症状,应立即与医师联系处理。嘱患者卧床休息,用丁字带将睾丸托起。每4小时监测体温一次,遵医嘱给予解热止痛剂,静脉滴注氢化可的松或口服泼尼松。疼痛难忍者给予局部冷敷,严重者可用2%普鲁卡因局部封闭。

3.胰腺炎

注意观察患者有无发热、腹痛、恶心、呕吐、血及尿淀粉酶增高等急性胰腺炎表现,有异常者按急腹症处理。暂禁食,静脉输液,腹胀严重者可行胃肠减压,腹痛缓解后从少量清淡流质开始,逐渐恢复饮食。上腹部置冰袋或肌内注射阿托品、东莨菪碱等用于解痉止痛,病情较重者可遵医嘱静脉滴注氢化可的松或地塞米松。便秘者可用开塞露通便。必要时给予抗生素。

(八)健康教育

(1)单纯性腮腺炎患者,一般不需住院治疗。护士应向家属介绍腮腺炎的症状、流行特点及可能产生的并发症,并指导家属做好隔离、用药、饮食等护理工作。一旦发现并发症,应立即到医院就诊。

(2)告知家属学龄前期或学龄期的患儿在患病期间应在家隔离,疾病愈后要增加体格锻炼。做好各种计划免疫,提高机体抗病能力。

五、护理效果评估

(1)患者体温逐渐下降至正常。

(2)腮腺肿痛消失。

(3)患者能按要求进行休息和饮食。

(4)患者及家属能积极配合医务人员进行隔离、消毒工作,掌握对疾病的正确应对方式。

(5)住院期间没有发生新的潜在并发症和新的感染病例。

(周　娜)

第三节 肺 结 核

肺结核是结核分枝杆菌入侵机体后在一定条件下引发的肺部慢性感染性疾病,其中痰排菌者为传染性肺结核病。

一、病因和发病机制

(一)病原
结核菌称抗酸杆菌,经革兰染色后,结核菌多呈弱阳性反应。

(二)流行病学
开放性肺结核患者的排菌为主要传染源,呼吸道传播为主要途径。

(三)发病机制
当微小飞沫核(每颗粒含结核菌 1～3 条)进入肺泡后,结核菌为肺泡巨噬细胞吞噬。因菌量、毒力和巨噬细胞的酶及杀菌素含量不同,被吞噬的结核菌的命运有所不同。经过 2～4 周,机体产生两种形式的免疫反应,即细胞介导免疫(CMI)和迟发性变态(DTH)反应,构成对结核病发病和预后具有决定性影响的两大因素。

二、临床表现

(一)症状
1.全身症状

发热,多为长期午后低热,可伴倦怠、乏力、夜间盗汗。当病灶急剧进展扩散时则出现高热,呈稽留热型或弛张热型,可有畏寒。另外,可有食欲减退、体重减轻、妇女月经不调、易激惹、心悸、面颊潮红等轻度毒性和自主神经功能紊乱现象。

2.呼吸系统症状

可干咳或伴咳少量黏液痰,继发感染时咳脓痰,咯血,胸痛,气急。

(二)体征
取决于病变性质、部位、范围或程度。病灶以渗出为主或干酪性肺炎且病变范围较广时,出现实变体征,叩诊浊音,听诊闻及支气管呼吸音和细湿啰音。继发性肺结核在肩胛间区闻及细湿性啰音提示有极大诊断价值。空洞性肺结核位置表浅而引流支气管通畅时有支气管呼吸音或伴湿啰音;巨大空洞可出现带金属调空瓮音。慢性纤维空洞性肺结核的体征有胸廓塌陷、气管和纵隔移位,叩诊浊音,听诊呼吸音降低或有湿啰音及肺气肿体征。粟粒性肺结核肺部体征很少,偶可并发 ARDS。

(三)临床分型
(1)原发性肺结核(Ⅰ型):吸入感染的结核菌在肺部形成渗出性炎症病灶,多发生在上叶底部、中叶或下叶上部(肺通气较大部位),引起淋巴管炎和淋巴结炎。从 X 线表现分为原发综合征和胸内淋巴结核两个亚型,而临床上则分为隐匿型和典型原发性肺结核。

(2)血型播散性肺结核(Ⅱ型):多由原发性肺结核发展而来,但成人更多见的是由继发于肺或肺外结核病灶(如泌尿生殖道的干酪样病灶)溃破到血管引起。根据结核菌侵入血液循环的途径、数量、次数、间隔时间和机体反应的不同分为急性、亚急性和慢性3种类型。

(3)继发性肺结核(Ⅲ型):临床上又分为浸润性和慢性纤维空洞性肺结核,结核球及干酪性肺炎属于浸润性肺结核。浸润性肺结核是原发感染经血行播散(隐性菌血症)而潜伏在肺内的结核菌,绝大多数逐渐死亡。只有当人体免疫力下降时原先潜伏在病灶内的结核菌始有机会重新繁殖,引起以渗出和细胞浸润为主、伴有不同程度的干酪样病灶。而慢性纤维空洞性肺结核为继发性进展未得到及时合理治疗、反复恶化的晚期结果。

(4)结核性胸膜炎(Ⅳ型)。

(5)肺外结核(Ⅴ型):按病变部位及其脏器命名,如骨结核、结核性脑膜炎、肾结核等。

三、辅助检查

(一)胸部 X 线

可早期发现病灶,并可对病灶部位、范围、性质、发展情况和治疗效果做出判断。常见的X线表现有纤维钙化的硬结病灶(斑点、条索、结节状,密度较高,边缘清晰)、浸润性病灶(云雾状、密度较淡、边缘模糊)、干酪性病灶(密度较高、浓密不一)和空洞(有环形边界的透光区)。胸部CT检查对于发现微小或隐蔽性病变,了解病变范围及组成,有重要意义。

(二)痰结核菌检查

为确诊肺结核最特异性方法。

1.厚涂片抗酸染色镜检

快速简便,阳性率高,假阳性少,目前普遍推荐。

2.结核菌培养

结核菌生长缓慢,使用改良罗氏培养液,一般需4～8周始能报告。

3.聚合酶链反应(PCR)方法

使标本中所含微量结核菌DNA得到扩增,用电泳法检出。特异性强,快速、简便,还可作菌型鉴定,但时有假阳性或假阴性。

(三)结核菌素试验

结核菌素是结核菌的代谢产物,主要成分为结核蛋白,是从液体培养液生长的人形结核菌提炼出来的。旧结素(OT)抗原不纯,可引起非特异性反应。纯蛋白衍生物(PPD)优于OT,但PPD的抗原仍然比较复杂。流行病学调查和临床一般均以5 U为标准剂量。结果判断以72 小时局部肿结直径大小为依据,见表7-1。PPD 0.1 mL 为 5 U,用于临床诊断,硬结平均直径≥5 mm为阳性反应。

表 7-1　OT 试验结果判断

局部肿结直径	结果及临床意义
≤4 mm	阴性(一)
5～9 mm	弱阳性(提示结核菌或非结核性分枝杆菌感染)(＋)
10～19 mm	阳性反应(＋＋)
≥20 mm 或虽然水疱不超过此直径但有水疱、坏死	强阳性反应(＋＋＋)

四、诊断要点

痰结核菌检查是诊断肺结核的主要依据,也是考核疗效、随访病情的重要指标。肺结核患者咳痰有时呈间歇排菌,故常需连续多次查痰方能确诊。

五、鉴别诊断

(一)伤寒

可表现为高热、表情淡漠、皮疹、相对缓脉、肝大、脾大、白细胞计数降低。在疾病早期与急性血行播散型肺结核很难鉴别。加以近来血肥达反应阳性率下降,不典型临床表现增多,更给诊断带来困难。

(二)肺泡细胞癌和转移性肺癌

也可表现为两肺粟粒状结节,但分布不均,肺尖部一般不受累。此外,肺泡细胞癌常有某一部位特别浓集,而转移性肺癌的结节以下肺阴影明显,均有助鉴别。

(三)肺含铁血黄素沉积症

以咯血为主要症状,两肺结节以下肺野为多,除非合并感染,一般无高热,继发性者可有心脏病和肺部淤血的临床和X线表现。

(四)肺尘埃沉着病

高热等临床表现和胸部X线也不支持该病诊断。

六、治疗

抗结核化学药物治疗对结核病的控制起着决定性的作用,合理的化疗可使病灶全部灭菌、痊愈。传统的休息和营养疗法都只起辅助作用。

(一)抗结核药物

一般可分为抗结核药物(即一线药物)及次要抗结核药物(即二线抗结核药物,复治用药)两大类,随着耐多药结核病的增多,还有新药类。

1.基本抗结核药物

WHO所用的基本药物有异烟肼(INH,H)、利福平(RFP,R)、吡嗪酰胺(PZA,Z)、链霉素(SM,S)、乙胺丁醇(E)及氨硫脲(TBI,T)。

2.次要抗结核药物

次要抗结核药物包括卡那霉素(KM)、阿米卡星(AK)、卷曲霉素(CPM,c)、对氨柳酸(PAS)、乙硫异烟胺(ETH)、丙硫异烟胺(PTH)、环丝胺酸(CS)。

(二)化疗原则

结核病化疗需要从结核菌、抗结核药物和宿主三者关系的诸多因素加以考虑。现代化疗的目标:①杀菌以控制疾病,临床细菌学转阴。②防治耐药以保持药效。③灭菌以杜绝或防止复发。鉴于结核菌的生物学特性、抗结核药的作用特点以及两者相互作用的特有规律,抗结核化疗必须掌握和贯彻正确的原则,即早期、联合、规则、足量、全程,尤以联合、规则用药和完成计划疗程最为重要。

七、护理评估

(一)健康史

评估时,要仔细询问了解患者的年龄、机体免疫情况、既往健康状况等,特别要注意询问接触史和预防接种史。原发性肺结核多见于儿童或边远山区、农村初次进城的成人,而浸润性肺结核多见于成人。年老体弱、营养不良、糖尿病、硅肺及有免疫缺陷或使用免疫抑制剂等使机体全身或局部抵抗力下降时易感染发病或引起原已稳定的病灶重新活动。应了解既往有无淋巴结炎、胸膜炎、咳血或肺结核病史;是否进行过正规的抗结核化学治疗,疗效如何;有无与确诊的肺结核患者特别是痰菌阳性的患者接触,是否按常规接种过卡介苗等。

(二)身体状况

1.主要症状

(1)全身中毒症状:多数患者起病缓慢,常有午后低热、盗汗、乏力、食欲缺乏、体重下降等。当肺部病变急剧进展播散时,可有不规则高热,女性患者可有月经失调或闭经等自主神经功能紊乱的症状。

(2)呼吸道症状:主要包括以下症状。①咳嗽、咳痰:一般为干咳或带少量黏液痰,继发感染时痰液呈黏液脓性且量增多。②咳血:约1/3患者有不同程度的咳血。根据咳血量的多少可分为:少量咳血,24小时咳血量在100 mL以内或仅痰中带血,主要因炎症病变的毛细血管扩张引起;中等量咳血,24小时咳血量在100～500 mL,可因小血管损伤或来自空洞的血管瘤破裂;大量出血,24小时咳血量在500 mL以上,或一次咳血量大于300 mL,大咳血时可发生失血性休克,有时血块阻塞大气道可引起窒息。③胸痛:因炎症波及壁层胸膜,可有相应部位胸痛,且随呼吸和咳嗽而加重。④呼吸困难:慢性重症肺结核时,呼吸功能减退,常出现渐进性呼吸困难,甚至发绀,如并发气胸或大量胸腔积液可急剧出现呼吸困难。

2.护理体检

早期病灶小或位于肺组织深部一般无明显体征。病变范围较大时,患侧呼吸运动减弱,叩诊浊音,可闻及支气管呼吸音或湿啰音。锁骨上下、肩胛区于咳嗽后可闻及湿啰音,对肺结核的诊断具有重要参考意义。病变广泛纤维化或胸膜增厚粘连时,可发现患侧胸廓塌陷、肋间隙变窄、气管向病侧移位,健侧有代偿性肺气肿。

3.临床类型

绝大多数人因机体免疫功能健全,感染结核菌后并不发病,称为结核感染。根据感染结核菌的来源,可分为原发性肺结核和继发性肺结核。原发性肺结核即初次感染所致的肺结核,多见于儿童;继发性肺结核多数为内源性感染,即潜伏在体内的结核菌在机体免疫力下降时,重新活动、再次繁殖而发病,也可因外源性感染(再感染)而发病。此时,机体已有相当的免疫力,结核菌一般不侵犯局部淋巴结,血行播散也少见,但肺内局部变态反应剧烈,容易发生干酪样坏死和形成空洞。临床上将肺结核分为五个类型。

(1)Ⅰ型:原发性肺结核。即初次感染所致的肺结核,多见于儿童或边远山区、农村初次进城的成人。症状轻、病程短,主要表现为微热、咳嗽、食欲缺乏、体重减轻等,数周好转。绝大多数患病儿童和青少年,病灶逐渐自行吸收或钙化,少数肺门淋巴结炎可经久不愈,甚至蔓延至附近纵隔淋巴结。肺部原发病灶的少量结核菌常可进入血循环播散到身体各脏器,因人体抵抗力强,仅产生肺尖等部位的孤立性病灶而逐渐愈合。但由于病灶内的结核菌可存活数年,当机体抵抗力下降时,可潜伏再发而发展为继发性肺结核。X线表现为原发病灶-淋巴管炎-淋巴结炎三者组成的哑铃状双极征象。

(2)Ⅱ型:血行播散性肺结核,包括急性、慢性或亚急性血行播散性肺结核。儿童多由原发性肺结核发展而来,成人多继发于肺或肺外结核病灶破溃至血管而引起。急性血行播散性肺结核儿童多见,当机体免疫力下降时,结核菌一次性或短期大量进入血液循环引起肺内广泛播散,常伴结核性脑膜炎和其他脏器结核。发病急剧,全身中毒症状严重,X线胸片见粟粒样大小的病灶,其分布和密度十分均匀。慢性或亚急性血行播散性肺结核是少量结核菌在较长时间内反复多次进入血流形成肺部播散。由于机体免疫力较强,病灶多以增殖为主,因此病情发展较缓慢,病程长,全身毒血症状轻,有些患者常无自觉症状,偶于X线检查时才被发现,X线可见两中上肺野粟粒状阴影,病灶可融合,密度不一,大小不等。

(3)Ⅲ型:浸润型肺结核。本型为临床上最常见的继发性肺结核,多见于成人。当人体免疫力下降时,潜伏在肺部病灶内的结核菌重新繁殖,引起以渗出和细胞浸润为主的肺部病变,可伴有不同程度的干酪样坏死。症状随病灶性质、范围及机体反应性而不同,轻者可无明显症状,或仅有低热、盗汗等;重者可有明显全身毒血症状和呼吸道症状,如发热、咳嗽、咳痰、咳血及呼吸困难等。X线胸片表现多种多样,多在肺尖、锁骨下区或下叶背段出现片状、絮状阴影,边缘较模糊。

(4)Ⅳ型:慢性纤维空洞性肺结核。由于浸润型肺结核未及时发现或治疗不及时、不彻底,或由于病情随机体免疫力的高低波动,病灶吸收、修复与恶化交替出现而导致空洞长期不愈、病灶出现广泛纤维化。本型病程长,患者可出现慢性咳嗽、咳痰、反复咳血和呼吸困难,严重者可发生呼吸困难。X线可见一侧或两侧有单个或多个厚壁空洞,伴有支气管播散病灶及明显的胸膜增厚,肺门向上牵拉,纵隔向患侧移位,肺纹理呈垂柳状,健侧呈代偿性肺气肿。

(5)Ⅴ型:结核性胸膜炎。当机体处于高敏状态时,结核菌侵入胸膜腔可引起渗出性胸膜炎。除全身中毒症状外,有胸痛和呼吸困难。早期出现局限性胸膜摩擦音,随着积液增多出现胸腔积液体征。X线检查可见中下肺野呈现一片均匀致密影,上缘呈外高内低凹面向上的弧形曲线。

4.并发症

有自发性气胸、脓气胸、支气管扩张、肺心病等。结核菌随血行播散可并发脑膜、心包、泌尿生殖系统及骨结核。

(三)实验室及其他检查

1.结核菌检查

痰中找到结核菌是确诊肺结核的主要依据。可直接涂片、厚涂片、荧光显微镜检查等,能快速找到结核菌。必要时留取 24 小时痰做浓缩细菌检查,应连续多次送检。痰菌阳性,说明病灶是开放性的,具有较强的传染性。如临床上高度怀疑肺结核,而细菌涂片检查又连续多次阴性者,宜取痰液标本进行细菌培养,不但可以提高阳性率,还可以鉴定菌型,做药物敏感试验。聚合酶链反应(PCR)法检查阳性率高,标本中有少量细菌即可获得阳性结果。

2.影像学检查

胸部 X 线检查不但可早期发现肺结核,而且对确定病灶部位、范围、性质、了解其演变过程及考核治疗效果都具有重要价值。胸部 CT 检查能发现微小或隐蔽性病变,有助于了解病变范围及组成,为早期诊断提供依据。

3.结核菌素(简称结素)试验

旧结素(OT)是结核菌的代谢产物,主要成分为结核蛋白,因抗原不纯可引起非特异性反应。目前多采用结素的纯蛋白衍生物(纯结素,PPD),通常取 1∶2 000 结素稀释液 0.1 mL(5 U)在前臂掌侧做皮内注射,注射后 48~72 小时测皮肤硬结直径,如小于 5 mm 为阴性(-),5~9 mm 为弱阳性(+),10~19 mm 为阳性(++),20 mm 以上或局部有水泡、坏死为强阳性(+++)。结素试验主要用于流行病学调查。我国城市中成年居民结核菌感染率高,用 5 U 结素进行试验,阳性仅表示有结核菌感染;但如果用 1 U 结素试验呈强阳性,则常提示体内有活动性结核病灶。结素试验对婴幼儿的诊断价值比成人高,因年龄越小,自然感染率越低。结素试验阴性除表明机体尚未感染结核菌外,还可见于:①结核菌感染尚未达到 4 周。②应用糖皮质激素、免疫抑制剂、营养不良及年老体弱者。③严重结核病和危重患者。

4.其他检查

慢性重症肺结核的外周血常规检查可有继发性贫血,活动性肺结核血沉增快,胸腔积液检查呈渗出性改变,必要时还可采用纤维支气管镜和浅表淋巴结活检进行鉴别诊断。

(四)心理-社会评估

肺结核临床上多呈慢性经过,病程较长,同时因具有传染性,活动期需隔离治疗,导致患者较长时间不能与家人、朋友密切接触,情感交流受到影响,加上疾病带来的痛苦,因此患者常感到孤独、抑郁。因担心疾病传染给家人、同事或害怕家人和同事因自己感染肺结核遭受嫌弃,多数患者在患病期间十分关注亲友、同事对其的态度,对人际交往有自卑、紧张、恐惧心理。当出现咳血或大咳血时,患者会因此感到心情焦虑、紧张、恐惧,无所适从,从而导致出血的加重。恢复期,由于症状改善,一般情况好转,患者有时会对自己的疾病掉以轻心,不注意休息、不遵守医嘱,从而引起疾病反复,变成慢性或加重病情。本病住院及抗结核化疗时间均较长、医疗费用较高加上病后需休养较长的时间,需要一定的营养支持,给家庭带来一定的经济负担。

八、护理措施

(一)合理安排患者的休息和活动

(1)制定合理的休息与活动计划。护理人员应向患者及家属解释导致乏力的原因、休息的重要性,以取得患者的合作,并根据患者的具体情况与患者及家属共同制订休息和活动计划。

(2)督促患者严格执行休息与活动计划,并根据患者体能恢复情况及时加以调整。活动性肺结核患者或患者有咳血时,以卧床休息为主,可适当离床活动;大咳血患者应取患侧卧位,绝对卧床;恢复期可适当增加户外活动,如散步、打太极拳、做保健操等,加强体质锻炼,提高机体耐力和抗病能力。轻症患者在坚持化疗的同时,可进行正常工作和学习,但应避免劳累和重体力劳动。

(3)提供安静、整洁、舒适的病室环境,以利于患者的休息。了解患者的生活习惯,提供良好的生活护理,协助患者进餐、沐浴、如厕等。长期卧床患者应鼓励其在床上缓慢活动肢体,以保持肌张力。

(二)制订合理的饮食计划,保证足够的营养

(1)评估患者全身营养状况和进食情况,制订较全面的饮食营养摄入计划。向患者及家属解释宣传饮食营养与人体健康及疾病康复的关系,以取得患者和家属的合作。

(2)肺结核是一种慢性消耗性疾病,体内分解代谢加速及抗结核药的毒副反应,常使患者食欲减退、胃肠吸收功能紊乱,最终导致机体营养代谢的失衡和抵抗力的下降。饮食计划首先要保证蛋白质的摄入,适当增加鱼、肉、蛋、牛奶、豆制品等优质食品,成人每天蛋白质总量为 90～120 g,以增加机体的抗病能力及修复能力。同时每天要摄入一定量的新鲜蔬菜和水果,满足机体对维生素和矿物质的需要。注意食物的合理搭配,保证色、香、味俱全,以增加进食的兴趣和促进消化液的分泌。

(3)由于发热、盗汗导致机体代谢增加、体内水分消耗过多,应鼓励患者多饮水,成人每天1 500～2 000 mL。提供足够量的水分,既能保证机体代谢的需要,又有利于体内毒素的排泄。

(4)提供安静、整洁、舒适的就餐环境。每周测体重 1 次,评估患者营养改善状况和进食情况,及时调整饮食营养摄入计划。

(三)保持呼吸道通畅

1.密切观察病情,及时发现咳血先兆

定时监测患者的生命体征,密切观察患者的病情变化,如发现患者出现面色苍白、心悸、气急、大汗淋漓、烦躁不安等咳血先兆症状,应立即通知医师,并做好抢救准备。

2.心理护理

患者一旦出现咳血先兆,要做好心理护理,消除患者紧张情绪。少量咳血经静卧休息、有效处理后大多能自行停止。必要时遵医嘱使用小剂量镇静剂、止咳剂。但年老体弱、肺功能不全者要慎用强止咳药,以免抑制咳嗽反射和呼吸中枢,使血块不能咳出而发生窒息。向患者解释咳血时绝对不能屏气,以免诱发喉头痉挛、血液引流不畅形成血块,导致窒息。

3.大咳血的护理

(1)评估患者咳血的量、颜色、性质及出血的速度。

(2)嘱患者绝对卧床休息,协助患者取平卧位,头偏向一侧,尽量将血轻轻咯出,或取患侧卧位,以减少患侧活动度,防止病灶向健侧扩散,同时有利于健侧肺的通气功能。

(3)大咳血时暂禁食,咳血停止后宜进少量凉或温的流汁饮食,多饮水,多食含纤维素的食物,以保持大便通畅,避免排便时腹压增大而引起再度咳血。

(4)遵医嘱使用止血药物,密切观察止血效果和药物不良反应。可用垂体后叶素 5 U 加入 50％葡萄糖 40 mL 中,在 15～20 分钟内缓慢静脉注射,或将垂体后叶素 10 U 加入 5％葡萄糖 500 mL 中,静脉点滴。垂体后叶素的作用机制为收缩小动脉和毛细血管,降低肺循环血压,使肺血流减少而促进止血,但由于该药能同时收缩冠状动脉及子宫、肠道平滑肌,故高血压病、冠心病及哺乳期妇女禁用此药。如滴速过快会出现头痛、恶心、心悸、面色苍白、便意等不良反应,应加以注意。

(5)根据医嘱酌情给予输血,补充血容量,但速度不宜过快,以免肺循环压力增高,再次引起血管破裂而咳血。

4.窒息的抢救配合

如患者有窒息征象,应立即置患者于头低脚高位,轻拍背部,以便血块排出,并尽快用吸引器吸出或用手指裹上纱布清除口、咽、鼻部血块。气管血块清除后,若患者自主呼吸仍未恢复,应立即进行人工呼吸,给高流量吸氧或按医嘱应用呼吸中枢兴奋剂。

(四)用药护理

1.患者必须每天按时、按量有规律服药

不管患者有无症状或体征,社区护士都要督促患者严格按化疗方案用药,不遗漏、不中断,直至全程结束。加强访视宣传,取得患者合作。不规律服药是肺结核治疗失败的主要原因。只有全程治疗才能尽可能杀灭顽固的结核菌群,防止复发。

2.用药剂量要适当

患者不能盲目加大药量,否则不但造成浪费,且使毒副作用增加,因为抗结核药物对肝、肾、胃肠道都有一定的毒副作用,有的还会引起皮肤过敏性反应。

3.注意不良反应

服药期间应向患者说明用药过程中可能出现的不良反应,如发现巩膜黄染、肝区疼痛及胃肠道反应等异常情况要及时报告医师。

4.服药期间

(1)每月做 1 次痰液涂片(有条件的医院可在第 2、第 4 个月加痰液培养)至 6 个月治疗结束。

(2)服药后每月做 1 次肝功能、血常规及尿常规化验,以掌握药物的毒副作用。

(3)治疗后每两个月拍 1 次胸片,以观察病灶变化情况,停药后半年、1 年均需拍片复查。

(五)健康指导

根据患者及家属对结核病知识认识程度及接受知识的能力,进行卫生宣传教育,帮助患者及其家属获得他们必须具备和了解的与肺结核有关的知识。

要做好肺结核以下几点预防工作。

(1)早期发现患者并进行登记管理,及时给予合理化疗和良好护理,以控制传染源。

(2)指导患者及家属采取有效的消毒、隔离措施。①患者咳嗽、喷嚏时要用手绢捂住口鼻,不大声喧哗,以免细菌扩散;有条件的患者在家中可单居一室,或用布帘隔开分床睡眠;饮食用具、衣服、卧具、手绢等要分开独用。②患者的痰要吐在专用有盖的能煮沸的容器内,可使用比痰量多一倍的消毒液浸泡至少 2 小时后再倒掉;痰量不多时,也可吐在纸内,将有痰的纸放在塑料袋内焚烧;食具要单独使用、单独洗刷消毒;日用品能煮沸的煮沸消毒,不能煮沸的,可用日光暴晒,每次两小时以上,连晒 2～5 天,并要经常翻动;室内保持良好通风,每天用紫外线照射消毒,或用 1％过氧乙酸 1～2 mL 加入空气清洁剂内作空气喷雾消毒。

(3)接触者的检测预防。①家庭成员的检测及预防:肺结核病的家庭成员都应检查,儿童少年是重点。15 岁以下儿童都要做结核菌素试验,强阳性者需服抗结核药物预防;15 岁以上少年及成人做 X 线透视或拍片检查,以期早期发现患者。如果肺结核患者长期不愈、持续痰菌阳性,其家庭成员应每半年至 1 年做 1 次胸部透视,以便及时发现,早期治疗。②学校、幼儿园等集体机构如发现结核患者,应在患者班内或年级内对全体学生做结素试验,对强阳性者也要用药物预防。

(4)对未受结核菌感染的新生儿、儿童及青少年及时接种卡介苗(BCG),使人体对结核菌产生获得性免疫力。我国规定新生儿出生 3 个月内接种 BCG,每隔 5 年左右对结素反应转阴者补种,直至 15 岁。对边远结核低发地区进入高发地区的学生和新兵等结素阴性者必须接种 BCG。已感染肺结核或急性传染病痊愈未满 1 个月者,禁忌接种。

(周　娜)

第四节　甲型 H1N1 流感

一、疾病概述

(一)概念

2009 年 3 月,墨西哥暴发"人感染猪流感"疫情,造成人员死亡。随后,全球范围内暴发此疫情。普通猪流感是一种人畜共患传染性疾病,指发生于猪群的流感,通常人很少感染,患者大多数与病猪有直接接触史。研究发现,此次疫情是由新型猪源性甲型 H1N1 流感病毒引起的一种急性呼吸道传染病,其病原为变异后的新型甲型 H1N1 流感病毒,该毒株包含猪流感、禽流感和人流感 3 种流感病毒的基因片段,主要通过直接或间接接触、呼吸道等途径在人间传播。临床主要表现为流感样症状,多数患者临床表现较轻,少数患者病情重,进展迅速,可出现病毒性肺炎,合并呼吸衰竭、多脏器功能损伤,严重者可以导致死亡。由于人群普遍对该病毒没有天然免疫力,导致 2009 年甲型 H1N1 流感在全球范围内传播。2009 年 4 月 30 日,中华人民共和国卫生部(现国家卫生健康委员会)宣布将"甲型 H1N1 流感"纳入《中华人民共和国传染病防治法》规定的乙类传染病,依照甲类传染病采取预防、控制措施。

(二)病原学

引起流行性感冒的主要病原体是流感病毒,属于正黏病毒科,流感病毒属。流感病毒具有包膜和分节段的单股负链 RNA,自外而内分为包膜、基质蛋白及核心三部分。根据基质蛋白抗原、基因特性和病毒颗粒核蛋白的不同,分为甲(A)、乙(B)、丙(C)三型。甲型流感可导致部分地区季节性流行,甚至能引起世界性暴发性大流行。

甲型 H1N1 流感病毒属正黏病毒科甲型流感病毒属的单链 RNA 病毒,根据病毒表面的糖蛋白血凝素(hemagglutinin,HA)和神经氨酸酶(neuraminidase,NA)的不同抗原特性可将甲型流感病毒分为多个亚型。HA 的作用像一把钥匙,帮助病毒打开宿主细胞的大门;NA 的作用是破坏细胞的受体,使病毒在宿主体内自由传播。这两种酶有高度的变异性,迄今为止已确定的甲型流感病毒都是根据 16 种 HA(H1～16)和 9 种 NA(N1～9)的排列组合从而命名各种亚型,如 H1N1、H1N2、H5N1 等。其中 HA1～3 型能够导致人类流感的大流行。由于大多数 H1N1 病毒株普遍存在于猪这种宿主体内,因此疾病暴发前期曾一度被世界卫生组织命名为"猪流感"。

甲型流感病毒表面 H 抗原具有高度易变性,因此,人类无法对该流感获得持久免疫力。流感病毒抗原性变异有抗原转变、抗原漂移两种形式,前者只在甲型流感病毒中发生。不同种属动物甲型流感病毒或不同亚型甲型流感病毒的核酸序列发生基因重排,形成重排病毒,即出现新毒株。由于病毒的抗原发生转变,人群对该病毒普遍缺乏免疫力,导致流感暴发或大流行。

典型的甲型 H1N1 流感病毒颗粒呈球状,直径为 80～120nm,有囊膜。脂质囊膜上有许多放射状排列的突起糖蛋白(刺突),刺突分别是红细胞血凝素(HA)、神经氨酸酶(NA)和基质蛋白 M2,长度为 10～14 nm。基质蛋白(M1)位于病毒包膜内部。病毒颗粒内为核衣壳,呈螺旋状对称,直径为 10 nm,包含 RNA 片段、聚合酶蛋白(PB1、PB2、PA),一些酶(包括糖蛋白血凝素、神经氨酸酶、离子通道蛋白 M2 及聚合酶蛋白)在病毒的整个生命周期中起着至关重要的作用。

甲型 H1N1 流感病毒为单股负链 RNA 病毒,基因组约为 13.6 kb,由大小不等的 8 个独立 RNA 片段组成,分别编码 10 种蛋白:NA、HA、PA(RNA 聚合酶亚基 PA)、PB1(RNA 聚合酶亚基 PB1)、PB2(RNA 聚合酶亚基 PB2)、M(基质蛋白,包括 M1 和 M2,由同一 RNA 片段编码)、NS(非结构蛋白,包括 N1 和 N2,由同一 RNA 片段编码)、NP(核蛋白)。甲型 H1N1 流感病毒由猪流感、禽流感和人流感 3 种流感病毒的基因片段组成,是猪流感病毒的一种新型变异株。

甲型 H1N1 流感病毒对热敏感,56 ℃条件下 30 分钟可灭活。对紫外线敏感,但用紫外线灭活猪流感病毒能引起病毒的多重复活。猪流感病毒为有囊膜病毒,对乙醇、碘伏、碘酊氯仿、丙酮等有机溶剂均敏感。

(三)流行病学

1.概述

全球历史上曾有多次流感大流行,发病率高,人群普遍对其易感,全球人群感染率为5%~20%,病死率0.1%。20世纪共发生5次流感大流行,分别于1900年、1918年、1957年、1968年和1977年,其中以1918年西班牙的大流感(H1N1)最严重,全球约5亿人感染,病死率2.5%。尽管在2010年8月份,世界卫生组织宣布甲型H1N1流感大流行期已经结束,但甲型H1N1流感在世界各地均存在随时卷土重来之势。

甲型H1N1流感的传播方式主要为呼吸道传播,其传播途径多,速度快,容易在人员密集、空气不流通的场所生存和传播,并随着人员的流动把流感病毒传播到四面八方而造成流行。当一种新的流感病毒在人类引起大规模流行后,感染过或注射过疫苗的人就对这种病毒有了一定的抵抗力,再次流行时传播和感染强度会大大减弱。同样,甲型H1N1流感已逐渐转变为季节性流感,并成为流感主导毒株。其流行特点是流行强度和流行范围较小,重症病例发生率较低。

2.传染源

传染源主要为甲型H1N1流感患者和无症状感染者。虽然猪体内已发现甲型H1N1流感病毒,但目前尚无证据表明动物为传染源。

甲型H1N1流感患者的传染期是出现症状前1天至发病后7天,或至症状消失后24小时(以两者之间较长者为准)。年幼儿童、免疫力低下者或者重患者的传染期可能更长。部分人虽携带病毒而自身可不发病,但仍可传染他人。

3.传播途径

甲型H1N1流感病毒主要通过感染者打喷嚏或咳嗽等飞沫或气溶胶经呼吸道传播,也可通过口腔、鼻腔、眼睛等处黏膜直接或间接接触传播。接触患者的呼吸道分泌物、体液和被病毒污染的物品亦可能造成传播。此外,要考虑到粪口传播,因为许多患者有腹泻症状,可能存在粪便排毒。人类不会通过接触猪肉类或者食用猪肉类产品感染甲型H1N1流感。

4.易感人群

人群普遍易感,无特异免疫力,9~19岁年龄发病率高,短期内学校可发生聚集性病例。以下人群为感染甲型H1N1流感病毒的高危患者:①妊娠期妇女。②肥胖者(体重指数≥40危险度高,体重指数在30~39可能是高危因素)。③年龄<5岁的儿童(年龄<2岁更易发生严重并发症)。④年龄>65岁的老年人。⑤伴有以下疾病或状况者:慢性呼吸系统疾病、心血管系统疾病(高血压除外)、肾病、肝病、血液系统疾病、神经系统及神经肌肉疾病、代谢及内分泌系统疾病、免疫功能抑制(包括应用免疫抑制剂或HIV感染等致免疫功能低下)、19岁以下长期服用阿司匹林者。以上人群如出现流感相关症状,较易发展为重症病例,应当给予高度重视,应尽早进行甲型H1N1流感病毒核酸检测及其他必要检查。

(四)发病机制与相关病理生理

甲型H1N1流感是一种流感病毒急性感染,发病机制既与病毒复制并直接造成细胞损伤和死亡有关,也与机体和病毒的免疫作用有关。病理发现主要来自尸体解剖,主要的病例改变为支气管和肺泡上皮细胞损伤,肺泡腔渗出、水肿,肺泡积血,中性粒细胞、淋巴细胞及单核样细胞浸润,部分肺组织形成以中性粒细胞浸润为主的脓肿灶。其他病理改变包括肺血栓形成和嗜血现象。

(五)临床特点

甲型 H1N1 流感是一种自限性的呼吸系统疾病,临床表现与季节性流感相似。大部分患者临床表现比较轻微,但具有高危因素的患者容易发展为重症甚至死亡。潜伏期一般为 1~7 天,多为 1~3 天,比普通流感、禽流感潜伏期长。

大多数病例有典型的流感样症状,表现为发热、咳嗽、咽痛和流鼻涕。8%~32% 的病例不发热。全身症状多见,如乏力、肌肉酸痛、头痛。恶心、呕吐和腹泻等消化道症状比季节性流感多见。严重症状包括气短、呼吸困难、长时间发热、神志改变、咯血、脱水症状、呼吸道症状缓解后再次加重。重症病毒性肺炎急性进展很常见,多出现起病后 4~5 天,可导致严重低氧血症、急性呼吸窘迫综合征(ARDS)、休克、急性肾衰竭。合并 ARDS 的重症患者可以出现肺栓塞。14%~15% 甲型 H1N1 流感表现为 COPD 或哮喘急性加重,或其他基础病急性加重。少见的临床综合征包括病毒性脑炎或脑病,出现意识不清、癫痫、躁动等神经系统症状;以及急性病毒性心肌炎。新生儿和婴儿典型流感样症状少见,但可表现为呼吸暂停、低热、呼吸急促、发绀、嗜睡、喂养困难和脱水。儿童病例易出现喘息,部分儿童病例出现中枢神经系统损害。妊娠中晚期妇女感染甲型 H1N1 流感后较多表现为气促,易发生肺炎、呼吸衰竭等。妊娠期妇女感染甲型 H1N1 流感后可导致流产、早产、胎儿宫内窘迫、胎死宫内等不良妊娠结局。

(六)辅助检查

1.血常规检查

白细胞总数一般正常,重症病例可表现为淋巴细胞降低。部分儿童重症病例可出现白细胞总数升高。

2.血生化检查

部分病例出现低钾血症,少数病例肌酸激酶、天门冬氨酸氨基转移酶、丙氨酸氨基转移酶、乳酸脱氢酶升高。

3.病原学检查

(1)病毒核酸检测:以 RT-PCR(最好采用 real-time RT-PCR)法检测呼吸道标本(咽拭子、鼻拭子、鼻咽或气管抽取物、痰)中的甲型 H1N1 流感病毒核酸,结果可呈阳性。

(2)病毒分离:呼吸道标本中可分离出甲型 H1N1 流感病毒。

(3)血清抗体检查:动态检测双份血清甲型 H1N1 流感病毒特异性抗体水平呈 4 倍或 4 倍以上升高。

4.胸部影像学检查

甲型 H1N1 流感肺炎在 X 线胸片和 CT 的基本影像表现为肺内片状影,为肺实变或磨玻璃密度,可合并网、线状和小结节影。片状影为局限性或多发、弥漫性分布,病变在双侧肺较多见。可合并胸腔积液。发生急性呼吸窘迫综合征时病变进展迅速,双肺有弥漫分布的片状影像。儿童病例肺炎出现较早,病变多为多发及弥漫分布,动态变化快,合并胸腔积液较多见。

(七)诊断

甲型 H1N1 流感的临床表现与季节性流感相同,因此,除流感病毒外,多种细菌、病毒、支原体、衣原体等亦可引起类似症状,包括呼吸道合胞病毒、副流感病毒、鼻病毒、腺病毒、冠状病毒、嗜肺军团菌感染等。临床表现均为不同程度的发热、咳嗽、咳痰、胸闷、气促、乏力、头痛和肌痛等,统称为流感样疾病。甲型 H1N1 流感病毒虽然是一种新型病毒,但是患者感染这种病毒后的症状表现却与上述疾病从临床表现上无法进行区分,很难从症状上判断是否感染了甲型

H1N1 流感。因此,最终确诊需要依据特异性的实验室检查,如血清学检查、核酸检测和病原体分离。

根据中华人民共和国卫生部(现国家卫生健康委员会)甲型 H1N1 流感诊疗方案,本病的诊断主要结合流行病学史、临床表现和病原学检查,早发现、早诊断是防控与治疗的关键。

1.疑似病例

符合下列情况之一即可诊断为疑似病例。符合下述 3 种情况,在条件允许的情况下,可安排甲型 H1N1 流感病原学检查。

(1)发病前 7 天内与传染期的甲型 H1N1 流感疑似或确诊病例有密切接触,并出现流感样临床表现。密切接触是指在无有效防护的条件下照顾感染期甲型 H1N1 流感患者;与患者共同生活,暴露于同一环境;或直接接触过患者的气道分泌物、体液等。

(2)发病前 7 天内曾到过甲型 H1N1 流感流行(出现病毒的持续人间传播和基于社区水平的流行和暴发)的国家或地区,出现流感样临床表现。

(3)出现流感样临床表现,甲型 H1N1 流感病毒检测阳性,但未进一步排除既往已存在的亚型。

2.临床诊断病例

仅限于以下情况作出临床诊断:同一起甲型 H1N1 流感暴发疫情中,未经实验室确诊的流感样症状病例,在排除其他致流感样症状疾病时,可诊断为临床诊断病例。在条件允许的情况下,临床诊断病例可安排病原学检查。

甲型 H1N1 流感暴发是指一个地区或单位短时间内出现异常增多的流感样病例,经实验室检测确认为甲型 H1N1 流感疫情。

3.确诊病例

出现流感样临床表现,同时有以下一种或几种实验室检测结果即可确诊。

(1)甲型 H1N1 流感病毒核酸检测阳性(可采用 real-time RT-PCR 和 RT-PCR 方法)。

(2)血清甲型 H1N1 流感病毒的特异性中和抗体水平呈 4 倍或 4 倍以上升高。

(3)分离到甲型 H1N1 流感病毒。

4.重症与危重病例诊断

(1)重症病例:出现以下情况之一者为重症病例。①持续高热>3 天,伴有剧烈咳嗽,咳脓痰、血痰或胸痛;②呼吸频率快,呼吸困难,口唇发绀;③神志改变,出现反应迟钝、嗜睡、躁动、惊厥等;④严重呕吐、腹泻,出现脱水表现;⑤影像学检查有肺炎征象;⑥肌酸激酶(CK)、肌酸激酶M 同工酶(CK-MB)等心肌酶水平迅速增高;⑦原有基础疾病明显加重。

(2)危重病例:出现以下情况之一者为危重病例。①呼吸衰竭;②感染中毒性休克;③多脏器功能不全;④出现其他需进行监护治疗的严重临床情况。

(八)治疗原则

1.一般治疗

休息,多饮水,密切观察病情变化;对高热病例可给予退热治疗。

2.抗病毒治疗

此种甲型 H1N1 流感病毒目前对神经氨酸酶抑制剂奥司他韦、扎那米韦敏感,对金刚烷胺和金刚乙胺耐药。①奥司他韦:成人用量为 75 mg,每天 2 次,疗程为 5 天。对于危重或重症病例,奥司他韦剂量可酌情加至 150 mg,每天 2 次。对于病情迁延病例,可适当延长用药时间。

1 岁及以上年龄的儿童患者应根据体重给药,体重不足 15 kg 者,予 30 mg,每天 2 次;体重 15～23 kg 者,予 45 mg,每天 2 次;体重 24～40 kg 者,予 60 mg,每天 2 次;体重大于 40 kg 者,予75 mg,每天 2 次。对于儿童危重症病例,奥司他韦剂量可酌情加量。②扎那米韦:用于成人及5 岁以上儿童。成人用量为 10 mg 吸入,每天 2 次,疗程为 5 天。5 岁及以上儿童用法同成人。

对于临床症状较轻且无并发症的甲型 H1N1 流感病例,无须积极应用神经氨酸酶抑制剂。感染甲型 H1N1 流感的高危人群应及时给予神经氨酸酶抑制剂进行抗病毒治疗。开始给药时间应尽可能在发病 48 小时以内(以 36 小时内为最佳),不一定等待病毒核酸检测结果,即可开始抗病毒治疗。孕妇在出现流感样症状之后,宜尽早给予神经氨酸酶抑制剂治疗。对于就诊时即病情严重、病情呈进行性加重的病例,须及时用药,即使发病已超过 48 小时,亦应使用。

3.其他治疗

(1)如出现低氧血症或呼吸衰竭,应及时给予相应的治疗措施,包括氧疗或机械通气等。

(2)合并休克时给予相应抗休克治疗。

(3)出现其他脏器功能损害时,给予相应支持治疗。

(4)出现继发感染时,给予相应抗感染治疗。

(5)妊娠期的甲型 H1N1 流感危重病例,应结合患者的病情严重程度、并发症和合并症发生情况、妊娠周数及患者和家属的意愿等因素,考虑终止妊娠的时机和分娩方式。

(6)对危重病例,也可以考虑使用甲型 H1N1 流感近期康复者恢复期血浆或疫苗接种者免疫血浆进行治疗。对发病 1 周内的危重病例,在保证医疗安全的前提下,宜早期使用。推荐用法:一般成人100～200 mL,儿童酌情减量,静脉输入。必要时可重复使用。使用过程中,注意变态反应。

(九)预防

目前中国甲型 H1N1 流感虽处于低发期,但国外有些国家仍然处于高发状态,形势依然严峻,不能掉以轻心。控制人感染甲型 H1N1 流感病毒,其关键在于预防。

1.控制传染源

积极监测疫情变化。一旦监测发现甲型 H1N1 流感患者,立即按照有关规定对疫源地彻底消毒。对确诊病例、疑似病例进行住院观察、预防隔离治疗。对与患者有密切接触者进行登记,给予为期 7 天的医学观察和随访,并限制活动范围,做到早发现、早报告、早诊断、早治疗。

2.切断传播途径

消毒是切断传播途径控制甲型 H1N1 流感病毒感染的重要措施之一。

(1)彻底消毒感染者工作及居住环境,对病死者的废弃物应立即就地销毁或深埋。

(2)收治患者的门诊和病房按禽流感、SARS 标准做好隔离消毒:①医务人员要增强自我防护意识,进行标准防护。首先要勤洗手,养成良好的个人卫生习惯,用快速手消毒液消毒。进入污染区要穿隔离衣、戴口罩、帽子、手套,必要时戴目镜,学会正确穿脱隔离衣。②用过的体温计用 75% 的酒精浸泡 15 分钟,干燥保存;血压器、听诊器每次使用前后用 75% 的酒精擦拭消毒;隔离衣、压舌板使用一次性用品,保证不被交叉感染。③保持室内空气清新流通,对诊室、病房、教室、宿舍等公共场合进行空气消毒,采用循环紫外线空气消毒器,用乳酸 2～4 mL/100 m² 或者过氧乙酸 2～4 g/m³ 熏蒸,或用 1%～2% 漂白粉或含氯消毒液喷洒。④防止患者排泄物及血液污染院内环境、医疗用品,一旦污染需用 0.2%～0.4% 的 84 消毒液擦拭消毒,清洗干净,干燥保管。⑤所用抹布、拖布清洁区、污染区分开使用,及时更换,经常用 0.2% 的84 消毒液擦拭桌子表面、门把手等物体表面,感染性垃圾用黄色塑料袋分装,专人焚烧处理。

(3)患者的标本按照不明原因肺炎病例要求进行运送和处理。

3.保护健康人群

(1)保持室内空气流通,每天开窗通风 2 次,每次 30 分钟。注意家庭环境卫生,保持室内及周围环境清洁。

(2)避免接触生猪或前往有猪的场所;避免到人多拥挤或通风不良的公共场所,接触流感样症状(发热、咳嗽、流涕)或肺炎等呼吸道患者,特别是儿童、老年人、体弱者和慢性病患者。

(3)养成良好的个人卫生习惯,经常使用肥皂和清水洗手,尤其在咳嗽或打喷嚏时,应用使纸巾、手帕遮住口鼻,然后将纸巾丢进垃圾桶;打喷嚏、咳嗽和擦鼻子后要洗手,必要时应用乙醇类洗手液;接触呼吸道感染者及其呼吸道分泌物后要立即洗手,接触确诊或疑似患者时要戴口罩。

(4)保持良好的饮食习惯,注意多喝水,营养充分,不吸烟,不酗酒。保证充足睡眠,勤于锻炼,减少压力。

(5)如出现流感样症状(发热、咳嗽、流涕等),应及时到医院检查治疗,不要擅自购买和服用药物,并向当地卫生机构和检验部门说明。确诊为流感者应主动与健康人隔离,尽量不要去公共场所,防止传染他人。

(6)对健康人群进行甲型 H1N1 流感疫苗预防接种。疫苗能增加人群的免疫力和降低病毒的复制能力,减慢感染扩散,降低流行峰值的高度,是个人预防的重要措施。儿童免疫接种达到70%的覆盖率即能有效地减轻流感在儿童中的流行,并能降低与其接触的社区人群的感染率。灭活流感疫苗(TIV)和减毒活疫苗(LAIV)是目前批准使用的甲型 H1N1 流感疫苗。美国推荐用常规 TIV 预防接种 6~59 个月的儿童,鼻喷剂 LAIV 只推荐在 5 岁以上儿童中使用。人群大规模接种流感疫苗可能会发生严重不良反应,必须引起高度重视。

二、护理评估

(一)流行病学评估

1.可能的传播途径

甲型 H1N1 流感病毒可通过感染者咳嗽和打喷嚏等传播,接触受感染的生猪、接触被人感染甲型 H1N1 流感病毒污染的环境、与感染甲型 H1N1 流感病毒的人发生接触。

2.传染源

甲型 H1N1 流感患者为主要传染源。虽然猪体内已发现甲型 H1N1 流感病毒,但目前尚无证据表明动物为传染源。

3.易感人群

老人和儿童、从疫区归来人员、甲型 H1N1 流感病毒实验室研究人员、体弱多病者易感。

(二)健康史评估

(1)了解患者的年龄、性别、身高、体重、营养状况等。

(2)询问患者起病的时间,起病急缓程度,有无发热、咳嗽、喉痛、头痛等全身症状。有无腹泻、呕吐肌肉痛等;询问患者既往治疗史,效果如何,服用过何种药物,服药的时间、剂量、疗效如何,有无不良反应。

(3)询问患者是否与猪流感患者有过密切接触。

(三)身体评估

(1)评估患者的体温、血压、脉搏;监测并记录体温的变化;评估患者的全身状况,有无身体疼痛、头痛、疼痛持续时间、头痛的性质,有无呕吐、腹泻,眼睛是否发红;进行体格检查。

(2)评估患者有无潜在并发症,如严重肺炎、急性呼吸窘迫综合征、肺出血、胸腔积液、全血细胞减少、肾衰竭、败血症、休克及 Reye 综合征等。

(四)心理-社会评估

由于患者对疾病缺乏认识,对隔离制度的不理解,容易产生恐惧、焦虑的心理,评估患者的精神状态,心理状况;评估其家庭支持系统对患者的关心和态度,对消毒隔离的认识。

(五)辅助检查结果评估

1.外周血象

白细胞总数一般不高或降低。

2.病原学检查

(1)病毒核酸检测:以 RT-PCR 法检测呼吸道标本中的甲型 H1N1 流感病毒核酸,结果可呈阳性。

(2)病毒分离:呼吸道标本中可分离出甲型 H1N1 流感病毒。合并病毒性肺炎时肺组织中亦可分离出该病毒。

3.血清学检查

动态检测血清甲型 H1N1 流感病毒特异性中和抗体水平呈 4 倍或 4 倍以上升高。

4.影像学检查

可根据病情行胸部影像学等检查。合并肺炎时肺内可见斑片状炎性浸润影。

三、护理诊断/问题

(一)体温过高

体温过高与病毒血症有关。

(二)焦虑

焦虑与知识缺乏、隔离治疗等有关。

(三)潜在并发症

潜在并发症如肺炎、急性呼吸窘迫综合征、肺出血、胸腔积液等。

(四)有传播感染的危险

传播感染与病原体播散有关。

四、护理措施

(一)隔离要求

1.疑似病例

疑似病例安排单间病室隔离观察,不可多人同室。

2.确诊病例

确诊病例由定点医院收治。收入甲型 H1N1 流感病房,可多人同室。

3.孕产期妇女感染甲型 H1N1 流感

孕妇感染甲型 H1N1 流感进展较快,较易发展为重症病例,应密切监测病情,必要时住院诊治,由包括产科专家在内的多学科专家组会诊,对孕产妇的全身状况及胎儿宫内安危状况进行综合评估,并进行相应的处理。如果孕妇在妇幼保健专科医院进行产前检查,建议转诊至综合医院处理。接受孕产期妇女甲型 H1N1 流感转诊病例的医院必须具备救治危重新生儿的能力。孕产期妇女辅助检查应根据孕产期情况进行产科常规项目检查。孕妇行胸部影像学检查时注意做好对胎儿的防护。

(1)待产期的甲型 H1N1 流感病例应在通风良好的房间单独隔离。

(2)分娩期的甲型 H1N1 流感病例应戴口罩,防止新生儿感染甲型 H1N1 流感。分娩过程中加强监护,并使患者保持乐观情绪。与患者有接触的医务人员和其他人员均应戴防护面罩和手套,穿隔离衣。使用隔离分娩室或专用手术间,术后终末消毒。在产后立即隔离患甲型 H1N1 流感的产妇和新生儿,可降低新生儿感染的风险。新生儿应立即转移至距离产妇 2 米外的辐射台上,体温稳定后立即洗澡。

(3)患甲型 H1N1 流感的产妇产后应与新生儿暂时隔离,直至满足以下全部条件:①服用抗病毒药物 48 小时后。②在不使用退烧药的情况下 24 小时没有发热症状。③无咳嗽、咳痰。满足上述条件的产妇,可直接进行母乳喂养。在哺乳前应先戴口罩,用清水和肥皂洗手,并采取其他防止飞沫传播的措施。在发病后 7 天之内,或症状好转 24 小时内都应采取上述措施。鼓励产后母乳喂养,母乳中的保护性抗体可帮助婴儿抵抗感染。为避免母乳喂养过程中母婴的密切接触,隔离期间可将母乳吸出,由他人代为喂养。

(4)甲型 H1N1 流感的患者分娩的新生儿属于高暴露人群,按高危儿处理,注意观察有无感染征象,并与其他新生儿隔离。

(5)曾患甲型 H1N1 流感的产妇出院时,应告知产妇、亲属和其他看护人预防甲型 H1N1 流感和其他病毒感染的方法,并指导如何监测产妇及婴儿的症状和体征。出院后加强产后访视和新生儿访视,鼓励产妇继续母乳喂养。

(二)常规护理

实行严密隔离制度,嘱患者多卧床休息,多饮水,进食清淡、易消化、富含营养的食物。

(三)病情观察

严密监测患者的生命体征,记录患者体温、血压、心率的变化,记录液体出入量;评估患者的精神状态,意识情况;观察患者有无呼吸困难、少尿等症状,若有,提示有并发症的发生,及时通知医师,配合治疗。

(四)用药护理

人类已研制出的所有流感疫苗对于猪流感都无效,但人感染猪流感是可防、可控、可治的。及早应用抗病毒药物,在进行常规抗病毒治疗的过程中,观察药物的疗效及不良反应,鼓励患者坚持治疗。为防止细菌感染的发生,可应用抗生素。

(五)心理护理

由于患者对甲型流感的认识不足,对隔离制度的不理解,容易产生焦虑、恐惧、孤独感;护理工作人员应热心的与患者交流,回答患者提出的问题,向患者及家属讲解此病的传播途径,隔离的意义,鼓励患者配合治疗,树立与疾病作斗争的信心,争取早日的康复。

(六)健康教育

(1)勤洗手,养成良好的个人卫生习惯。

(2)睡眠充足,多喝水,保持身体健康。

（3）应保持室内通风，少去人多不通风的场所。

（4）做饭时生熟分开很重要，猪肉烹饪至 71 ℃以上，以完全杀死猪流感病毒。

（5）避免接触生猪或前往有猪的场所。

（6）咳嗽或打喷嚏时用纸巾遮住口鼻，如无纸巾不宜用手，而是用肘部遮住口鼻。

（7）常备治疗感冒的药物，一旦出现流感样症状（发热、咳嗽、流涕等），应尽早服药对症治疗，并尽快就医，不要上班或上学，尽量减少与他人接触的机会。

（8）避免接触出现流感样症状的患者。

（七）出院标准

根据中国卫生部（现国家卫生健康委员会）甲型 H1N1 流感诊疗方案，达到以下标准可以出院。

（1）体温正常 3 天，其他流感样症状基本消失，临床情况稳定，可以出院。

（2）因基础疾病或并发症较重，需较长时间住院治疗的甲型 H1N1 流感病例，在咽拭子甲型 H1N1 流感病毒核酸检测转为阴性后，可从隔离病房转至相应病房做进一步治疗。

五、护理效果评估

（1）患者体温逐渐恢复正常。

（2）患者能自我调节情绪，焦虑减轻。

（3）患者遵守隔离制度，坚持合理用药。

（4）患者无并发症的发生。

（5）住院期间没有新的感染病例。

（周　娜）

第八章 中医护理

第一节 感冒

感冒是人体感受外邪引起的一种病证,以头痛、鼻塞、流涕、咳嗽、恶寒、发热、全身不适等为主要临床表现。本病四季皆可发生,尤以春、冬多见。如在一个时期内广泛流行,证候重且多相类似者,称为时行感冒。西医学的上呼吸道感染、流行性感冒可参本证辨证施护。

一、病因病机

（一）六淫

"风为百病之长",因而外感为病以风为先导,风邪常夹其他病邪(如寒、湿、热、暑等)伤人。

（二）时行病毒

主要是指具有传染性的时行疫邪病毒侵袭人体而致病,多由四时不正之气、天时疫疠之气流行而造成。其致病特点为发病快,病情重,有广泛的流行性,且不限于季节性,而六淫又易夹时行病毒伤人。

感冒主要是风邪兼夹时令之气侵袭人体,至于感邪后是否发病,又和机体正气的强弱有着密切的关系。其病机关键在于邪犯肺卫,卫表失和。

二、辨证施护

（一）风寒感冒

1.主症

恶寒重,发热轻,无汗,头身疼痛,鼻塞流清涕,或见咳嗽,痰稀薄色白,舌苔薄白而润,脉浮或浮紧。

2.调护方法

辛温解表,宣肺散寒。

（1）药物调护:选用荆防败毒散加减,汤药宜热服,药后稍加衣被,避风,多饮热水或热粥助其发汗。

（2）针灸调护:取印堂、迎香、太阳、风池、大椎、列缺、合谷穴,毫针刺以泻法。

（3）推拿调护:用按揉法在风府、风门两穴重点操作,每穴2分钟,使背部有轻松感为度;患者取俯卧位,术者位于患者右侧,用推法沿足太阳膀胱经经背部两条侧线,操作 3～5 分钟,以透热为度。

(二)风热感冒

1.主症

发热重,恶寒轻,有汗,头痛,咳嗽痰黄,咽喉红肿疼痛,鼻塞,流黄浊涕,口渴欲饮,舌苔薄白或微黄,脉浮数。

2.调护方法

辛凉解表,宣肺清热。

(1)药物调护:选用银翘散加减,汤药宜轻煎温服。

(2)针灸调护:取风池、大椎、曲池、外关、合谷穴,毫针刺以泻法。

(3)推拿调护:坐位,医者用一指禅推法沿督脉循行自印堂推至上星,反复操作 5 分钟;用按揉法在百会、曲池穴操作 1～2 分钟。

(4)饮食调护:饮食宜清淡、凉润,多饮水,多食用新鲜蔬菜、水果,忌辛辣、油腻之品,可用薄荷茶、菊花茶、绿豆汤、西瓜汁等清凉解热。

(三)暑湿感冒

1.主症

发热,微恶寒,无汗或少汗,肢体酸重或疼痛,头昏重胀痛,鼻塞流涕,胸闷泛恶,小便短赤,舌苔薄黄而腻,脉濡数。多见于夏季。

2.调护方法

祛暑解表,清热化湿。

(1)药物调护:选用新加香薷饮加减,汤药宜温服。

(2)针灸调护:取孔最、合谷、中脘、足三里穴,毫针刺以泻法。

(3)推拿调护:按揉法在心俞、脾俞、胃俞穴操作 2 分钟;摩揉腹部 5 分钟,拿三阴交 1～2 分钟。

(4)饮食调护:饮食宜清淡、易消化,少食多餐,多食清热化湿解暑之品,如绿豆粥、薏苡仁粥等,或藿香、佩兰煎水代茶饮,避免过食生冷、油腻和甜品。

(四)气虚感冒

1.主症

恶寒较甚,发热,肢体倦怠乏力,咳嗽,咳痰清稀,舌淡苔白,脉浮而无力。

2.调护方法

益气解表,理气化痰。

(1)药物调护:选用参苏饮加减,汤药宜热服。

(2)针灸调护:取风池、列缺、曲池、天枢、气海、足三里穴,毫针刺以补法。

(3)推拿调护:在肾俞、命门、足三里穴处按揉,每穴 2 分钟;重按合谷、太阳、肺俞,捶打足三里。

(4)饮食调护:宜选用温性食物,如山药粥等。

三、预防与调养

(1)加强锻炼,增强体质,注意卫生,起居有常,饮食有节。

(2)注意四时变化,冬春季节防寒保暖,随时增减衣服,避免外感。

(3)感冒流行季节,减少人群活动,室内保持空气新鲜,防止交叉感染。

(4)感冒流行季节,可预防性服药,如板蓝根冲剂,或大青叶、金银花等药物煎汤代茶。

(5)易患感冒者,可坚持按摩印堂、太阳、迎香、风池等穴。

(孙金云)

第二节　咳　嗽

咳嗽是指肺气上逆作声,咯吐痰液。有声无痰谓之咳,有痰无声谓之嗽,一般多为痰声并见,故以咳嗽并称,为肺系疾病的主要证候之一。

咳嗽既是具有独立性的证候,又是肺系多种疾病的一个症状,本节讨论范围,重点在于以咳嗽为主要表现的病证,其他疾病兼见咳嗽的,可与本节联系互参。如西医学中的上呼吸道感染、急慢性支气管炎、肺炎、肺结核等疾病,均可参本证辨证施护。而久咳致喘,表现肺气虚寒或寒饮伏肺等证者,当参阅"喘证"。

一、病因病机

咳嗽分为外感和内伤两大类。外感咳嗽多因卫外功能减退或天气冷热失常,致使六淫外邪乘虚侵袭肺系;内伤咳嗽为脏腑功能失调,内邪干肺所致,又可分为肺脏自病和他脏及肺。以上因素均可引起肺失宣肃,肺气上逆而作咳。咳嗽是内、外病邪犯肺,肺脏为了祛邪外达所产生的一种病理反应。

二、辨证施护

首辨外感与内伤,外感者宜宣肺散邪,内伤者宜依病证虚实,随其所在而调之。

(一)风寒袭肺

1.主症

咳嗽声重,痰白稀薄,常伴鼻塞流清涕,头痛身楚,恶寒,发热,舌苔薄白,脉浮或浮紧。

2.调护方法

疏风散寒,宣肺止咳。

(1)药物调护:选用三拗汤合止嗽散加减,宜热服,药后饮热稀粥并盖被,以助邪外出,并注意血压变化。咳嗽剧烈时,可选用通宣理肺丸、急支糖浆等。

(2)针灸调护:针刺肺俞、合谷、列缺、风府、外关穴。鼻塞声重者加迎香,头痛者加头维、太阳、印堂等,发热、恶寒者加大椎。均用毫针刺以泻法。

(3)推拿调护:用拇指点按风池、风府两穴,每穴操作2～3分钟,以局部酸胀向周围扩散为宜;擦背部膀胱经,以透热为度;拿肩井3分钟,使头部、胸部有轻快感觉为宜。

(4)饮食调护:饮食宜辛温、清淡,多食葱白、芫荽、生姜、蒜等;忌食生冷、油腻、厚味、酸味食品。可用白萝卜1个切片,甜杏仁10 g(去皮尖)捣碎,冰糖30 g,共同蒸熟热服,连用7天。

(5)生活调护:室内保持空气清新、温暖,避免刺激性气体,戒烟,注意天气变化,及时增加衣被。

(二)风热犯肺

1.主症

咳嗽气粗,痰黄而稠,咳痰不爽,口渴咽干,常伴发热恶风、头痛汗出、舌苔薄黄,脉浮数。

2.调护方法

疏风清热,宣肺止咳。

(1)药物调护:选用桑菊饮加减,汤药宜轻煎温服。咳嗽剧烈时,选用急支糖浆、止咳枇杷露、鲜竹沥液等。川贝母10 g,梨一个,煮水顿服。

(2)针灸调护:选取肺俞、大椎、尺泽、曲池、列缺、合谷等穴,鼻塞者加迎香,用泻法,或点刺曲池、合谷出血。

(3)推拿调护:用手掌小鱼际推、搓大椎、肺俞及背部压痛点各3分钟;用按揉法在曲池、合谷两穴操作3分钟,使感应扩散到整个上肢。拿肩井2分钟。

(4)饮食调护:饮食宜清淡可口,多食梨、枇杷、萝卜、海蜇、荸荠等,忌食辛辣、香燥、肥腻等食品。可食枇杷叶粥(鲜枇杷叶15 g,粳米适量,煮粥服食)。或用川贝母10 g,梨1个,煮水顿服。

(5)生活调护:保持室内空气清新,温、湿度适宜。恶风时应避免直接吹风,发热者卧床休息,衣被适中。

(6)对症调护:痰稠不易咯出,可用远志、金银花、桔梗各3 g,煎水,做雾化吸入,使痰液稀释,以利于排出,或用竹沥水。

(三)痰湿蕴肺

1.主症

咳嗽反复发作,痰多色白稠厚而黏,容易咯出,胸脘满闷,时有呕恶,纳呆,体倦,舌苔白腻,脉濡滑。

2.调护方法

燥湿化痰,理气止咳。

(1)药物调护:调护选用二陈汤合三子养亲汤加减,宜饭后温服。痰多不宜咳出者,可用蛇胆陈皮口服液或蛇胆川贝口服液,亦可药物雾化吸入。症状缓解后服用六君子汤扶正固本。

(2)针灸调护:取肺俞、太渊、脾俞、太白、章门、丰隆、合谷等穴,平补平泻刺法,加灸法。

(3)推拿调护:重点在手三里、丰隆两穴按揉,每穴3分钟;用推、抹法施术于前胸与胁肋部2～3分钟,然后在章门穴按揉2分钟,以呼吸道通畅、咳出黏痰为度。

(4)饮食调护:饮食宜清淡、易消化,常食山药、茯苓、柑橘、薏苡仁、枇杷、白萝卜、白扁豆等;忌食辛辣、生冷、肥甘食品,禁烟酒。可食薏苡仁粥、山药粥、橘红粥、苏子粥(薏苡仁30 g,或山药30 g,或橘皮15 g,或苏子15 g,粳米适量,煮粥食用)等以健脾化痰。

(5)生活调护:避免受凉,劳逸结合,注意休息;室内空气清新,湿度应略低;患者宜侧卧,定时更换体位,以利于痰液排出;若痰多而无力咯吐者,可拍其背部,以助排痰。

(6)情志调护:内伤咳嗽,反复发作,应及时做好患者的解释开导工作,解除顾虑,树立信心,配合治疗。

(四)痰热塞肺

1.主症

咳嗽气促,甚则胸胁满痛,痰黄黏稠质厚,咯吐不爽;或面赤身热,口干喜饮,便秘溲赤,舌红苔黄,脉滑数。

2.调护方法

清热化痰宣肺。

(1)药物调护:选用清金化痰汤,宜饭后稍凉服。痰多黄稠可用竹沥水、川贝粉以化痰清热;亦可选用橘红丸或蛇胆川贝液。

(2)针灸调护:针肺俞、尺泽、大椎、曲池、鱼际、合谷等穴,用泻法。

(3)推拿调护:用一指禅推法在天柱、肩井穴处操作各 1 分钟;重按太冲、行间、三阴交,使酸胀感沿经脉向上扩散。

(4)饮食调护:饮食宜清淡、凉润,多食枇杷、梨、荸荠、香蕉、马齿苋、薏苡仁、紫菜、番木瓜、蕨菜等以清热止咳;忌食辛辣、香燥食品。可食鲜芦根粥(鲜芦根 30 g,粳米适量,煮粥服食),或用川贝母 10 g。

(5)生活调护:保持室内空气清新,温度宜偏低。

(五)燥邪犯肺

1.主症

干咳无痰或痰少而黏,不易咯出,咳甚则胸痛,鼻燥咽干;初期或伴恶寒发热,头痛肢楚,舌尖红,苔薄黄而干,脉浮数。

2.调护方法

温燥伤肺者,清宣燥热,润肺止咳;凉燥犯肺,疏风散寒,润肺止咳。

(1)药物调护:温燥伤肺者选用桑杏汤加减,凉燥犯肺者选用杏苏散合止嗽散加减。汤药宜轻煎,小量多次服用。痰不易排出者可用竹沥水或杏苏止咳糖浆。

(2)针灸调护:选取肺俞、孔最、鱼际、复溜、照海等穴,用泻法。

(3)推拿调护:同"风热犯肺"。

(4)饮食调护:饮食宜清凉滋润,多食藕、梨、蜂蜜、西瓜、罗汉果、菠菜等;忌食辛辣、温燥品,禁烟酒。可用川贝母 10 g、桑叶 3 g、冰糖 15 g,共为细末,开水冲服。

(5)生活调护:居处温度宜偏低,湿度略高;注意卧床休息,避免劳累,适当进行户外活动;注意多饮水。

(六)肝火犯肺

1.主症

气逆咳嗽阵作,痰少质黏,咯吐不利,胸胁胀痛,咳则引痛,面红目赤,烦热口干,舌质红,苔薄黄少津,脉弦数。

2.调护方法

泻肝清肺,化痰止咳。

(1)药物调护:选用黛蛤散合泻白散加减。

(2)针灸调护:选取肺俞、肝俞、经渠、太冲等穴,用泻法。

(3)推拿调护:同"痰热犯肺"。

(4)饮食调护:饮食宜清凉疏利,多食梨、荸荠、柑橘、萝卜、海蜇、芹菜等;忌食辛辣食品,禁烟酒,可常饮菊花茶。

(5)情志调护:多安慰患者,稳定情绪,或转移注意力,避免不良因素刺激,防止情绪波动加重病情。

(七)肺阴亏虚

1.主症

干咳无痰,痰少而黏,或痰中带血,喉痒声哑,潮热,颧红,盗汗,消瘦。神疲,舌红,少苔,脉细数。

2.调护方法

养阴清热,润肺止咳。

(1)药物调护:选用沙参麦冬汤加减,宜饭前稍凉服。亦可选用养阴清肺膏或止咳枇杷露。

(2)针灸调护:针肺俞、膏肓俞、太溪、三阴交、足三里、阴郄等穴,用补法。

(3)推拿调护:同"风热犯肺"。

(4)饮食调护:饮食宜滋补肺阴,常食梨、枇杷、桑葚、蜂蜜、百合、甲鱼、芝麻、银耳、芒果、罗汉果等;忌食辛辣、香燥食品,禁烟酒。可食沙参山药粥(沙参 30 g,山药 60 g,粳米适量,煮粥服食);糯米阿胶粥(阿胶 10 g 烊化后加入糯米粥 1 碗,服食);或用沙参、麦冬煎水代茶饮。

(5)生活调护:注意卧床休息,避免劳累。适当进行户外活动,保持室内空气清新,居处温度宜偏低,湿度略高。

(6)情志调护:痰中带血或咯血时,应安定患者情绪,避免紧张。

三、预防与调养

(1)顺应四时气候变化,随时增减衣服,注意保暖,避免外邪侵袭。

(2)若已有感冒迹象者,可服用姜糖水或解表药以驱邪外出。

(3)锻炼身体,增强体质,配合气功或呼吸操等,以逐渐增强正气,增强抗御外邪的能力。

(4)戒烟,忌食辛辣油腻之品。

(5)养成良好的卫生习惯,咳嗽、打喷嚏时用纸巾遮挡,不随地吐痰。

(孙金云)

第三节 喘 证

喘证是以呼吸困难,甚至张口抬肩,鼻翼翕动,不能平卧为主要临床表现的病证,是许多急、慢性疾病过程中常见的症状。喘证分外感、内伤两个方面。病位在肺、肾,并与肝、脾二脏有相关,病甚可累及于心。基本病机为气机升降出入失常。西医学的喘息性支气管炎、支气管哮喘、肺部感染、肺气肿、肺结核、硅肺、心源性哮喘,以及癔症等疾病出现的呼吸困难、气息急促,均可参考本证辨证施护。

一、病因病机

(1)外邪侵袭或因风寒外束,壅遏肺气;或因风热犯肺,蒸液为痰,皆可致肺失宣降,气逆作喘。

(2)饮食不当,恣食肥甘生冷,或嗜酒无度,伤脾生痰,肺气壅阻,发为喘促。

(3)情志失调,忧思气结,肺气痹阻;或郁怒上肝,肝气上逆,肺失肃降,升多降少而作喘。

（4）劳欲久病，肾之真元损伤，气失摄纳，上出于肺，出多入少，气逆而喘。

总之，喘证病因有外感与内伤，病性有虚实不同，病位主要在肺肾两脏。实喘在肺，为外邪、痰浊、肝郁气逆等，邪壅肺气，宣降不利；虚喘责之于肺肾两脏，因精气不足，气阴亏耗而致肺肾出纳失常，重点在肾，且以气虚为主。

二、辨证施护

实喘者祛邪，虚喘者扶正。

（一）风寒袭肺

1.主症

喘息气促，咳嗽胸闷，痰多色白清薄，或伴恶寒发热，头痛无汗，苔薄白，脉浮紧。

2.调护方法

疏风散寒，宣肺平喘；外寒引动宿痰，调和营卫，宣肺平喘。

（1）药物调护：选用麻黄汤加减，宜热服。外寒引动宿痰，用桂枝加厚朴杏子汤。

（2）针灸调护：选取大椎、风门、定喘、肺俞、膻中、尺泽、列缺、合谷等穴，用泻法。

（3）推拿调护：点按定喘、风门、肺俞、肩中俞穴，直擦背部膀胱经，以温热为度。

（4）饮食调护：饮食宜温热宣通，多食姜、葱白、淡豆豉、胡椒、杏子、洋葱、荔枝等；忌生冷、肥甘、鱼虾等食品。可用杏仁粥（杏仁 10 g，粳米适量煮粥服食）。

（5）生活调护：生活起居规律，防寒保暖，避免直接吹风，保护胸背部免受风寒侵袭。

（6）对症调护：喘证发作时，应取半卧位，汗出过多，及时擦汗更衣。伴表证发热时，可用针刺或柴胡注射液降温，不宜物理降温。

（二）表寒里热

1.主症

咳逆上气，胸胀或痛，喘促气粗，甚则鼻翼翕动，咳而不爽，痰多黏稠，身热烦闷，口渴，身痛，有汗或无汗，舌红，苔薄白或薄黄，脉浮数或滑数。

2.调护方法

祛风泻热，宣肺平喘。

（1）药物调护：选用麻杏石甘汤加减，宜轻煎温服。

（2）针灸调护：选取肺俞、大椎、风门、膻中、中府、尺泽、列缺、合谷、丰隆等穴。喘重者加天突、定喘穴，用泻法。

（3）推拿调护：点按定喘、风门、肺俞、肩中俞等穴，直擦背部膀胱经。

（4）饮食调护：饮食宜清淡凉润，多食梨、藕、萝卜、枇杷、荸荠、柑橘、蜂蜜等；忌食辛辣、厚味食品，禁烟。可用菊花泡水代茶饮。

（5）生活调护：生活起居规律，防寒保暖，避免直接吹风，保护胸背部免受风寒侵袭。

（三）痰热郁肺

1.主症

喘咳气涌，胸部胀痛，痰多黏稠色黄，或夹血色，伴有胸中烦热，身热，有汗，渴喜冷饮，面红，咽干，尿赤，大便或秘，苔黄或腻，脉滑数。

2.调护方法

清肺降气，化痰止嗽。

(1)药物调护:选用桑白皮汤加减。咳痰困难者,可给予牡油胶丸;喘剧者,可用中药清热化痰剂进行雾化吸入。

(2)针灸调护:选取膻中、列缺、肺俞、尺泽、定喘等穴,宜用泻法。

(3)推拿调护:点按定喘、天突、风门、肺俞、肩中俞、丰隆等穴,直擦背部膀胱经。

(4)饮食调护:饮食宜清淡易消化,多食山药、茯苓、柑橘、薏苡仁、白萝卜、白扁豆等;忌食辛辣、生冷、肥甘食品,禁烟酒。可食薏苡仁粥(薏苡仁30 g,粳米适量,煮粥服食)。或橘皮10 g,泡水代茶饮。

(5)生活调护:患者可取半卧位,持续低流量吸氧,室内应保持安静,室内温度应保持在18～20 ℃,床铺保持整洁,2 小时翻身 1 次,预防褥疮发生,并密切观察体温、心率、呼吸及血压的变化。

(6)情志调护:注重心理护理,给患者以精神安慰。

(四)痰浊阻肺

1.主症

气喘咳嗽,痰涎涌盛,量多色白而黏,咯出不爽,胸满窒闷,口黏不渴,或恶心纳呆,舌苔白厚腻,脉滑。

2.调护方法

祛痰降逆,宣肺平喘。

(1)药物调护:选用二陈汤合三子养亲汤加减,或用橘红化痰丸。

(2)针灸调护:选取肺俞、脾俞、膻中、中脘、内关、足三里、丰隆等穴,用平补平泻法。

(3)推拿调护:点按定喘、风门、肺俞、肩中俞、足三里、丰隆穴。

(4)饮食调护:同"痰热郁肺证"。

(5)生活调护:排痰困难或不能排痰,可给予半夏露、复方甘草合剂。鼓励患者用力咳痰,或用中药雾化吸入使痰液易于排出。

(五)肺气郁闭

1.主症

每因情志刺激,突然上气而喘,咽中如窒,胸闷胸痛,或失眠心悸,舌苔薄,脉弦。

2.调护方法

行气疏肝,降逆平喘。

(1)药物调护:选用五磨饮子,宜饭后温服。

(2)针灸调护:选取肝俞、期门、膻中、尺泽、内关等穴,用泻法。

(3)推拿调护:点按定喘、肺俞、肩中俞、列缺、行间等穴。

(4)饮食调护:饮食宜清凉疏利,多食梨、荸荠、柑橘、萝卜、海蜇、芹菜等;忌食辛辣食品,禁烟酒。可常饮菊花茶。

(5)生活调护:注意预防感冒,要寒温适宜,气候变化时要及时加减衣服;病室应通风,保持空气新鲜,尽可能地避免粉尘及刺激性气体,锻炼深呼气,增加肺脏的换气功能。

(6)情志调护:加强精神护理,劝慰患者保持情绪平稳,心情愉悦,以免加重病情。

(六)肺气虚

1.主症

喘促气短,气怯声低,咳声低弱,痰稀色白,自汗畏风,易于感冒,舌淡苔白,脉虚弱。

2.调护方法

补肺益气定喘。

(1)药物调护:选用补肺汤合玉屏风散加减,或用蛤蚧定喘丸。

(2)针灸调护:选取肺俞、定喘、膏肓俞、膻中、太渊等穴,用补法,或加灸。

(3)推拿调护:横擦胸部及背部心俞、肺俞区域,以透热为度,按揉肺俞、肾俞、脾俞穴。

(4)饮食调护:饮食宜清淡甘润,营养丰富,常食百合、白果、山药、茯苓等;忌辛辣、温燥及寒凉食品。可食山药茯苓粥(山药 60 g,茯苓 15 g,粳米适量,煮粥服食)。

(5)生活调护:同"肺气郁闭证"。

(七)肾气虚

1.主症

喘促日久,短气息促,呼多吸少,气不得续,动则喘甚,腰膝酸软,汗出肢冷,舌淡,苔白,脉沉弱。

2.调护方法

补肾纳气。

(1)药物调护:选用人参胡桃汤合参蛤散加减,宜空腹温服。

(2)针灸调护:选取肾俞、定喘、命门、关元、气海、三阴交、太溪等穴,用补法,可加灸法。

(3)推拿调护:直擦背部督脉及横擦肾俞、命门穴,以透热为度,点按肾俞、肺俞穴。

(4)饮食调护:饮食宜温补,常用山药、核桃、黑木耳、桑葚、莲子、白扁豆等,煮粥服食;忌食生冷、肥甘、油腻食品。可用紫衣胡桃肉 10 个,每晚睡前缓嚼,淡盐水送服。

(5)生活调护:同"肺气郁闭证"。

三、预防与调养

(1)起居有常,注意四时气候变化,防寒保暖。

(2)居室内切勿放置花草,禁止养宠物及铺设地毯等。

(3)戒烟酒,忌食海鲜发物等易引发变态反应的食物。

(4)保持心情舒畅,避免情志刺激,介绍有关疾病的知识,消除患者忧虑和精神紧张,树立治疗信心。

(5)适当体育锻炼,节制房事。

(6)积极治疗感冒、咳嗽等肺系病证,防止演变成本证。

(孙金云)

第四节 胸 痹

胸痹是指以胸部闷痛,甚则胸痛彻背,喘息不得卧为主症的一种病证,轻者仅感胸闷如窒,呼吸欠畅,重者则有胸痛,严重者心痛彻背,背痛彻心。胸痹的发生多与寒邪内侵、饮食失调、情志失节、劳倦内伤、年迈体虚等因素有关。西医学的冠状动脉粥样硬化性心脏病、心包炎、心肌病等可参考本病护理。

一、病因病机

胸痹与寒邪、年迈、劳倦、情志、饮食等因素有关。病理性质分虚、实两个方面:虚为气虚、阴伤、阳衰,肺、脾、肝、肾亏虚,心脉失养;实为寒凝、血瘀、气滞、痰浊等痹阻胸阳,阻滞心脉。其病位在心,但与肺、肝、脾、肾有关。

(一)寒邪内侵

寒主收引,可抑遏阳气,即暴寒折阳,又可瘀滞血行,而发本病。素体阳衰,胸阳不足,阴寒之邪乘虚侵袭,寒凝气滞,致使胸阳痹阻、气机不畅而成胸痹,或阴寒凝结,日久寒邪伤人阳气,心阳虚衰,心脉痹阻,亦可成胸痹。

(二)年迈体虚

本病多见于中老年人,年过半百,肾气精血渐衰。肾阳虚衰,君火失用,使心气不足或心阳不振;肾阴亏损,不能滋养五脏之阴,心血失荣,血脉失于温运,心脉痹阻不畅,发为胸痹。心阴不足,心火燔炽,下汲肾水,耗伤肾阴,阴损及阳;心肾阳虚,阴寒之邪上乘,阻滞气机,胸阳失运,发生胸痹。

(三)劳倦内伤

劳倦伤脾,脾失健运,聚生痰浊,气血乏源,心脉失养;积劳损阳,心肾阳虚,鼓动无力,胸阳不振,阴乘阳位,血行阻滞,发为胸痹。

(四)情志不遂

忧恩伤脾,脾失健运,转输失能,津液不布,聚湿生痰,痰踞心胸,胸阳痹阻;郁怒伤肝,肝失疏泄,郁久化火,灼津生痰或气郁血滞,血行不利,脉络不通,胸阳不运,痹阻心脉,不通则痛。总之,七情所伤可使气机逆乱,心脉痹阻不通而发胸痹。

(五)饮食不节

嗜食膏粱厚味,或嗜烟酗酒,损伤脾胃,升降受阻,化热灼津生痰;或过食肥甘,湿热蕴积,郁结中焦,灼津为痰;日久痰浊内生,阻塞经络,气机不畅,心脉闭阻而成胸痹。如痰浊留恋日久,痰阻血瘀,亦成本病。

二、辨证施护

(一)心血瘀阻

1.主症

胸部刺痛或绞痛,痛有定处,常于夜间发作,日久不愈,多由暴怒而加重,舌质紫暗,脉沉涩或结代。

2.调护方法

活血化瘀,通络止痛。

(1)药物调护:选用血府逐瘀汤加减,宜温热服用。

(2)针灸调护:选取膻中、巨阙、心俞、膈俞、阴郄等穴,用泻法。

(3)饮食调护:饮食宜温热,素食,忌生冷、肥甘、厚味,少食多餐。

(4)生活调护:发作期停止活动,卧床休息,缓解期适当活动,避免剧烈运动。

(二)痰阻心脉

1.主症

心胸闷痛,阴天加重,气短喘促,痰多口黏,形体肥胖,身体困重,倦怠乏力,舌苔浊腻,脉弦滑。

2.调护方法

通阳泄浊,豁痰开窍。

(1)药物调护:选用瓜蒌薤白半夏汤加味,宜热服。

(2)针灸调护:选取膻中、巨阙、心俞、脾俞、丰隆、足三里等穴,用泻法。

(3)饮食调护:宜少食多餐,常食柑橘、萝卜、山楂、竹笋、洋葱等,忌油腻、肥甘、厚味、过饥过饱。

(三)寒凝心脉

1.主症

胸痛彻背,感寒痛甚,心悸,胸闷气短,重则喘息,不能平卧,面色苍白,四肢厥冷,舌苔白,脉沉紧。

2.调护方法

辛温通阳,开痹散结。

(1)药物调护:选用当归四逆汤加减,宜热服。

(2)针灸调护:选取心俞、厥阴俞、肾俞、肺俞、内关、通里等穴,用泻法,加灸。

(3)饮食调护:饮食宜温热,常食生姜、大葱、核桃、山药等,忌生冷。

(四)心气亏虚

1.主症

胸闷隐痛,心悸气短,动则尤甚,神疲懒言,倦怠乏力,面色无华,舌胖有齿痕,苔薄白,脉虚弱或结代。

2.调护方法

补养心血,鼓动心脉。

(1)药物调护:选用保元汤加减,宜热服。

(2)针灸调护:选取心俞、脾俞、神门、足三里、三阴交等穴,用补法,加灸。

(3)饮食调护:饮食宜温热,忌生冷、油腻、肥甘食品。

(五)气阴两虚

1.主症

胸闷隐痛,时作时止,遇劳则甚,心悸气短,头晕目眩,倦怠懒言,面色少华,舌红,脉细弱或结代。

2.调护方法

益气养阴,活血通络。

(1)药物调护:选用生脉散合人参养荣汤,宜温服。

(2)针灸调护:选取心俞、厥阴俞、肾俞、神门、三阴交等穴,用补法。

(3)饮食调护:饮食宜凉润、甘平,常食莲子、扁豆、山药、薏苡仁、桂圆、大枣等,可煮粥食用。忌生冷、油腻。

三、预防与调养

(1)居室安静,通风,温、湿度适宜。起居有节,避风寒,保持充足的睡眠。坚持运动,注意劳逸适度,动而有节,控制体重,增强机体抗病能力。

（2）饮食应清淡少盐，少食肥甘厚腻。少量多餐，忌暴饮暴食，多吃水果、蔬菜，戒烟酒。保持大便通畅，切忌怒责。

（3）心乃五脏六腑之君，悲哀愁忧则心动。因此，本病尤其应重视情志调护，平素要保持愉快平和的心理状态，情绪稳定，避免喜怒忧思过度。

（4）积极治疗高血压、糖尿病、高脂血症等疾病。指导患者按医嘱服药，自我监测药物不良反应，定期进行心电图、血糖、血脂检查。

（5）常备芳香温通药物，若猝发胸中大痛及时服药，保持镇静，平卧休息。如胸中剧痛，持续时间长，服用药物不得缓解，应及时到医院诊治。

（孙金云）

第五节 不 寐

不寐是指因脏腑机能紊乱、气血亏虚、阴阳失调所致，以不能获得正常睡眠为主要临床表现的病证。主要表现为睡眠时间、深度的不足，不能消除疲劳以及恢复体力与精力。轻者入睡困难，寐而易醒，或时寐时醒，或醒后不能再寐；重者彻夜不能入睡，严重影响正常的生活、工作、学习和身心健康。以中老年人为多见，近年来由于生活不规律等原因，年轻人的发病率正逐渐提高。

西医学中的神经官能症、更年期综合征、慢性消化不良、贫血、动脉粥样硬化等，以不寐为主要临床表现时，可参照本节辨证施护。

一、病因病机

营卫阴阳的正常运行是保证心神调节寐寤的基础。人体"阴平阳秘"，脏腑调和，气血充足，心神安定，卫阳能入于阴，阴阳相交，神安则得眠。若因心脾两虚、阴虚火旺、心胆气虚，或食积停滞、肝火扰神，均能导致心神不安，神不守舍，不能由动转静而致不寐。肝郁化火、痰热扰心，致神不安宅者为实证；心脾两虚、气血不足或心胆气虚、心肾不交，致心神失养，神不安宁者为虚证。其病位在心，与肝、脾、肾密切相关。

（一）年迈体虚

年迈血少，心血不足；或久病之人，心血暗耗，致血虚而无以养心，心虚则神不守舍；或房劳过度，耗伤肾阴，致使阴衰不能上奉于心，心火独亢，火盛神动，心肾失交，神志不宁。

（二）情志失调

情志过极可导致脏腑功能失调。如思虑过度，伤及心脾，心伤则阴血暗耗，神不守舍，脾伤则脾不运化，生化乏源，心血亏虚，心失所养，心神不安；肝主疏泄，暴怒伤肝，或肝郁气滞，肝郁化火，扰动心神；或五志过极，心火炽盛，心神激动，或暴受惊恐，导致心虚胆怯，神魂不安，均可致夜不能寐。

（三）劳逸过度

劳倦太过则伤脾，脾伤纳少，生化之源不足，营血亏虚，血虚而不能上奉于心，致使心神失养而致不寐。

（四）饮食不节

暴饮暴食，伤及脾胃，宿食停滞，酿为痰热，上扰神明，心血不静，阳不入阴，而致不寐。

二、辨证施护

(一)肝郁化火

1.主症

失眠,急躁易怒,不思饮食,口渴喜饮,目赤口苦,小便黄赤,大便秘结,舌红苔黄,脉弦数。

2.调护方法

疏肝泻热,佐以安神。

(1)药物调护:选用龙胆泻肝丸;或黄连 6 g,水煎服,1 次/天;大便秘结者,可用番泻叶 10 g,泡水代茶饮。

(2)针灸调护:针刺百会、神门、内关、三阴交、合谷穴,用泻法。

(4)饮食调护:饮食宜清淡,多食新鲜水果、蔬菜,可常食柑橘、金橘,有理气之效。

(5)生活调护:居室安静、凉爽,避免噪音。

(6)情志调护:避免生气、焦急,以免使肝郁加重。应经常与患者交谈,了解其心理状态,给予心理疏导。在患者身体健康状况允许的情况下,应鼓励患者参加一些活动,如散步、下棋等,并多与别人接触。

(二)痰热内扰

1.主症

失眠头重,胸闷痰多,暖气吞酸,恶心口苦,心烦目眩,苔黄腻,脉滑数。

2.调护方法

化痰清热,和中安神。

(1)药物调护:炒酸枣仁 10 g,研末冲服,睡前用。

(2)针灸调护:针刺百会、神门、内关、三阴交、足三里穴,用泻法。

(4)饮食调护:饮食宜清淡,可用合欢皮 15 g、陈皮 10 g,沸水疱,加冰糖适量,代茶饮。

(5)生活调护:居室应凉爽,卧位宜舒适。

(三)阴虚火旺

1.主症

心烦不寐,心悸不安,头晕耳鸣,腰酸梦遗,五心烦热,口干津少,舌红,脉细数。

2.调护方法

滋阴降火,清心安神。

(1)药物调护:选用天王补心丹。

(2)针灸调护:针刺百会、神门、内关、三阴交、心俞、肾俞、太溪穴,用补法。

(3)饮食调护:饮食宜清淡,少食油煎肥腻之品。可服枸杞百合粥:以枸杞子30 g、百合 30 g、粳米200 g,水煮成粥,加入冰糖适量,每次 1 碗,1～2 次/天。

(4)生活调护:居室宜凉爽、安静、舒适;睡前不饮茶、咖啡等饮料,不看刺激性书刊、电视。

(5)情志调护:本型患者易心烦,应及时做好思想工作。

(四)心脾两虚

1.主症

多梦易醒,心悸健忘,头晕目眩,肢倦神疲,饮食无味,面色少华,舌淡苔薄,脉细弱。

2.调护方法

补养心脾,以生气血。

(1)药物调护:选用人参归脾丸。

(2)针灸调护:针刺百会、神门、内关、三阴交、足三里穴,用补法。

(3)推拿调护。①按摩腹部:用手掌心在心窝下做环形按摩20次。②按摩涌泉穴:左手按右脚,右手按左脚,各20次。

(4)饮食调护:饮食宜细软、易消化,忌生冷辛辣肥甘之品。可用补脾枣苡粥:薏苡仁40 g、山药40 g、红枣50 g、粳米250 g,水煮成粥,加入白糖适量,每次1碗,1～2次/天。

(5)生活调护:居室宜安静、舒适,温、湿度适宜。

(五)心胆气虚

1.主症

失眠多梦,易于惊醒,胆怯心悸,气短倦怠,小便清长,舌淡,脉弦细。

2.调护方法

益气镇惊,安神定志。

(1)药物调护:党参10 g、酸枣仁30 g、茯神15 g,水煎服。

(2)针灸调护:针刺百会、神门、内关、三阴交、心俞、胆俞、丘墟穴,用补法。

(3)饮食调护:饮食宜加强营养,忌酒、茶、咖啡。可用黄精炖猪肉,以黄精50 g、瘦肉200 g,葱、姜、食盐、料酒、味精适量,做成菜食用,隔天1次。

(4)生活调护:居室安静,取舒适卧位,避免嘈杂。

(5)情志调护:消除患者思想顾虑,给予精神安慰。

三、预防与调养

(1)重视精神调摄,避免过度紧张、兴奋、焦虑、抑郁、惊恐、愤怒等不良情绪刺激。鼓励患者多参加社会活动,加强交流,保持愉悦的心情。

(2)家居环境应保持静谧、舒适。养成合理作息、规律睡眠的习惯,睡前精神放松,避免从事紧张、兴奋的活动,可用温水或中药煎汤泡脚。

(3)饮食有节,晚餐不宜过饱,忌浓茶、咖啡、醇酒。根据不同证型,选择补益气血或滋阴化痰等功效的食物,如山药莲子粥、红枣莲子粥、银耳羹等。

(4)病后要注意调养,劳逸结合,适当从事体力劳动和体育运动,增强体质。脑力劳动者,应坚持每天适当进行体育锻炼。慎用安眠药。

(孙金云)

第六节　胃　痛

　　胃痛又称胃脘痛,是以上腹部近心窝处经常发生疼痛为主症。胃主受纳,腐熟水谷,胃气宜降,以和为顺。如寒邪内客于胃、饮食不节伤胃、肝气横逆犯胃或脾胃自身虚弱,均可致胃气郁滞,失于和降而引起疼痛。胃痛是临床常见的一个症状,多见于西医的急慢性胃炎、胃与十二指肠溃疡、胃神经官能症等胃部疾病,也可见于其他消化系统疾病,如胰腺炎、胆囊炎、胆石症等,凡此皆可参照本证辨证施护。

一、病因病机

(一)寒邪犯胃

外感寒邪,内客于胃,胃气郁滞,不通则痛。

(二)饮食伤胃

饮食不节,损伤脾胃,胃失和降而发生胃痛。

(三)情志不畅

郁怒伤肝,肝气犯胃,致胃失和降而发生胃痛。或气滞日久,气滞血瘀或气郁化火,耗伤胃阴,使胃络失养,而致胃痛。

(四)脾胃虚弱

素体脾胃虚弱,或劳倦太过,或久病伤及脾胃,中焦虚寒,中阳不振,胃失温养而作痛。

二、辨证施护

(一)寒邪客胃

1.主症

胃痛暴作,恶寒喜暖,得温痛减,遇寒痛剧,口淡不渴,或喜热饮,苔薄白,脉弦紧。

2.调护方法

温中散寒止痛。

(1)药物调护:良附丸加减,汤剂宜饭前热服;亦可将白胡椒、肉桂各6 g,共捣为丸,如梧桐子大,每服5粒。

(2)针灸调护:取上脘、中脘、梁门、足三里、内关穴,毫针刺以泻法。可艾灸中脘、足三里穴,或盐炒热后熨推胃脘部;亦可运用温热疗法,如拔火罐、药熨、熏蒸;局部作热敷或艾灸中脘、足三里等穴。

(3)推拿调护:按摩中脘、气海、天枢、足三里、肝俞、脾俞、胃俞穴;抹腹部自剑突下至脐下,摩腹;一指禅推上脘、中脘、天枢、气海,摩全腹;按揉足三里穴。

(4)饮食调护:以清淡、温热、易消化为原则,宜用姜、葱、芥末、胡椒、大蒜等性温热的食物作调料;忌食生冷和油腻之品。可常用高良姜粥;亦可热服生姜红糖汤或温黄酒一杯,顿服,温中散寒止痛。

(5)生活调护:慎风寒,免劳累。

(二)饮食停滞

1.主症

胃痛胀满拒按,厌食,嗳腐吞酸,呕吐不消化食物,吐后痛减,大便不爽,舌苔厚腻,脉滑。

2.调护方法

消食导滞,和胃止痛。

(1)药物调护:选用山楂丸或保和丸加减。

(2)针灸调护:取中脘、下脘、梁门、足三里、内关、天枢穴,毫针刺以泻法。

(3)推拿调护:按摩中脘、气海、天枢、足三里、肝俞、脾俞、胃俞穴,顺时针方向摩腹。

(4)饮食调护:适当控制饮食,或给予清淡、易消化的流食,半流食;忌煎炸、油腻、厚味、辛辣刺激食品,适当控制饮食,病重者禁食6～12小时,待缓解后给予素食;养成定时、定量的习惯。也可用神曲30 g煎取药汁,加入100 g粳米煮粥服食;或炒莱菔子10 g,与粳米同煮粥,连服1～2天;或用山楂、麦芽、萝卜煎汤饮用;为了保持大便通畅,亦可用番泻叶泡水代茶饮或焦米锅巴汤代茶饮。

(5)生活调护:生活起居有规律,保持大便通畅;可试用探吐法,使患者将积食吐出,胃痛有可能缓解。

(三)肝气犯胃

1.主症

胃脘胀满,通连两胁,胸闷,暖气,善叹息,矢气则舒,常伴吞酸,呕吐,大便不畅,舌苔薄白,脉弦。

2.调护方法

疏肝理气,和胃止痛。

(1)药物调护:柴胡疏肝散加减,以及舒肝丸或胃苏冲剂,宜餐后半小时温服。疼痛发作时,可用木香粉1.5 g,元胡粉1 g调服。

(2)针灸调护:取中脘、章门、太冲、行间、天枢、足三里、脾俞、胃俞、肝俞、膻中、期门穴,毫针刺以泻法。

(3)推拿调护:抹腹部自剑突下至脐下,摩腹;一指禅推上脘、中脘、天枢、章门、期门穴,摩全腹;按揉肝俞、胆俞、足三里穴。

(4)饮食调护:少食生冷、甜黏食品,可食用大蒜、韭菜、香菇、萝卜、芫荽、洋葱、薤白、柑橘等行气开胃之品;忌食土豆、南瓜、红薯等食品,禁酒。可用玫瑰花茶(玫瑰花6 g,佛手10 g,泡水代茶饮);橙皮、生姜各10 g,水煎服,1～2次/天,7天为1个疗程。

(5)情志调护:及时做好心理疏导,消除郁怒烦恼,避免不良情绪刺激,保持情绪稳定、愉快,积极配合治疗。

(四)肝胃郁热

1.主症

胃脘灼热,痛势急迫,烦躁易怒,泛酸嘈杂,口干口苦,舌红苔黄,脉弦或数。

2.调护方法

疏肝泻热和胃。

(1)药物调护:化肝煎加减。

(2)针灸调护:一般治疗同"肝气犯胃"。痛甚可针刺中脘、合谷、内关穴止痛。禁用温热疗法。

(3)推拿调护:同"肝气犯胃"。

(4)饮食调护:多给予疏肝泻热之品,如绿豆汤、荷叶粥。疼痛发作时,宜少食多餐;忌辛辣烟酒、烤熏甜腻之品。

(5)生活调护:注意口腔卫生,胃酸过多者,用淡盐水漱口。

(6)情志调护:恼怒抑郁是导致疼痛的重要原因,故应避免各种不良情志刺激。

(五)瘀血停滞

1.主症

胃脘疼痛,如锥刺刀割,痛有定处而拒按,或有呕血,黑便,舌质紫暗有瘀斑,脉弦涩。

2.调护方法

活血化瘀,理气止痛。

(1)药物调护:选用失笑散合丹参饮加减,宜饭前温服。亦可用元胡止痛片或胃复春;桃仁、五灵脂各等份,为细末醋糊为丸,如梧桐子大,每服20丸,2次/天;或以阿胶10 g烊化,加入三七粉0.5 g温开水送服,2次/天。吐血、便黑者可选用三七片或血竭胶囊。

(2)针灸调护:取中脘、天枢、气海、膈俞、血海、内关、足三里穴,痛甚者加梁丘穴,毫针刺以泻法。

(3)推拿调护:按摩中脘、气海、天枢、足三里、肝俞、脾俞、胃俞穴。

(4)饮食调护:饮食应细、软、烂,以流质或半流质饮食,少量多餐;忌炙烤煎炸、坚硬食品,禁酒;吐血、便血者应暂禁食。可用三七粉1 g、白及粉1.5 g,温开水送服,每天2次;鲜藕汁一小杯煮沸,加入生鸡蛋1个、三七粉1 g。

(5)生活调护:环境安静,注意保暖,严密观察出血征兆,出血时应观察出血量、色及胃痛的性质。

(6)情志调护:对因出血而情绪紧张者,应及时做好解释工作,保持情绪稳定,积极配合治疗。

(六)胃阴亏虚

1.主症

胃脘灼痛,饥不欲食,口燥咽干,五心烦热,消瘦乏力,大便秘结,舌红少津或剥脱无苔,脉细数。

2.调护方法

养阴清热,和胃止痛。

(1)药物调护:选用一贯煎合芍药甘草汤加减,汤药饭前温服。

(2)针灸调护:取中脘、内关、足三里、三阴交、太溪穴,毫针刺以补法。

(3)推拿调护:抹腹部自剑突下至脐下,摩腹;一指禅推上脘、中脘、天枢、气海、关元穴,摩全腹;按揉肾俞、脾俞、足三里穴。

(4)饮食调护:多食润燥、生津之品,如西瓜、雪梨、莲藕、荸荠、甘蔗、菠萝、百合、银耳、甲鱼、花生、杨梅、柿子、番茄、蜂蜜等;忌辛辣、煎炸、烟酒、浓茶及咖啡类刺激之品。可常服八宝粥,多饮水或果汁;或用石斛、麦冬适量煎汤代茶饮。便秘者,每天早晚食蜂蜜一汤匙,或番泻叶通便;胃酸缺乏,可饭后吃山楂、话梅、乌梅汤等酸甘助阴。

(5)生活调护:室内宜偏凉润、向阴、清净,适当休息,减少活动,不宜做热敷或药熨等温热疗法。

(6)情志调护:消除恐惧心理,积极配合治疗。

(七)脾胃虚寒

1.主症

胃痛隐隐,喜暖喜按,空腹痛甚,得食痛减,遇寒发作或疼痛加重,泛吐清水,神疲纳差,四肢欠温,大便溏薄,舌淡,苔白,脉细弱或沉迟。

2.调护方法

温胃散寒,健脾止痛。

(1)药物调护:选用黄芪建中汤加减;附子理中丸或香砂养胃丸,汤药温服。或以干姜10 g,砂仁10 g,水煎服,亦可用饴糖1~2匙,温水化服,3次/天。服药后宜进热粥、热饮,以助药力。

疼痛时饮生姜红糖汤可温胃止痛。

(2)针灸调护:取中脘、足三里、脾俞、胃俞、内关穴,毫针刺以补法,可加灸法。痛时可胃脘部热敷、药熨;或艾灸中脘、足三里、神阙等穴。

(3)推拿调护:抹腹部自剑突下至脐下,摩腹;一指禅推上脘、中脘、天枢、气海、关元穴,摩全腹;按揉肾俞、脾俞、足三里穴;擦命门。

(4)饮食调护:饮食宜温热,有补中、益气、温胃作用的食品,如姜、葱、胡椒、花椒、桂圆、莲子、大枣、南瓜、扁豆、番茄、牛奶、鸡蛋、瘦肉、黄鱼、鳝鱼、河虾、胡桃等;忌生冷瓜果、油腻辛辣。可用吴茱萸粥(用饴糖1~2匙,温水化服,3次/天;或用粳米100 g煮粥,待米熟后下吴茱萸末3 g,生姜、葱白少许服用);或生姜红糖汤。饭前胃痛,可在饥饿时稍进糕点以缓中止痛。

(5)生活调护:本证患者遇寒则发,故应特别注意保暖,室温宜偏高,居室宜向阳。可用热水袋热敷上腹部。

三、预防与调养

(1)饮食有节,定时定量,勿暴饮暴食,戒烟酒,避免辛辣、油腻食物。

(2)保持良好的精神状态,注重劳逸结合,帮助患者克服不良情绪。

(3)注意胃脘部保暖,或用手掌自上脘向下按摩胃脘部,反复做20次,每天数次,可增强脾胃功能。

(4)查明引起胃痛的原因,积极治疗原发病,若反复发作,迁延不愈,应定期做有关检查,防止恶变。

(孙金云)

第七节 泄 泻

泄泻是指以排便增多,粪质稀薄或完谷不化,甚至泻出如水为主要临床表现的一类病证。

一、病因病机

(一)感受外邪

六淫伤人,使脾胃失调,而致泄泻。以暑、湿、寒、热最为多见,其中又以湿邪为主。

(二)饮食所伤

食之过饱,宿食内停,或恣食生冷,或过食肥甘,或误食不洁之物,伤及肠胃,运化失常,而致泄泻。

(三)情志失调

脾胃素虚,复因郁怒忧思,肝郁不达,肝气横逆乘脾,脾胃受制,运化失司,而致泄泻。

(四)脾胃虚弱

饮食不节,劳倦内伤,久病缠绵,导致脾胃虚衰,不能受纳水谷和运化精微,水谷停滞,清浊不分,混杂而下,遂成泄泻。

(五)肾阳虚衰

久病及肾,或年老体弱,或肾阳不振,命门火衰,阳气不足,脾失温煦,不能腐熟水谷,则水谷不化而成泄泻。

二、辨证施护

(一)寒湿泄泻

1.主症

泄泻清稀,腹痛肠鸣,食少,脘腹胀闷,或伴恶寒发热,肢体酸痛,口淡不渴,头痛,舌苔薄白,脉浮或濡缓。

2.调护方法

解表散寒,芳香化浊。

(1)药物调护:藿香正气散加减,汤药偏热服,服后盖被静卧并微微汗出。或以车前子15 g,藿香10 g,生姜10 g,水煎服;或用木香、肉桂各1.5 g,研末吞服。寒重可用理中汤。

(2)针灸调护:取天枢、中脘、阴陵泉、上巨虚穴,毫针刺以平补平泻法,可加灸法。

(3)推拿调护:一指禅推摩中脘、天枢、气海、关元、脾俞、肾俞、胃俞、大肠俞、长强穴。

(4)饮食调护:以细软、少渣、少油腻之流食或半流食为主,泄泻缓解后给予软食,可多用炒米粉、炒面粉等食物,以燥湿止泻;可服茯苓粥(茯苓30 g,粳米适量,煮粥服食),或服姜糖饮(生姜10 g,红糖适量,水煎温服)。

(5)生活调护:居室宜温暖、向阳,注意腹部保暖;室内要清洁,污染的衣裤要及时更换;腹泻次数多或兼有表证者应卧床休息。

(二)湿热泄泻

1.主症

腹痛即泻,泻下急迫,势如水注,粪色黄褐而臭,肛门灼热,心烦口渴,小便短赤,或有身热,舌苔黄腻,脉濡滑而数。

2.调护方法

清热利湿止泻。

(1)药物调护:选用葛根芩连汤加减,宜饭前凉服。或以葛根10 g、黄连6 g、甘草3 g,水煎服;或用滑石、黄柏、甘草各等份,研细末,每服3 g,3次/天;或用鲜扁豆叶、鲜藿香叶、鲜荷叶(捣汁)各10 g,开水冲服。夹有暑湿者合香连丸;肛门灼热者,可用黄连10 g,黄柏10 g,煎水熏洗肛门。

(2)针灸调护:取天枢、大肠俞、阴陵泉、上巨虚、内庭穴、中脘、足三里、天枢、三阴交、曲池,毫针刺以泻法。

(3)推拿调护:一指禅推摩中脘、天枢、气海、关元、脾俞穴。

(4)饮食调护:饮食以清淡、细软为主。选用马齿苋粥60 g,水煮去渣取汁,后入粳米50 g,煮粥服食。重症患者可鼓励多饮淡盐水或糖盐水,以补充津液;液脱阴伤者可多给梨汁、荸荠汁、西瓜汁、藕汁,以增补津液,清热利湿。

(5)生活调护:室内宜凉爽干燥,伴有发热者,要卧床休息。

(三)食滞泄泻

1.主症

泄泻,腹痛肠鸣,粪便臭如败卵,泻后痛减,嗳腐酸臭,脘痞腹满,不思饮食,舌苔厚腻或垢浊,脉滑。

2.调护方法

消食导滞。

(1)药物调护:选用保和丸或枳实导滞丸,或用焦山楂 15 g,神曲 12 g,水煎服。宜饭后服。

(2)针灸调护:选取中脘、璇玑、天枢、脾俞、胃俞、足三里等穴,用泻法。

(3)推拿调护:推摩上脘、中脘、天枢、气海、关元穴。

(4)饮食调护:饮食宜清淡、易消化,少食多餐,泄泻重者,控制饮食,多食山楂、萝卜、麦芽等;忌生冷、硬固、肥甘厚味食品。可食山楂萝卜粥(山楂30 g、白萝卜1个,粳米适量,煮粥服食);亦可用麦芽粥(麦芽 30 g、粳米适量,煮粥服食)。

(四)肝气乘脾

1.主症

时有胸胁胀闷,嗳气,少食,每因恼怒、紧张等情绪波动而致腹痛泄泻,舌淡红,脉弦。

2.调护方法

抑肝扶脾,和中止泻。

(1)药物调护:选用痛泻要方加减,宜饭后温服。

(2)针灸调护:取中脘、天枢、期门、脾俞、肝俞、足三里、阴陵泉、太冲穴,毫针刺以补泻兼施法。

(3)推拿调护:一指禅推摩中脘、天枢、气海、关元穴,按摩脾俞、胃俞、大肠俞、长强、肝俞、章门、期门穴。

(4)饮食调护:饮食宜素食,清淡,少食多餐,常食萝卜、菠菜、番茄、山药、冬瓜、柑橘、金橘饼、陈皮等;忌生冷瓜果;忌食土豆、芋头等壅阻气机及其他辛辣、煎炸及烟酒等助湿困脾生热的食品。食莱菔子粥(莱菔子 10 g,粳米适量,煮粥服用)以理气消食。

(5)生活调护:居室宜宁静,生活环境宜舒适、宽松。

(6)情志调护:解除诱发腹泻的精神因素,避免忧思恼怒,使患者保持心情舒畅。

(五)脾胃虚寒

1.主症

大便溏薄,泄泻时作时止,完谷不化,食少纳呆,腹胀、腹痛,神疲倦怠,面色萎黄,舌淡,苔白,脉缓而弱。

2.调护方法

补脾健胃止泻。

(1)药物调护:选用参苓白术散或人参归脾丸加减,宜空腹热服。

(2)针灸调护:取中脘、水分、天枢、脾俞、胃俞、大肠俞、长强、足三里、三阴交穴,毫针刺以补法,可加灸法。

(3)推拿调护:一指禅推摩中脘、天枢、气海、关元穴,顺时针摩腹;按揉脾俞、胃俞、大肠俞、长强、足三里;擦肾俞、脾俞穴至温热。

(4)饮食调护:以营养丰富、易消化为原则,多选用豆制品、鱼、蛋、奶及扁豆、番茄、栗子、桂圆、苹果脯、大枣、莲子、山药、扁豆、薏苡仁、芡实等有补中益气、健脾功效的食品;亦可多食用胡椒、姜等调味品,增加食欲并散寒;忌生冷、油腻、甘肥、煎炸食品。可用莲子粥或山药粥(莲子或山药 30 g,粳米适量,煮粥服食);或用大麦芽 30 g,鸡内金 30 g,文火炒黄研末,再加白糖少许,温开水冲服 6～10 g,2～3 次/天;或以莲子 10 g,芡实 10 g,山药 10 g,白扁豆 10 g,加水适量煮熟,喝汤吃药。

(六)脾肾阳虚

1.主症

黎明泄泻,腹中隐痛,肠鸣即泻,泻后则安,或下利清谷,形寒肢冷,腰膝酸软,舌淡,苔白,脉沉细。

2.调护方法

温肾健脾,固涩止泻。

(1)药物调护:选用四神丸合附子理中丸加减,宜空腹热服。

(2)针灸调护:取天枢、关元、脾俞、肾俞、命门、足三里穴,毫针刺以补法,可加灸法。

(3)推拿调护:一指禅推摩中脘、天枢、气海、关元穴,按摩脾俞、胃俞、大肠俞、长强、肾俞、命门。

(4)饮食调护:忌生冷、油腻、甘肥、煎炸食品;以营养丰富、清淡、温热、细软、易消化之品为宜,多食补中益气,温补肾阳,如胡桃、山药、狗肉及动物肾脏;汤菜中适量加入胡椒粉、干姜粉、肉桂等以温煦脾肾。食莲子粥、芡实粥(芡实 10 g、干姜 5 g、粳米适量,煮粥服食)。

(5)生活调护:室内温暖向阳,黎明前如厕应穿好御寒的衣服,以免受凉。可根据病情,适当鼓励患者下床锻炼。腹痛者用食盐炒热后布包热敷腹部,或用肉桂、小茴香等量研粉,盐炒布包敷脐部。

三、预防与调养

(1)生活起居有常,根据气候变化及时增减衣服,注意休息,勿过劳。

(2)养成良好的饮食习惯,注重饮食饥饱适宜,戒烟戒酒,避免辛辣、油腻食物。小儿应合理喂养,添加辅食不宜过快,品种不宜过多。从小量开始逐渐适应新的食品,以后渐次增加。

(3)保持良好的精神状态,注重劳逸结合,帮助患者克服不良情绪。

(4)指导患者及家属观察泄泻次数、大便质地和颜色、有无伤津脱液等情况。

(5)勿滥用止泻药,以免掩盖病情,贻误治疗。

(6)指导患者保持肛周清洁,便后用柔软纸擦拭并用清水冲洗。

(7)不宜久蹲久坐,肛门下坠或肛脱者及时复位,加强肛门括约肌功能,坚持做提肛运动,2 次/天,每次提肛 30～40 次。

（孙金云）

第九章 公共卫生护理

第一节 公共卫生的概念

一、公共卫生的定义

至于公共卫生的概念,各个国家和组织之间没有一个统一的、严格的定义。简单来讲,公共卫生实际上就是大众健康。它是相对临床而言的,临床是针对个体的,公共卫生是关注人群的健康。

1920年,美国耶鲁大学的 Winslow 教授首次提出了早期经典的公共卫生概念。公共卫生是通过有组织的社区行动,改善环境卫生,控制传染病流行,教育个体养成良好的卫生习惯,组织医护人员对疾病进行早期诊断和预防性治疗,发展社会体系以保证社区中的每个人享有维持健康的足够的生活水准,最终实现预防疾病、延长寿命、促进机体健康、提高生产力的目标。随着社会和公共卫生实践的发展、人们认识的更新,公共卫生的概念也在不断地发展之中。

1988年,艾奇逊将公共卫生定义为"通过有组织的社会努力预防疾病、延长生命、促进健康的科学和艺术。"这一概念高度概括了现代公共卫生的要素。

1995年,英国的 Johnlast 给出了详细的定义,即"公共卫生是为了保护、促进、恢复人们的健康。是通过集体的或社会的行动,维持和促进公众健康的科学、技能和信仰的集合体。公共卫生项目、服务和机构强调整个人群的疾病预防和健康需求"。尽管公共卫生活动会随着技术和社会价值等的改变而变化,但是其目标始终保持不变,即减少人群的疾病发生、早死、疾病导致的不适和伤残。因此,公共卫生是一项制度、一门学科、一种实践。随着社会经济的发展,医学模式的转变,公共卫生的概念和内涵有了进一步发展。公共卫生通常涉及面都很广泛,包括生物学、环境医学、社会文化、行为习惯、政治法律和涉及健康的许多其他方面。现代公共卫生最简单的定义为"3P",即 Promotion(健康促进),Prevention(疾病预防),Protection(健康保护)。

在我国,公共卫生的内涵究竟是什么?公共卫生包括哪些领域?对此至今尚无统一认识和明确定义。2003年7月,中国原副总理兼卫生部(现为国家卫生健康委员会)部长吴仪在全国卫生工作会议上对公共卫生做了一个明确的定义:公共卫生就是组织社会共同努力,改善环境卫生条件,预防控制传染病和其他疾病流行,培养良好卫生习惯和文明的生活方式,提供医疗服务,达到预防疾病,促进人民身体健康的目的。因此,公共卫生建设需要政府、社会、团体和民众的广泛参与,共同努力。其中,政府主要通过制定相关法律、法规和政策,促进公共卫生事业发展;对社会、民众和医疗卫生机构执行公共卫生法律法规实施监督检查,维护公共卫生秩序;组织社会各界和广大民众共同应对突发公共卫生事件和传染病流行;教育民众养成良好卫生习惯和健康文明的生活方式;培养高素质的公共卫生管理和技术人才,为促进人民健康服务。

从这一定义可以看出,公共卫生就是"社会共同的卫生"。公共即共同,如公理公约。卫生是个人、集体的生活卫生和生产卫生的总称,一般指为增进人体健康,预防疾病,改善和创造合乎生理要求的生产环境、生活条件所采取的个人和生活的措施,包括以除害灭病、讲卫生为中心的爱国卫生运动。

一般情况来讲,公共卫生是通过疾病的预防和控制,达到提高人民健康水平的目的。如对传染病、寄生虫病、地方病,还有一些慢性非传染性疾病的预防控制;借助重点人群或者高危人群,如职业人群、妇女、儿童、青少年、老年人等人群进行的健康防护;通过健康教育、健康政策干预等措施,促进人群健康的社会实践。具体讲,公共卫生就是通过疾病预防控制,重点人群健康防护、健康促进来解决人群中间的疾病和健康问题,达到提高人民健康水平的目的。公共卫生就是以生物—心理—社会—医学模式为指导,面向社会与群体,综合运用法律、行政、预防医学技术、宣传教育等手段,调动社会共同参与,消除和控制威胁人类生存环境质量和生命质量的危害因素,改善卫生状况,提高全民健康水平的社会卫生活动。由此可见,公共卫生具有社会性、系统性、政策法制性、多学科性和随机性等特征。公共卫生的实质是公共政策。

二、公共卫生特征

2004 年,Beaglehole 教授将现代公共卫生的特征进行了总结,认为,公共卫生是以持久的全人群健康改善为目标的集体行动。这个定义尽管简短,但是充分反映了现代公共卫生的特点:①需要集体的、合作的、有组织的行动;②可持续性,即需要可持续的政策;③目标是全人群的健康改善,减少健康的不平等。

现代公共卫生的特征包括 5 个核心内容:①政府对整个卫生系统起领导作用,这一点对实现全人群的健康工程至关重要,卫生部门只会继续按生物医学模式关注与卫生保健有关的近期问题;②公共卫生工作需要所有部门协作行动,忽视这一点只会恶化健康的不平等现象,而政府领导是协作行动、促进全人群健康的核心保障;③用多学科的方法理解和研究所有的健康决定因素,用合适的方法回答相应的问题,为决策提供科学依据;④理解卫生政策发展和实施过程中的政治本质,整合公共卫生科学与政府领导和全民参与;⑤与服务的人群建立伙伴关系,使有效的卫生政策能够得到长期的社区和政治支持。

(袁婷婷)

第二节　公共卫生的主要内容

传统公共卫生是在生物医学模式下,以传染病、地方病和职业病的防治作为工作重点,提供以疾病为中心的公共卫生服务。按照行政区划设置的公共卫生机构,执行同级卫生行政部门的指令,独立开展辖区内的公共卫生工作。随着公共卫生实践与认识的重大变化,公共卫生的内容也逐渐丰富和完善。

一、公共卫生体系建设

公共卫生体系建设是我国卫生改革与发展面临的重要问题。医疗卫生体制改革的重点之一应加强公共卫生体系的建设,保证绝大多数人的健康,提高疾病预防控制能力,让大多数人不得病、少得病、晚得病。按照 WHO 的相关定义,基本医疗服务应纳入公共卫生的范畴,因此公共卫生体系建设应覆盖到医疗机构。因为传染病疫情一旦发生,医疗机构就处在疾病预防控制的第一线。

在公共卫生体系的建设过程中,应以系统的观念统筹规划、平衡发展。应综合考虑卫生资源的投入与分配,以最大限度地发挥公共卫生体系的作用。在体系建设中,应着重考虑如何确定正确的目标规划、完善的基础设施、灵敏的信息系统、科学的决策指挥和有效的干预控制策略。

加强疾病预防控制能力建设是公共卫生体系建设的核心内容。所谓疾病预防控制能力,是指履行疾病预防控制、突发公共卫生事件处置、疫情报告和健康信息管理、健康危害因素干预和控制、检验评价、健康教育与健康促进、科研培训与技术指导等公共职责的能力。在公共卫生体系建设过程中,应完善机制、落实职责,加强能力建设,加大人才队伍建设的力度,以推动公共卫生工作不断发展。

当前,我国已在公共卫生体系建设方面取得了成功经验,使公共卫生水平得到了不断提高。我国已建立了比较全面的公共卫生体系,提供的公共卫生服务从中央辐射到省、市、县,并建立了县、乡、村"三级农村卫生网络"。我国将政府的承诺和意愿与专家技术结合起来,促进了公共卫生体系的发展,为其他国家提供了较好的范例。例如,2004 年初正式启动的疫情及突发公共卫生事件的网络直报系统,覆盖包括乡镇卫生院在内的全国所有卫生医疗机构,是世界上最大的疾病监测系统。目前,全国 93.5% 的县以上医疗卫生机构和 70.3% 的乡镇卫生院均实现了疫情和突发公共卫生事件网络直报。通过不断建立和完善全国传染病疫情和突发公共卫生事件信息网络,我国已实现对传染病疫情、健康危害因素监测、死因监测等重要公共卫生数据的实时管理,传染病控制和应急反应能力明显提高。

公共卫生体系建设和完善是一个长期的庞大的系统工程,事关国民健康、国家安全大局,涉及每个人的健康、安全利益。公共卫生体系建设中的各种项目的设立和决策的正确与否,直接影响到公众的健康和安全。为保证公众公共卫生安全,建设和完善我国的公共卫生体系,需要大力提倡公共卫生体系建设的战略和战术研究。

循证公共卫生决策学的兴起为我国公共卫生体系的建设和完善准备了新型的科学工具,应该充分地利用新工具的优点,不断地学习和加强循证公共卫生决策的能力。高效、可靠、科学的公共卫生体系应来自对科学技术、公众交流、公众健康需求和各种政治意愿的高度整合。

二、健康危险因素的识别与评价

能对人造成伤亡或对物造成突发性损害的因素,称为危险因素;能影响人的身体健康,导致疾病或对生物造成慢性损害的因素,称为有害因素。通常情况下,对两者并不加以区分而统称为健康危险因素。

健康危险因素包括物理性因素、化学性因素、生物性因素以及社会—心理—行为因素。如果能够早期识别到危险因素,并加强自我保健与防护,可以有效避免受到危险因素的侵害。采用筛检手段在"正常人群"中发现无症状患者是一种有效的预防策略,如果及时采取干预措施,阻断致病因素的作用,可以防止疾病的发生。由于人体有很强的自我修复功能,如果能及时发现和识别影响健康的危险因素,并及早采取适当的措施,阻止危险因素的作用,致病因素引起的疾病病程即可出现逆转,症状即可消失,并有可能恢复健康。当致病因素导致疾病发生后,要采取治疗措施并消除健康危险因素,改善症状和体征,防止或推迟伤残发生,减少劳动能力丧失。如果由于症状加剧,病程继续发展,导致生活和劳动能力丧失,此时的主要措施是康复治疗,提高其生命质量。

临床医学服务的起始点是在患者出现症状和体征后主动找医师诊治疾病,而健康危险因素评价是在症状、体征、疾病尚未出现时就重视危险因素的作用,通过评价危险因素对健康的影响,促使人们保持良好的生活环境、生产环境和行为生活方式,防止危险因素的出现。在危险因素出现的早期,可以测评危险因素的严重程度及其对人们健康可能造成的危害,预测疾病发生的概率,以及通过有效干预后可能增加的寿命。健康危险因素评价的重点对象是健康人群,开展的阶段越早,意义越大,因此它是一项推行积极的健康促进和健康教育的技术措施,也是一种预防和控制慢性非传染性疾病的有效手段。

三、疾病的预防与控制

疾病预防与控制是公共卫生的核心内容之一。我国疾病预防控制机构的主要职责包括:①为拟定与疾病预防控制和公共卫生相关的法律、法规、规章、政策、标准和疾病防治规划等提供科学依据,为卫生行政部门提供政策咨询;②拟定并实施国家、地方重大疾病预防控制和重点公共卫生服务工作计划和实施方案,并对实施情况进行质量检查和效果评价;③建立并利用公共卫生监测系统,对影响人群生活、学习、工作等生存环境质量及生命质量的危险因素进行营养食品、劳动、环境、放射、学校卫生等公共卫生学监测,对传染病、地方病、寄生虫病、慢性非传染性疾病、职业病、公害病、食源性疾病、学生常见病、老年卫生、精神卫生、口腔卫生、伤害、中毒等重大疾病发生、发展和分布的规律进行流行病学监测,并提出预防控制对策;④处理传染病疫情、突发公共卫生事件、重大疾病、中毒、救灾防病等公共卫生问题,配合并参与国际组织对重大国际突发公共卫生事件的调查处理;⑤参与开展疫苗研究,开展疫苗应用效果评价和免疫规划策略研究,并对免疫策略的实施进行技术指导与评价;⑥研究开发并推广先进的检测、检验方法,建立质量控制体系,促进公共卫生检验工作规范化,提供有关技术仲裁服务,开展健康相关产品的卫生质量检测、检验,安全性评价和危险性分析;⑦建立和完善疾病预防控制和公共卫生信息网络,负责疾病预防控制及相关信息搜集、分析和预测预报,为疾病预防控制决策提供科学依据;⑧实施重大疾病和公共卫生专题调查,为公共卫生战略的制定提供科学依据;⑨开展对影响社会经济发展和国民健康的重大疾病和公共卫生问题防治策略与措施的研究与评价,推广成熟的技术与方案;⑩组织并实施健康教育与健康促进项目,指导、参与和建立社区卫生服务示范项目,探讨社区卫生服务的工作机制,推广成熟的技术与经验。

此外,各级疾病预防控制机构还负责农村改水、改厕工作技术指导,研究农村事业发展中与饮用水卫生相关的问题,为有关部门做好饮用水开发利用和管理提供依据;组织和承担与疾病预防控制和公共卫生工作相关的科学研究,开发和推广先进技术;开展国际合作与技术交流,引进和推广先进技术等。

四、公共卫生政策与管理

公共卫生是一个社会问题,其实施涉及社会的方方面面,是单个机构无力承担,短期内难以获得回报却又关系到国家整体利益和长远利益的社会工程。从某种角度来说,公共卫生的实质是公共政策问题,要靠政府的政策支持和法律法规的保障。公共卫生政策是国家政策体系的一个重要组成部分,公共卫生政策的制定是一个复杂的过程,受众多因素的影响,包括意识形态、政治理念、传统价值观念、公众压力、行为惯性、专家意见、决策者的兴趣与经验等。

公共卫生管理的长效机制必须建立在法治的基础上。要建立公共卫生的法治机制,必须加强公共卫生的立法,并提高立法的质量。构建公共卫生管理机制,应建立职责明确、相互协调、有财政保障的公共卫生管理机构,建立完善的法制化的公共卫生管理制度,并建立起稳定的、持久的公共卫生管理长效机制。

五、突发公共卫生事件与公共卫生危机管理

突发公共卫生事件(公共卫生危机事件)是指突然发生,造成或者可能造成公众健康严重损害的重大传染病、群体性不明原因疾病、重大中毒、放射性损伤、职业中毒,以及因自然灾害、事故灾难或社会安全事件引起的严重影响公众身心健康的事件。公共卫生危机事件大多表现为突发性事故危机,其特点表现为:①危机的不可预见性,危机产生的诱因难以预测,危机的发生、发展和造成的影响难以预测;②危机的多发性、多样性和复杂性;③危机的紧迫性,使得迟缓的危机管理可能导致严重后果;④危机的危害性,公共卫生危机已经突破了地区界限,某一国家或地区的危机处理不当,就有可能在短时间内发展为全球危机。

公共卫生危机管理主要是指政府、卫生职能部门和社会组织为了预防公共卫生危机的发生,减轻危机发生所造成的损害并尽早从危机中恢复过来,针对可能发生和已经发生的危机所采取的管理行为。主要包括危机风险评估、危机监测、危机预防、信息分析、危机反应管理和危机恢复等。公共卫生危机管理的基础工作应贯穿于危机管理全过程,主要包括危机管理的组织机构、社会支持和公共卫生人力资源等。

公共卫生危机管理应遵循公众利益至上、公开诚实和积极主动的原则。政府和相关职能部门必须把公众利益放在首位,所采取的一切行动和措施都必须优先保障公众利益。在危机出现的第一时间采取有效措施,及时公开危机的相关信息,否则会导致政府公信度降低,造成不应有的混乱。公共卫生危机一旦发生,就会成为公众舆论关注的焦点,地方政府和职能部门必须快速反应,积极沟通协调,主动寻求社会各界的理解和支持,积极控制和掌握发言权。

六、公共卫生安全与防控

公共卫生安全如同金融安全、信息安全一样,已成为国家安全的重要组成部分,需要引起足够的重视和关注。在全球化时代,既要重视传统安全因素,也要重视非传统安全因素。

非传统安全是相对于传统安全而言的,是一个泛化的概念,其内容涵盖政治安全、经济、文化、科技、生态环境、人类健康和社会发展等。非传统安全更加关注人类安全和社会可持续发展,是对非军事化安全的理解,即公众更加关注经济、社会、环境、健康等发展问题,甚至将其提高到与军事、政治问题同等的位置,从而使人们的安全观更加非国界化。2003 年的 SARS 事件对我国政府和民众传统的安全观是一个严重的挑战,使公众充分认识到公共卫生安全对于维护国家

安全、构建和谐社会的重要性。

在分享全球化带来的好处的同时,务必要防范全球化带来的更多的不确定因素和风险。例如,传染病跨国界传播的可能性大大增加,很多以前局限于特定地区的未知病毒或细菌以及已知的传染病可能随着人流、物流迅速传播到全球;随着食品等与健康相关的产品贸易日趋活跃,境外食品污染流入的可能性不断增加,食品的微生物、化学和放射性污染问题一旦在某一国家或地区出现,就可能在全球范围内长距离、大面积地迅速波及蔓延;全球化带来的国际产品结构调整,可能促使污染密集型产业向发展中国家转移,导致职业病危害从经济发达地区向经济发展较慢的地区转移;生物恐怖带来的威胁明显增大,生物技术的迅猛发展使制造强杀伤性生物武器的能力大为提高。因此,有效预防和控制各类突发性公共卫生事件,确保公共卫生安全,保护公众的健康是现代公共卫生工作的重要任务。全球化加剧了公共卫生安全的危险因素,迫使人们要更加重视非传统安全因素。加强公共卫生安全必须强化政府对公共卫生的领导责任,建立突发性公共卫生事件应急处理机制,加强公共卫生领域的国际合作。

公共卫生安全是非传统安全的重要组成部分,也是构建和谐社会的重要内容,应从国家安全的高度考虑公共卫生问题。在突发公共卫生事件、突发伤害事件、突发环境污染事件、突发灾害事件以及恐怖袭击事件的处置过程中,应积极防治各种潜在风险,还应积极构建能够迅速调动社会资源的应急处理系统,并通过加强法律、制度建设以及平战结合系统的建设,合理配置和使用应急储备物资和资源。

每年4月7日是世界卫生日。"世界卫生日"是从1950年开始的,其宗旨就是要动员国际社会和社会各界,共同为控制疾病、为人类的安全做出贡献。历届世界卫生日的主题,从1950年的"了解你周围的卫生机构"、1960年的"消灭疟疾——向世界的宣战"、1963年的"饥饿,大众的疾病"、1970年的"为抢救生命,及时发现癌症"、1980年的"要吸烟还是要健康,任君选择"、1990年的"环境与健康"、2000年的"血液安全从我做起"到2007年的"国际卫生安全",从中不难看出公共卫生的发展轨迹。根据"世界卫生日"主题的变化,可以发现一个非常明显的规律,就是从原来的注重单个局部性问题发展为关注全局性、影响面大的问题。

七、公共卫生伦理

伦理学是人类行动的社会规范,伦理学根据人类的经验确定某些规范或标准来判断某一行动是否应该做,应该如何做。"道德"与"伦理学"均为人类行动的社会规范。道德是一种社会文化现象,体现在教育、习俗、惯例、公约之中,传统道德依靠权威,无须论证,"道德"偏重于讲做人。而伦理学是道德哲学,必须依靠理性的论证,现代"伦理学"更强调做事。科学告诉我们能干什么,而伦理学则告诉我们该干什么。

公共卫生伦理是公共卫生机构和工作人员行动的规范,包括有关促进健康、预防疾病和伤害的政策、措施和办法等。在人群中所采取的促进健康、预防疾病和伤害行动,公共卫生伦理起指导作用,其行动规范体现在公共卫生伦理的原则之中。

公共卫生伦理的原则是评价公共卫生行动是否应该做的框架,可概括为四个方面:①公共卫生行动产生的结果要实现利益最大化,即公共卫生行动要使目标人群受益,避免、预防和消除公共卫生行动对目标人群的伤害,受益与伤害和其他代价相抵后盈余最大;②公正性原则,包括分配公正和程序公正,即受益和负担公平分配(即分配公正)和确保公众参与,包括受影响各方的参与(程序公正);③对于人的尊重,即尊重自主的选择和行动,保护隐私和保密,遵守诺言,信息透明和告知真相;④建立和维持信任,即公共卫生机构和工作人员与目标人群之间应建立信任关系,公共卫生行动应取信于民。

按照公共卫生伦理的原则,公共卫生行动也是对公众应尽的义务,但这些义务并不是绝对的,而是初始义务。所谓初始义务是指假设情况不变时必须履行的义务。也就是说,如果情况有变,就不履行初始义务。其理由是,为了要完成一项更重要的义务时,不可能同时履行此初始义务。在公共卫生工作中发生原则或义务冲突的情况下,就面临一个伦理难题。例如,在 SARS 防控期间,保护公众和个人健康与尊重个人自主性发生矛盾。对 SARS 患者、疑似患者以及接触者必须采取隔离的办法,这对保护公众以及他们的健康都是不可少的,这种情况下不能履行尊重个人自主性和个人自由的初始义务。但如果情况没有改变,而不去履行初始义务,就违反了伦理学的规范。

八、公共卫生领域的国际合作

在现代社会中,伴随着科技的发展、通信与交通工具的发达,"非典"、禽流感、艾滋病等在短时间内迅速蔓延,不仅严重危害着公众的生命安全,而且严重损害着疾病来源国的国际形象、经济发展与社会稳定,其影响已经远远超出了公共卫生领域,在国家安全问题上应受到高度的重视。经济上的国际合作为其他社会生活领域中的国际合作奠定了基础,国际合作是各国实现发展的迫切需要。

在面对全球性的公共卫生问题时,主权国家不可能去他国实施自己的政策,这样就促生了公共卫生领域的国际合作。在面对公共卫生领域内的全球问题上,只有国际合作才是正确的选择。例如,在"非典"期间,通过采取隔离措施,抑制了"非典"的迅速蔓延,但在由飞鸟带来的禽流感病毒的防治上,隔离却起不到任何作用。可见,隔离并不能解决全球性的公共卫生问题,唯有国际合作才能有效地解决全球性的公共卫生问题。

公共卫生领域的国际合作,涉及新国际卫生条例下的全球公共卫生监测系统、传染病的实验室研究与诊断和治疗、国际合作的公共卫生应急机制的建立、公共卫生安全、高级卫生行政人员和专业技术人员的培训、公共卫生管理国际培训项目等诸多领域。自 20 世纪末期以来,全球在非洲抗疟疾行动、艾滋病防治、禽流感全球行动以及中国—东盟自由贸易区公共卫生安全合作机制、东亚公共卫生合作机制、国际公共卫生实验室网络建设等方面的国际合作堪称典范。

(袁婷婷)

第三节 公共卫生的体系与职能

公共卫生体系一直是一个模糊的概念。普遍倾向,疾病预防控制机构、卫生监督机构、传染病院(区),构成了公共卫生体系。

一、发达国家公共卫生体系

美国、英国、澳大利亚、WHO 等国家和组织陆续制定了公共卫生的基本职能或公共卫生体系所需提供的基本服务。

美国提出的 3 项基本职能,即评估→政策发展→保证,并进一步具体化为 10 项基本服务。基本服务的概念与其他国家/组织提出的基本职能概念相似。在此框架下,美国疾病预防控制中心(CDC)与其他伙伴组织联合开展了国家公共卫生绩效标准项目研究,设计了 3 套评价公共卫生体系绩效的调查问卷,分别用于州公共卫生体系、地方公共卫生体系和地方公共卫生行政管理部门的绩效评估。调查问卷规定了每一项基本服务的内涵,并制定有具体的指标和调查内容。澳大利亚提出了公共卫生 9 项基本职能,阐述了每条职能的原有的和新的实践内容。

美国提出的公共卫生体系定义:在辖区范围内提供基本公共卫生服务的所有公、私和志愿机构、组织或团体。政府公共卫生机构是公共卫生体系的重要组成部分,在建设和保障公共卫生体系运行的过程中发挥着关键的作用。但是,单靠政府公共卫生机构无法完成所有的公共卫生基本职能,公共卫生体系中还应包括医院、社区卫生服务中心等医疗服务提供者,负责提供个体的预防和治疗等卫生服务;公安、消防等公共安全部门,负责预防和处理威胁大众健康的公共安全事件;环境保护、劳动保护、食品质量监督等机构,保障健康的生存环境;文化、教育、体育等机构为社区创造促进健康的精神环境;交通运输部门,方便卫生服务的提供和获取;商务机构提供个体和组织在社区中生存和发展的经济资源;民政部门、慈善组织等,向弱势人群提供生存救助和保障以及发展的机会。

公共卫生基本职能是影响健康的决定因素、预防和控制疾病、预防伤害、保护和促进人群健康、实现健康公平性的一组活动。公共卫生基本职能需要卫生部门,还有政府的其他部门以及非政府组织、私营机构等来参与或实施。公共卫生基本职能属于公共产品,政府有责任保证这些公共产品的提供,但不一定承担全部职能的履行和投资责任。

公共卫生基本职能的范畴大大超出了卫生部门的管辖范围,在职能的履行过程中卫生部门发挥主导作用。卫生部门负责收集和分析本部门及其他部门、民间社团、私人机构等的信息,向政府提供与人群健康相关的、涉及国家利益的综合信息;卫生部门是政府就卫生问题的决策顾问,负责评价公共卫生基本职能的履行情况;同时,向其他部门负责的公共卫生相关活动提供必要的信息和技术支持,或展开合作;负责健康保护的执法监督活动。

二、我国公共卫生体系的基本职能

通过分析上述国家和组织制定的公共卫生基本职能框架,结合我国的现状,我们总结出 10 项现代公共卫生体系应该履行的基本职能,其中涉及三大类的卫生服务提供:①人群为基础的公共卫生服务,如虫媒控制、人群为基础的健康教育活动等;②个体预防服务,如免疫接种、婚前保健和孕产期保健;③具有公共卫生学意义的疾病的个体治疗服务,如治疗肺结核和性传播疾病等,可减少传染源,属于疾病预防控制策略之一;再比如治疗儿童腹泻、急性呼吸道感染、急性营养不良症等。在此基础上,我国现代公共卫生体系的基本职能应包括以下 10 个方面。

(一)监测人群健康相关状况

(1)连续地收集、整理与分析、利用、报告与反馈、交流与发布与人群健康相关的信息。

(2)建立并定期更新人群健康档案,编撰卫生年鉴。其中与人群健康相关的信息包括:①人口、社会、经济学等信息;②人群健康水平,如营养膳食水平、生长发育水平等;③疾病或健康问题,如传染病和寄生虫病、地方病、母亲和围生期疾病、营养缺乏疾病、非传染性疾病、伤害、心理疾病以及突发公共卫生事件等;④疾病或健康相关因素,如生物的、环境的、职业的、放射的、食物的、行为的、心理的、社会的、健康相关产品的;⑤公共卫生服务的提供,如免疫接种、农村改水改厕、健康教育、妇幼保健等,以及人群对公共卫生服务的需要和利用情况;⑥公共卫生资源,如经费、人力、机构、设施等;⑦公共卫生相关的科研和培训信息。

(二)疾病或健康危害事件的预防和控制

(1)对正在发生的疾病流行或人群健康危害事件,如传染病流行,新发疾病的出现,慢性病流行,伤害事件的发生,环境污染,自然灾害的发生,化学、辐射和生物危险物暴露,突发公共卫生事件等,开展流行病学调查,采取预防和控制措施,对有公共卫生学意义的疾病开展病例发现、诊断和治疗。

(2)对可能发生的突发公共卫生事件做好应急准备,包括应急预案和常规储备。

(3)对有明确病因或危险因素或具备特异预防手段的疾病实施健康保护措施,如免疫接种、饮水加氟、食盐加碘、职业防护、婚前保健和孕、产期保健等。

上述第一项和第二项内容包括我国疾病预防控制机构常规开展的疾病监测、疾病预防与控制、健康保护、应急处置等工作。

(三)发展健康的公共政策和规划

(1)发展和适时更新健康的公共政策、法律、行政法规、部门规章、卫生标准等,指导公共卫生实践,支持个体和社区的健康行动,实现健康和公共卫生服务的公平性。

(2)发展和适时更新卫生规划,制定适宜的健康目标和可测量的指标,跟踪目标实现进程,实现连续的健康改善。

(3)多部门协调,保证公共政策的统一性。

(4)全面发展公共卫生领导力。

(四)执行公共政策、法律、行政法规、部门规章和卫生标准

(1)全面执行公共政策、法律、行政法规、部门规章、卫生标准等。

(2)依法开展卫生行政许可、资质认定和卫生监督。

(3)规范和督察监督执法行为。

(4)通过教育和适当的机制,促进依从。

(五)开展健康教育和健康促进活动

(1)开发和制作适宜的健康传播材料。

(2)设计和实施健康教育活动,发展个体改善健康所需的知识、技能和行为。

(3)设计和实施场所健康促进活动,如在学校、职业场所、居住社区、医院、公共场所等,支持个体的健康行动。

(六)动员社会参与,多部门合作

(1)通过社区组织和社区建设,提高社区解决健康问题的能力。

(2)开发伙伴关系和建立健康联盟,共享资源、责任、风险和收益,创造健康和安全的支持性环境,促进人群健康。

(3)组织合作伙伴承担部分公共卫生基本职能,并对其进行监督和管理。

第(三)～(六)项融合了国际上健康促进的理念,即加强个体的知识和技能,同时改变自然的、社会的、经济的环境,以减少环境对人群健康及其改善健康的行动的不良影响,促使人们维护和改善自身的健康。第(四)项的职能与1986年《渥太华宪章》中提出的健康促进行动的5项策略相吻合,即"制定健康的公共政策、创造支持性的环境、加强社区行动、发展个人技能、重新调整卫生服务的方向和措施"。

（七）保证卫生服务的可及性和可用性

（1）保证个体和人群卫生服务的可及性和可用性。

（2）帮助弱势人群获取所需的卫生服务。

（3）通过多部门合作,实现卫生服务公平性。

（八）保证卫生服务的质量和安全性

（1）制定适当的公共卫生服务的质量标准,确定有效和可靠的测量工具。

（2）监督卫生服务的质量和安全性。

（3）持续地改善卫生服务质量,提高安全性。

第（七）项和第（八）项是对卫生服务的保证,即保证卫生服务的公平和安全性。

（九）公共卫生体系基础结构建设

（1）发展公共卫生人力资源队伍,包括开展多种形式的、有效的教育培训,实现终身学习;建立和完善执业资格、岗位准入、内部考核和分流机制;通过有效的维持和管理,保证人力资源队伍的稳定、高素质和高效率。

（2）发展公共卫生信息系统,包括建设公共卫生信息平台;管理公共卫生信息系统;多部门合作,整合信息系统。

（3）建设公共卫生实验室,发展实验室检测能力。

（4）加强和完善组织机构体系,健全公共卫生体系管理和运行机制。

本项是对公共卫生体系基础结构的建设。公共卫生体系的基础结构是庞大的公共卫生体系的神经中枢,包括人力资源储备和素质、信息系统、组织结构等。公共卫生体系的基础结构稳固,整个公共卫生体系才能统一、高效地行使其基本职能。

（十）研究、发展和实施革新性的公共卫生措施

（1）全面地开展基础性和应用性科学研究,研究公共卫生问题的原因和对策,发展革新性的公共卫生措施,支持公共卫生决策和实践。

（2）传播和转化研究结果,应用于公共卫生实践。

（3）与国内外其他研究机构和高等教育机构保持密切联系,开展合作。这项职能为公共卫生实践和公共卫生体系的可持续发展提供科学支撑。

上述这十项职能的履行又可具体分解为规划、实施、技术支持、评价和质量改善、资源保障（包括人力、物力、技术、信息和资金等）等 5 个关键环节。不同的环节需要不同的部门或机构来承担。

三、卫生体系内部职能

疾病预防控制体系建设研究课题组对我国疾病预防控制机构应承担的公共职能进行了界定,共 7 项职能、25 个类别、78 个内容和 255 个项目。2005 年卫生部（现为国家卫生健康委员会）发布施行了《关于疾病预防控制体系建设的若干规定》和《关于卫生监督体系建设的若干规定》,分别明确了疾病预防控制机构和卫生监督机构的职能。这些工作对我国疾病预防控制体系和卫生监督体系的建设具有重要的意义。

公共卫生体系是包括疾病预防控制体系、卫生监督体系、突发公共卫生事件医疗救治体系等在内的一个更大的范畴。首先应该将公共卫生体系作为一个整体来看待,明确其职能,避免体系中的各个成分如疾病预防控制体系、卫生监督体系等各自为政。这样将有助于实现公共卫生体

系的全面建设,保证部门间的协调与合作,提高公共卫生体系总体的运作效率。

另外,公共卫生基本职能的履行必须有法律的保障。公共卫生体系的构成、职权职责及其主体都应该是法定的,做到权责统一,并应落实法律问责制。至今为止,我国已颁布了 10 部与公共卫生有关的法律,如母婴保健法、食品卫生法、职业病防治法、传染病防治法等,以及若干的行政法规和部门规章。虽然这些对我国公共卫生事业的发展起到了重要的保障作用,但是其中没有一部是公共卫生体系的母法,因而无法形成严密的、统一规划设计的、协调一致的法规体系。解决公共卫生问题所需采取的行动远远超出了卫生部门的职权和能力范围,需要政府其他部门以及非政府组织、私营机构等共同参与。因此,制定公共卫生体系的母法,明确公共卫生体系的构成及其所需履行的基本职能,协调体系中各成分体系或机构间相互关系,是当务之急。

(袁婷婷)

第四节　突发公共卫生事件的应急处理

一、突发公共卫生事件的预警、监测和报告

(一)突发公共卫生事件的形成因素

突发公共卫生事件的发生是不以人的意志为转移的客观现象。突发公共卫生事件的发生具有必然性和偶然性。其必然性是指随着经济全球化和知识经济的到来,国际旅行与全球商务活动的日益频繁,大大增加了传染病跨国传染与流行的机会;同时,食品安全性问题的应对,烟草、武器、有毒废弃物及威胁健康商品的贸易、战争的增加等,使各种各样的公共卫生事件随时可能在人们无法预料的时候发生和肆虐。突发公共卫生事件的出现似乎不可避免,而且其在什么时间出现、以什么样的方式出现、出现什么样的事件、出现在什么地方,都是人们无法预测和认知的,这就是它的偶然性。

从全球来看,整个公共卫生的形势是严峻的。国际上带有政治目的的核生化恐怖事件正在威胁着人类的安全。没有哪一个国家可以完全逃避传染病的危害,也没有哪一个国家可以号称在传染病面前高枕无忧。造成传染病流行的因素很多,如抗生素广泛应用致使耐药株、变异株引起传统传染病的再度暴发和流行;由于开垦荒地、砍伐森林、修建水坝等人类活动,造成居住环境改变,自然和生态环境恶化,引起传染病的发生和传播;全球性气候变暖,有利于一些病原微生物的生长和繁殖,造成一些传染病发生跨地区传播,尤其是扩大了虫媒传染病的疫区范围;人类生活方式和社会行为改变,助长了传染病的传播;人群易感性高,为传染病暴发或流行创造了条件;经济一体化、全球化、现代交通及大量人员和物质的流动对传染病的防治提出了新的挑战,原本局限于某一国家和地区的疾病可能向全球扩散,传染病的传播速度大大加快;由于人口老龄化、免疫抑制剂的使用等因素,使免疫受损人群的增多。中国社会正处于大规模城市化转型期,人口密集和人员流动是传染病流行的温床。

(二)突发公共卫生事件的预警与监测

1.建立突发公共卫生事件的预警系统

(1)预警系统的背景:预警的概念起源于欧洲,是为了避免或降低随着工业的飞速发展导致

对环境和人类健康产生危害而提出的方法,第一次是在1984年关于保护北海的国际会议上提出的。预警系统一般由五大部分组成,包括信息系统、预警评价指标体系、预警评价与推断系统、报警系统和预警防范措施。

(2)建立预警参数:中国疾病预防控制中心对传染病监测、疾病和症状监测、卫生监测、实验室监测等各类资料进行科学分析,综合评估,建立预警基线,提出预警参数。

(3)预警报告:中国疾病预防控制中心根据预警参数,对国内、外各种突发事件和可能发生突发事件的潜在隐患做出早期预测,提出预警报告,按照规定时限和程序报告国务院卫生行政部门。国务院卫生行政部门接到预警报告后,适时发出预警。

2.监测体系的建设原则

(1)时效性和敏感性:以初次报告要快,进程报告要新,总结报告要全为原则,加强突发事件报告的时效性和敏感性。

(2)标准性和规范性:突发事件报告内容尽量采用数字化,以利于统计分析。系统采用的信息分类编码、网络通信协议和数据接口等技术标准,应严格按照国家有关标准或行业规范。

(3)安全性和保密性:建立安全保障体系,采用先进的软、硬件技术,实现网络的传输安全、数据安全、接口安全。

(4)开放性和扩充性:立足于长远发展,选用开放系统。采用模块化和结构化设计并保留足够的接口,使之具有较大的扩充性。

(5)综合性:突发公共卫生事件的监测比较复杂,既包括对具体的暴发事件的监测,也含有对引起或影响突发事件发生的自然、社会、生态等潜在危险因素的监测。因此,监测体系建设需综合性。

3.我国的监测体系

我国1991年建立了传染病重大疫情报告系统,其报告的方式是医院内的首诊医师填写传染病报告卡,并邮寄到辖区内的县级疾病预防控制机构,由县级疾病预防控制机构形成报表通过计算机网络逐级报告,报告的内容只是病例的总数,没有传染病病例的个案资料。2003年,传染性非典型性肺炎疫情发生后,疫情报告突破了传统的报告方式,实现了传染病疫情的个案化管理和网络化直报,首次实现了传染病疫情的医院直报,保证了传染病疫情报告的准确性、实效性。与此同时,建立了全国疾病监测系统,在31个省(自治区、直辖市)建立了145个监测点,监测内容主要包括传染病疫情、死因构成等。此外,我国还根据部分传染病防治需要相继建立了多个专病监测系统,如计划免疫监测系统(麻疹)、艾滋病监测系统、性病监测系统、结核病监测系统、鼠疫监测系统等;同时,还建立了一些公共卫生监测哨点,如13省、市的食源性疾病的监测网络、饮水卫生的监测网络等。

(三)突发公共卫生事件的报告和通报

1.突发事件的报告

国务院卫生行政部门制定突发事件应急报告规范,建立重大、紧急疫情报告系统。

(1)突发事件的责任报告单位和责任报告人:①县级以上各级人民政府卫生行政部门指定的突发事件监测机构;②各级各类医疗卫生机构;③卫生行政部门;④县级以上地方人民政府;⑤有关单位,主要包括突发事件发生单位、与群众健康和卫生保健工作有密切关系的机构或单位,如:检验检疫机构、环境保护监测机构和药品监督检验机构等;⑥执行职务的各级各类医疗卫生机构的医疗保健人员、疾病预防控制机构工作人员、个体开业医师等为责任报告人。

（2）突发事件的报告时限和程序：①突发事件监测报告机构、医疗卫生机构和有关单位应当在 2 小时内向所在地县级人民政府卫生行政管理部门报告；②接到报告的卫生行政部门应当在 2 小时内向本级人民政府报告，并同时向上级人民政府卫生行政部门和卫生部报告；③县级人民政府应当在接到报告后 2 小时内向对应的市级人民政府或上一级人民政府报告；④市级人民政府应当在接到报告后 2 小时内向省（自治区、直辖市）人民政府报告；⑤省（自治区、直辖市）人民政府在接到报告的 1 小时内，向国务院卫生行政部门报告；⑥卫生部对可能造成重大社会影响的突发事件，应当立即向国务院报告。

国家建立突发事件的举报制度，任何单位和个人有权向各级人民政府及其有关部门报告突发事件隐患，有权向上级政府及其有关部门举报地方人民政府及其有关部门不履行突发事件应急处理职责，或者不按照规定履行职责情况。

2.突发事件的通报

国务院卫生行政部门及时向国务院有关部门和各省（自治区、直辖市）人民政府卫生行政部门以及军队有关部门通报突发事件的情况；突发事件发生地的省（自治区、直辖市）人民政府卫生行政部门，应当及时向毗邻省（自治区、直辖市）人民政府卫生行政部门通报；接到通报的省（自治区、直辖市）人民政府卫生行政部门，必要时应当及时通知本行政区域内的医疗卫生机构；县级以上地方人民政府有关部门，已经发生或者发现可能引起突发事件的情形时，应当及时向同级人民政府卫生行政部门通报。

3.信息发布

（1）发布部门：国务院卫生行政部门或授权的省（自治区、直辖市）人民政府卫生行政部门要及时向社会发布突发事件的信息或公告。

（2）发布内容：突发事件性质、原因；突发事件发生地及范围；突发事件人员的发病、伤亡及涉及的人员范围；突发事件处理和控制情况；突发事件发生地的解除。

二、突发公共卫生事件现场应急处理

快速反应是应对处置突发公共卫生事件的关键所在。在事件发生后，应立即成立应急指挥部，统一指挥和协调社会各部门各负其责地投入预防和控制事件的扩大蔓延及救治受害公众的工作中。同时，要采取果断措施快速处理突发公共卫生事件所造成的危害，彻底预防和控制进一步蔓延，最大限度地避免和减少人员伤亡、财产损失，降低社会影响，尽快恢复社会秩序，维护公众生命、财产安全，维护国家安全和利益。

（一）医疗救护

1.突发公共卫生事件医学应急救援中的分级救治体系

对于突发公共卫生事件的应急医学救援大体可分为三级救治：第一级为现场抢救；第二级为早期救治；第三级为专科治疗。

（1）一级医疗救治：又称为现场抢救，主要任务是迅速发现和救出伤员，对伤员进行一级分类诊断，抢救需紧急处理的危重伤员。抢救小组（医务人员为主）进入现场后，搜寻和发现伤员，指导自救互救，在伤员负伤地点或其附近实施最初的救治，包括临时止血、伤口包扎、骨折固定、搬运、预防和缓解窒息、简单的防治休克、解毒以及其他对症急救处置措施。首先要确保伤员呼吸道通畅，同时填写登记表，然后将伤员搬运出危险区，就近分点集中，再后送至现场医疗站和专科医院。

具体职责有：①初步确定人员的受伤方式和类型，对需要紧急处理的危重伤员立即进行紧急处理；对可延迟处理者经自救互救和初步去污后尽快撤离事故现场，到临时分类站接受医学检查和处理。②设立临时分类站，初步估计现场人员的受污剂量，并进行初步分类诊断，必要时酌情给予相应药物，如对于受到放射伤害的现场人员时给予稳定性碘或抗辐射药物。③对人员进行体表污染检查和初步去污处理，防止污染扩散。④初步判断伤员有无体内污染，必要时及早采取阻吸收和促排措施。⑤收集、留取可估计受污剂量的物品和生物样品。⑥填写伤员登记表，根据初步分类诊断，确定就地观察治疗或后送，对临床症状轻微、血象无明显变化的可在一级医疗单位处理；临床症状较重、血象变化较明显的以及一级医疗单位不能处理的应迅速组织转送到二级医疗救治单位；伤情严重，暂时不宜后送的可继续就地抢救，待伤情稳定后及时后送；伤情严重或诊断困难的，在条件允许下可由专人直接后送到三级医疗救治单位。

（2）二级医疗救治：又称为早期救治或就地救治，在现场医疗站对现场送来的伤员进行早期处理，检伤分类。主要任务是对中度和中度以下急性中毒患者、复合伤伤员、有明显体表和体内污染的人员进行确定诊断与治疗；对中度以上中毒或受照的伤员进行二级分类诊断，并将重度和重度以上中毒和复合伤伤员以及难以确诊和处理的伤员，在条件允许下尽早后送到三级医疗救治单位。具体职责范围：①收治中度和中度以下急性中毒、复合伤、放射性核素内污染人员和严重的常规损伤人员，对其中有危及生命征象的伤员继续抢救；②对体表沾污者进行详细的监测并进行进一步去污处理，对污染伤口采取相应的处理措施；③对体内污染的人员初步确定污染物的种类、污染水平以及全身或主要器官的中毒或受照剂量，及时采取相应的医学处理措施，污染严重或难以处理的伤员及时转送到三级医疗救治单位；④详细记录病史，全面系统检查，进一步确定人员受照剂量和损伤程度，并进行二次分类诊断，将重度以上急性中毒、复合伤患者送到三级医疗救治机构治疗，暂时不宜后送者就地观察和治疗，伤情难以判定的可请有关专家会诊后及时后送；⑤必要时对一级医疗机构给以支援和指导。

（3）三级医疗救治：又称为专科治疗，由国家指定的具有各类伤害治疗专科医治能力的综合医院负责实施。主要任务是收治重度和重度以上的急性中毒和严重污染伤员，进一步作出明确的诊断，并给予良好的专科治疗。继续全面抗休克和全身性抗感染；预防创伤后肾衰、急性呼吸窘迫综合征、多器官功能障碍综合征等并发症，对已发生的内脏并发症进行综合治疗，酌情开展辅助通气，心、肺、脑复苏等，直至伤员治愈。有些伤员治愈后留下残疾，尚需作进一步康复治疗。具体职责范围是：①对不同类型、不同程度的中毒、放射损伤和复合伤作出确定性诊断，并进行专科医学救治。②对有严重体内、伤口、体表污染的人员进行全面检查，确定污染物成分和污染水平，估算出人员的受污剂量，并进行全面、有效的医学处理。③必要时，派出有经验的专家队伍对一、二级医疗单位给予支援和指导。

2.分级救治工作的基本要求

根据分级救治的特点，必须正确处理伤病员完整性治疗与分级救治、后送与治疗的关系。为此，应遵循下列基本要求：

（1）及时、合理，力争早日治愈：伤病救治是否及时合理，要从伤病病理过程进行判断。大出血、窒息可因迟延数分钟而死亡，应提早数分钟而得救，其及时性表现在几分钟之间。这就要求分秒必争，竭尽全力地组织抢救。对大多数伤员来说，及时性的标准是伤后12小时内得到清创处理。伤后至接受手术的时间长短，对病死率有明显影响。为此，必须做到快抢、快救、快送，迅速搬下和后送伤员。

（2）前、后继承，确保救治质量：为了保证分级救治的质量，还必须从组织上使各级救治工作前、后继承地进行，做到整个救治工作不中断，各级救治不重复。前一级要为后一级救治做好准备，创造条件，争取时间；后一级要在前一级救治的基础上，补充或采取新的救治措施，使救治措施前后紧密衔接，逐步扩大与完善。为实现上述要求，首先要加强急救医学训练，对突发公共卫生事件发生时伤病发生发展规律、救治的理论和处理原则要有统一的认识，保证工作上步调一致；其次要求各级救治机构树立整体观念，认真遵守上级规定的救治原则，正确执行本级的救治范围；最后，要按规定填写统一格式的医疗文件，为前、后继承救治提供依据。

（3）相辅相成，医疗与后送相结合：要实现分级救治，使伤病员获得完整救治。从伤病员转归来说，医疗是主导的，后送是辅助的，为了彻底治愈伤病员，必须实行积极的医疗，尤其对需要紧急拯救生命的伤病员。后送只是为了医疗，如果离开了医疗工作，后送就失去了意义。因此从整体上讲，医疗应当是医疗后送工作的主导方面。但在伤员获得确定性治疗之前，医疗的目的之一是为了保证伤病员安全后送。而具体在特定环境和条件下时，有可能后送问题突出，这时后送便成为主要方面。如当某一救治机构内伤病员过多而又无力为他们全部进行必要的救治时，必须想方设法地将伤病员送到有条件处理的救治机构，否则会对伤病员的救治带来不利影响，甚至造成不应有的死亡和残疾。为实现上述要求，要因时、因地制宜，不能墨守成规。只有及时正确的把医疗与后送有机结合起来，才可能把在医疗后送线上纵深配置的救治机构连接起来，使伤病员在不断地后送中，逐步得到完善的医疗。

（二）现场流行病学调查

尽快开展现场流行病学调查，有利于判断突发公共卫生事件的源头，其中以传染性疾病的流行病学调查尤为重要。流行病学调查人员应沿消毒通道按规定对现场人员进行调查登记，调查内容为可疑物品来源、性状、接触人员、污染范围等，并确定小隔离圈，设置明显标志（拉警戒线），实施封锁。

1.本底资料的调查

主要有以下几个方面：自然地理资料，主要是地形、气候、水文、土壤和植被以及动物等；经济地理资料，主要是地方行政、居民情况、工农业生产、交通运输状况等，尤其是注意突发公共卫生事件发生地放射源、化工生产、生物制品和相关领域的研究单位等；医学地理资料，主要是卫生行政组织、医疗卫生实力、医学教育、药材供应以及卫生状况等；主要疾病流行概况包括烈性传染病、自然疫源性疾病、虫媒传染病、呼吸道疾病、肠道传染病等；昆虫包括与疾病有关的蚊、蝇、蚤、蜱、螨等；动物包括啮齿动物、食虫动物的种类分布、季节消长等资料。

2.现场可疑迹象调查

首先应迅速了解污染程度与范围以及人员受污剂量的大小，将监测结果和判定结果及时报告给上级应急领导小组，为采取医学急救和应急防护措施提供重要依据；其次要采集现场食品、饮用水、土壤和空气标本，鉴定可疑与事件发生相关的物品及其迹象；第三要了解现场地理位置及环境条件，追访目击者，询问附近人员，了解发现可疑情况及前后经过。根据当地医学动物本底，采集可疑动物标本，调查现场动物分布。

当有疫情发生或伤亡人员数量较多时，应进一步开展现场污染样品和人员体内污染的实验室测量分析，尽可能多地提供有关毒物及放射性物质数据及初步监测结果，以确定是否需要采取进一步的干预措施。需要调查的内容很多，除了需了解疫情或疾病发展趋势，调查可能扩散的原因，迅速作出初步临床诊断结果，指导防疫、治疗和病原学的特异性检测外，更困难的是判断患者发病与突发公共卫生事件的关系。

3.事件中、后期调查

事件中期的调查应从早期已经开展的人员、地面和水体等周围环境污染巡测基础上,进一步增大调查地域范围,提升详细程度,并要采集水、食物、空气样品等,测定污染水平,掌握毒物的污染程度及变化趋势。

事件后期对表面污染、空气污染及环境物质进行必要补充测量,特别要对道路、建筑物、动物、土壤和周围环境设施进行污染水平监测,确定整个事件中所发生的污染水平和范围,为后期决策提供依据。

(三)现场的洗消处理

现场洗消是突发公共卫生事件应急中的重要环节,应及时开展。对直接受事件影响的人员加以保护,恢复环境和公众的生活条件。开展恢复活动主要包括以下几点。

1.环境监测和巡测

对污染事故造成的环境污染,继续进行不间断的环境监测和巡测,对可能被污染的各类食品和环境物质样品进行分析。受污染的食物和水做适当处理后方可食用,或从别处调运未受污染的食物和水供应公众。估算事故受污人员的个人和群体剂量,对事故定性定级。

2.对事件现场分区,管制污染区进出通道

在应急干预的情况下,为了便于迅速组织有效的应急响应行动,以最大限度地降低突发公共卫生事件可能产生的影响,应尽快将事件现场进行分区管理。专家咨询组根据现场侦检和流行病学调查结果,对突发公共卫生事件性质、区域、污染物性质及污染程度进行分析,向应急指挥部报告分析结果,由指挥部确定突发公共卫生事件性质、区域,将事件现场划分为控制区、监督区和非限制区。

控制区是事故污染现场中心地域,用红线将其与以外的区域分隔开来。在此区域内,救援人员必须身着防护装备以避免被污染或受照射;监督区是控制区以外的区域,以黄色线将其与以外的区域分隔开来,此线也称为洗消线,所有出此区域的人必须在此线上进行洗消处理。在此区域内的人员要穿戴适当的防护装备,避免污染,并在分界处设立警示标识;非限制区是监督区以外的区域,伤员的现场抢救治疗、指挥机构等均设在此区。

另一方面,还要准确地划定污染区与疫区。污染区是指有害因子在地面通过空气运动(风)扩散而形成的对人有害的区域,或是携带有害因子的媒介生物的分布及其活动的区域。疫区是指当突发公共卫生事件为传染病流行,患者(包括病畜)和密切接触者在发病前后居住和活动的场所。限制人员出入污染区及在局部地区建筑物内居住。工作人员在不离开工作岗位的情况下,由个人单独或相互之间进行,主要是对暴露皮肤及个人用具或必须使用的装备进行紧急处理。

3.区域环境现场去污与恢复

应急去污洗消小组赶赴事故现场对道路、建筑物、人员、车辆等受污染的场所与物品进行去污洗消,切断污染和扩散渠道。在监督区与非限制区交界处,设立污染洗消站。洗消站配备监测仪、洗消液等去除污染设备和用品。污染人员在后送救治前需经初步去污处理,运出控制区和监督区的被污染物品需经去污处理和检测后方可运出,避免二次污染。去污过程中产生的固体废物和废水,应妥善收集处理,以防进一步扩大污染。

在制订污染区的洗消计划时应考虑多种因素,包括事件对人群健康和生态环境的潜在影响、污染是否会导致长期影响、污染有无扩散的可能、污染对公众心理的影响、环境监测和评价标准、有无跨行政区域甚至跨境的影响、技术与资源的储备情况、人力和财力等，其中最重要的是要根据所发生事故的特性、环境条件和公众居住、膳食情况，确定恰当的环境去污方法，消除物质、人员外表面和环境中的污染物；将非固定性污染固定，以避免其扩散；用水泥、土壤等覆盖，或用深耕法将污染的表层土翻到地下深处。

应尤其注意对有害生物、化学毒物、放射性材料等污染源的处理，至少使其重新得到有效控制。高放射性废物必须送放射废物库储存；低中水平放射性固体可浅地层处置，对含有腐烂物质、生物的、致病性的、传染性的细菌或病毒的物质，自燃或易爆物质，燃点或闪点接近环境温度的有机易燃物质，其废物不得浅地层处置。

4.事件中、后期的处置

对污染的水和食物实施控制是事故中、后期(特别是后期)针对食入途径采取的防护措施，用于控制和减少因食入污染的水和食物产生的损伤。通过采样检测可疑区域中各种食物和饮用水的各种生物、化学毒剂及放射性核素水平，决定是否对食品和饮用水进行控制。原则上，所有受到污染的食品应当禁止食用，并集中销毁。相对于食物而言，饮用水更容易被染毒，针对毒剂和放射性物质类型，采取针对性的检测和消毒措施，包括通过适当的水处理(混凝、沉淀、过滤及离子交换等方法)降低水中毒剂的含量、禁止使用污染的水源以及尽可能提供不受污染的水等。严禁将污染的水或食物与无污染的水或食物混合以稀释水或食物的污染水平，即便混合后的水或食物的污染水平低于相应的限制标准，也不能接受。

5.人员撤离时的洗消处理

在突发公共卫生事件现场应急处置结束后，污染的人员、车辆、装备、服装等进行统一彻底的洗消，一般在划定的洗消场地进行。洗消站通常由人员洗消场、装备洗消场和服装洗消场组成；人员洗消场设有脱衣处、洗消处、穿衣处、伤员包扎处和检查处；装备洗消场设有装备洗消处、精密器材洗消处和重复洗消处；服装洗消场设有服装、装备和防护器材等消毒处或洗消处。3个洗消处均应严格划分清洁区和污染区，污染区在清洁区的下风向，场所外设置安全警戒线，一般应距洗消场 500～1 000 m，警戒线处需设置专门岗哨。

6.洗消行动的技术评估和持续监测

要对整个洗消过程中所用技术进行评估，行动中使用的技术和技术手段的性能要能够达到行动目标。要有良好的支持系统，保证供给，对职业人员和公众的安全风险符合要求，对于环境的影响小，符合审查、管理要求以及公众能够接受等。

为了确保污染现场经处置后仍旧可能遗留在现场的污染物不会给环境和人类带来不良后果，最常用的后续行动手段是监测，包括对工程屏障的稳定性的长期监测、污染现场及其下风向、下游区域内环境指标的监测、防护体系的维护、防止侵扰、许可管理的延续、监控的审查与管理、行动和后续行动资料的管理等。

(四)突发公共卫生事件处置中的安全防护

突发公共卫生事件处置时的安全防护是指用物理手段阻止有害因子及其传播媒介对人体的侵袭，防止有害因子通过呼吸道或皮肤、黏膜侵入人体，免受污染或感染的措施。可分为处置时的个人防护、医院病房或隔离区防护和实验室防护等不同层次。

个人防护装备(personal protective equipment，PPE)分成三个级别：一级防护，穿工作服、隔离衣、戴 12～16 层纱布口罩；二级防护，穿工作服、外罩一件隔离衣，戴防护帽和符合 N95 或

FFP2 标准的防护口罩,戴乳胶手套和鞋套,必要时戴护目镜,尽量遮盖暴露皮肤、口鼻等部位;三级防护,在二级防护的基础上,将隔离衣改为标准的防护服,将口罩、护目镜改为全面呼吸型面罩。生物防护措施主要针对两个方面,一是对气溶胶的防护,二是对媒介昆虫的防护。在生化防护中,如有相应疫苗或药物储备,可紧急接种疫苗或预防性服药,化学防护可着防毒服;在放射医学防护中,除使用铅制屏障外,还可服用稳定性碘,配备能报警的探测仪器、个人剂量仪。

对有可能对其他人造成威胁的患者或感染者应在有良好防护设施的病房或区域进行治疗或隔离,如高致病性传染病患者应在负压病房中进行治疗,放射损伤患者应在专科医院或综合性医院进行相应的专科进行治疗。

针对危险因子的实验操作具有高风险性,预防实验室污染或感染是突发公共卫生事件处置工作的重要一环。实验室安全相关的工作理应该贯穿于实验的整个过程,从取样开始到所有潜在危险的材料被处理,应努力做好危害评估工作,在有适当安全防护的实验室开展监测、检验工作,尽量减少实验室感染和污染环境的危险。感染性物质的运输要遵循国家《可感染人类的高致病性病原微生物菌(毒)种或样本运输管理规定》的要求。

(五)社会动员

社会动员指通过一定的手段,调动社会现有的和潜在的卫生资源,将满足社会民众需求的社会目标转化为社会成员广泛参与的社会行动的一个实践过程。其特点是要在特定环境中应用,在一定范围内开展,有系统地实施。

1.处理好公共关系

处理好公共关系是使自己与公众相互了解和相互适应的一种活动或职能,由社会组织(公共关系机构及其成员)、公众和传播三个要素构成。在突发公共卫生事件中要处理好三者的关系,充分利用三者之间的相互作用。

2.利用好传播媒介

传播媒介指信息的传播所依附的物质载体。在突发公共卫生事件发生时要充分利用好人体媒介、印刷媒介、电子媒介、户外媒介、实物媒介等,及时发布公共信息,维护社会稳定。

3.处理好医患关系

在突发公共卫生事件发生时,医患关系尤为突出,涉及技术因素、经济因素、伦理因素和法律因素等。要以主动－被动模式、指导－合作模式和相互参与模式相结合的方式,使医、患双方的共同利益得到满足。

4.发挥民间社会的作用

民间社会指在政府和企业以外的、以民间组织为主要载体的民间关系总和。随着社会的发展,民间社会能弥补当地政府失灵和市场失灵时的缺陷,促进社会各界的共同参与。民间社会参与公共事务有其合法性、可及性和有效性。在突发公共卫生事件发生时要充分发挥民间社会的作用,共同参与突发公共卫生事件的应对处置工作。

(六)心理干预

在发生突发公共卫生事件时,要关注人群在身体、心理、社会适应三个层面上的健康状况,及时恢复社会秩序,防止和减轻事件对社会心理的影响。应急组织和当地政府应重视舆论导向,统一发布和传播真实信息,及时通报处理措施和结果预测等,既不夸大也不隐瞒,使公众对信息感到真实、可信;邀请有关代表或个人参加环境和食品等监测、剂量估算及防护措施的实施等,使公众了解实情,增强信心;组织专门的危机心理干预队伍进行及时、有效的心理干预,有效的预防和处理心理应激损伤。

在实际工作中,精神病学临床医师要通过心理与环境(自然环境和社会环境,特别是社会环境)的统一性、心理活动自身的完整性和协调性、个性的相对稳定性对一个人是否具有精神障碍进行判断;并综合判断心理异常发生的频度、异常心理的持续时间和严重性,从而进行危机干预。通过媒体宣传、集体晤谈和治疗性干预等心理干预方式,针对不同人群进行危机干预,使心理危机的症状立刻得到缓解和持久的消失,使心理功能恢复到危机前水平,并获得新的应对技能。心理干预的目标是积极预防、及时控制和减轻突发公共卫生事件的心理社会危机,促进心理健康重建,维护社会稳定,保障公众的心理健康。

(袁婷婷)

第五节 大规模传染病的救护

一、大规模传染病的概述

各类重大传染病疫情、各类生物恐怖袭击事件等,可能在短时间内产生大批量伤病员,超出基层卫生机构的救治范围和收治能力。有组织的医学救援可以迅速控制疫情,尽快治疗病员,减少对公众健康的危害,稳定民心和维护社会秩序。此外,医学救援还可以借助上级医疗单位专家的智慧,对于不明原因的传染病疫情尽快做出诊断,提出治疗措施。

"新发突发传染病的应对,是一个永恒的课题。"传染病防控既是一个科学问题又是一个技术问题,同时还是一个管理问题。专家们建议,下一步应从国家、科技、地方政府层面着手,真正使传染病防控为我国全面实现小康社会和经济社会发展保驾护航。

(一)基本概念

1.传染病

传染病是由病原微生物(病毒、细菌、螺旋体等)和寄生虫(原虫或蠕虫)、朊毒体感染人体后引起的,能在人群、动物或人与动物之间相互传播,造成流行的常见病和多发病。

2.突发传染病

突发传染病是指突然发生、严重影响社会稳定、对人类健康构成重大威胁,需要对其采取紧急处置措施的急性传染病疫情。在实际生活中,任何过去已知的传染病在某一时间段突然集中暴发,对人群健康造成严重危害,甚至导致人员死亡的,是突发传染病。

(二)传染病的分类及特征

1.传染病的分类

(1)甲类传染病:指鼠疫、霍乱。

(2)乙类传染病:指传染性非典型肺炎、艾滋病、病毒性肝炎、脊髓灰质炎、人感染高致病性禽流感、甲型 H1N1 流感、麻疹、流行性出血热、狂犬病、流行性乙型脑炎、登革热、炭疽、细菌性和阿米巴性痢疾、肺结核、伤寒和副伤寒、流行性脑脊髓膜炎、百日咳、白喉、新生儿破伤风、猩红热、布鲁氏菌病、淋病、梅毒、钩端螺旋体病、血吸虫病、疟疾。

(3)丙类传染病:指流行性感冒、流行性腮腺炎、风疹、急性出血性结膜炎、麻风病、流行性和地方性斑疹伤寒、黑热病、棘球蚴病、丝虫病,除霍乱、细菌性和阿米巴性痢疾、伤寒和副伤寒以外的感染性腹泻病、手足口病。

上述规定以外的其他传染病,根据其暴发、流行情况和危害程度,需要列入乙类、丙类传染病的,由国务院卫生行政部门决定并予以公布。传染病管理制度是依据《传染病防治法》,确保传染性疫情报告的及时性、准确性、完整性和加强传染病的科学管理制定的专业性部门规章制度。

能够有效处置突发传染病的前提是医护人员掌握了传染病学所涉及的基本理论、基本知识和基本技能,并针对传染病的基本特征、流行的基本条件、突发传染病的临床表现特点采取相应措施。

2.传染病的基本特征

(1)有病原体:每一种传染病都是由特异病原体所引起,包括各种致病微生物和寄生虫。有些新发传染病的病原体在疾病流行之前不能马上明确,需要科研人员反复研究确定,如英国流行的疯牛病、我国流行的传染性非典型肺炎等。在实行医学救援时,如果已经确知了本次突发传染病的病原,就要针对此病原体做好防治准备。如果不明确病原,医护人员要做好个人防护,带好必要的检测设备,并且通过各种手段尽快判明病原体。

(2)有传染性:这是传染病与其他感染性疾病的主要区别。突发传染病时医护人员暴露于某种传染病环境中,所以要做好个人防护,并采取隔离患者、对其他暴露者采取服用药物和预防接种的措施,以防止疾病传播对人群造成进一步危害。

(3)有流行病学特征:传染病有散发、暴发、流行和大流行之分。散在性发病是指某一种传染病发病率在某地区处于常年一般水平的发病;暴发是指短时间(数天内)集中发生大量同一病种的传染病患者;当某种传染病发病率水平显著高于该地区常年一般发病水平时称为流行;若某种传染病流行范围很广,甚至超出国界或洲界时,则称为大流行。许多传染病的流行与地理条件、气候条件和人民生活习惯等有关,构成其季节性和地区性特点。需要医学救援的一般是暴发或暴发流行的传染病。

(4)有感染后免疫:人体感染病原体后,无论是显性或隐性感染,都能产生针对病原体及其产物的特异性免疫,感染后免疫属于自动免疫,其持续时间在不同传染病中有很大差异。感染后所产生的特异性抗体,可通过胎盘转移给胎儿,使之获得被动免疫。由于病原体种类不同,感染后所获得的免疫力持续时间的长短和强度也不同。突发传染病医学救援由于具有被感染的危险,医护人员应该对自身抵抗某种传染病的能力做一评估。如果过去没有暴露史,也没有接种过疫苗,那就属于对该传染病高度易感者,应该做好个人防护,必要时接种疫苗。对于身处疫区的民众,要科学评估其对该种传染病的抵抗力,采取被动和主动免疫措施增强其免疫力。

(三)传染病的临床特点

1.临床分期

按传染病的发生、发展及转归可分为四期。

(1)潜伏期:从病原体侵入人体起,至首发症状时间,称为潜伏期。不同传染病其潜伏期长短各异,短至数小时,长至数月乃至数年;同一种传染病,各患者之潜伏期长短也不尽相同。每一种传染病的潜伏期长短不一,相当于病原体在体内繁殖、转移、定位、引起组织损伤和功能改变导致临床症状出现之前的整个过程。每种传染病的潜伏期都有一个相对不变的限定时间,并呈常态分布,是检疫工作观察、留验接触者的重要依据。

(2)前驱期:是潜伏期末至发病期前,出现某些临床表现的短暂时间,一般1~2天,呈现乏力、头痛、微热、皮疹等表现。多数传染病,看不到前驱期。

(3)症状明显期:又称发病期,是各传染病之特有症状和体征,随病日发展陆续出现的时期。症状由轻而重,由少而多,逐渐或迅速达高峰。随机体免疫力之产生与提高趋向恢复。

(4)恢复期:病原体完全或基本消灭,免疫力提高,病变修复,临床症状陆续消失的时间。多为痊愈而终止,少数疾病可留有后遗症。

2.常见症状和体征

(1)发热和热型:发热是传染病重要症状之一,具有鉴别诊断意义,常见热型有稽留热、弛张热、间歇热、回归热、马鞍热等。

传染病的发热过程可分为三个阶段。①体温上升期:体温可骤然上升至 39 ℃以上,通常伴有寒战,见于疟疾、登革热等;亦可缓慢上升,呈梯形曲线,见于伤寒。②极期:体温升至一定高度,然后持续数天至数周。③体温下降期:体温可缓慢下降,几天后降至正常,如伤寒、副伤寒;亦可在一天之内降至正常,如间日疟和败血症,退热时多伴大量出汗。

(2)皮疹:许多传染病在发热的同时伴有皮疹,称为发疹性传染病。疹子的出现时间、分布和先后顺序对诊断和鉴别有重要参考价值。

(3)毒血症状及单核-吞噬细胞系统反应:病原体的各种代谢产物,可引起除发热以外的多种症状如疲乏、全身不适、厌食、头痛、肌肉、关节、骨骼疼痛等,严重者可有意识障碍、谵妄、脑膜刺激征、中毒性脑病、呼吸及外周循环衰竭等,还可引起肝、肾损害,甚至充血、增生等反应,以及肝、脾和淋巴结的肿大。

(四)传染病的流行条件及影响因素

传染病的流行过程就是传染病在畜、人群中发生、发展和转归的过程。流行过程的发生需要有三个基本条件,就是传染源、传播途径和畜(人)群易感性。流行过程本身又受社会因素和自然因素的影响。

1.传染源

传染源是指病原体已在体内生长繁殖并能将其排出体外的动物(人)。

(1)患畜:是重要的传染源,急性患畜及其症状(咳嗽、吐、泻)而促进病原体的播散;慢性患畜可长期污染环境;轻型患畜数量多而不易被发现;在不同传染病中其流行病学意义各异。

(2)隐性感染者:在某些传染病(沙门菌病、猪丹毒)中,隐性感染者是重要传染源。

(3)病原携带者:慢性病原携带者不显出症状而长期排出病原体,在某些传染病(如伤寒、猪喘气病)有重要的流行病学意义。

(4)受感染的人:某些传染病,如人型结核,也可传给动物,引起严重疾病。

2.传播途径

病原体从传染源排出体外,经过一定的传播方式,到达与侵入新的易感者的过程,谓之传播途径。分为四种传播方式。

(1)水与食物传播:病原体借粪便排出体外,污染水和食物,易感者通过污染的水和食物受染。菌痢、伤寒、霍乱、甲型病毒性肝炎等病通过此方式传播。

(2)空气飞沫传播:病原体由传染源通过咳嗽、喷嚏、谈话排出的分泌物和飞沫,使易感者吸入受染。流脑、猩红热、百日咳、流感、麻疹等病,通过此方式传播。

(3)虫媒传播:病原体在昆虫体内繁殖,完成其生活周期,通过不同的侵入方式使病原体进入易感者体内。蚊、蚤、蜱、恙虫、蝇等昆虫为重要传播媒介。如蚊传疟疾,丝虫病,乙型脑炎,蜱传回归热、虱传斑疹伤寒、蚤传鼠疫、恙虫传恙虫病。由于病原体在昆虫体内的繁殖周期中的某一阶段才能造成传播,故称生物传播。病原体通过蝇机械携带传播于易感者称机械传播。如菌痢、伤寒等。

(4)接触传播:有直接接触与间接接触两种传播方式。如皮肤炭疽、狂犬病等均为直接接触而受染,乙型肝炎之注射受染,血吸虫病,钩端螺旋体病为接触疫水传染,均为直接接触传播。多种肠道传染病通过污染的手传染,谓之间接传播。

3.易感人群

易感人群是指人群对某种传染病病原体的易感程度或免疫水平。新生人口增加、易感者的集中或进入疫区,部队的新兵入伍,易引起传染病流行。病后获得免疫,人群隐性感染,人工免疫,均使人群易感性降低,不易传染病流行或终止其流行。

4.影响流行过程的因素

自然因素包括地理、气候、生态条件等,对流行过程的发生和发展起着重要影响,比如呼吸道传染病冬季多发,肠道传染病夏季多发,就是受气候影响所致;有些传染病在某一区域多发,如鼠疫、血吸虫病,疟疾、麻风病,是受地理和生态条件的影响。社会因素包括社会制度、经济和生活条件以及人群的文化水平等,对传染病的流行过程有着决定性的影响。

二、大规模传染病的应急预案

(一)工作原则

(1)预防为主,按照"早发现、早诊断、早治疗"的传染病防治原则,提高警惕,加强监护,及时发现病例,采取有效的预防与治疗措施,切断传染途径,迅速控制重大疫病在本地区的传播和蔓延。

(2)切断传染病的传播,根据有关法律法规,结合重大疫病的流行特征,在采取预防控制措施时,对留院观察病例、疑似病例、临床诊断病例及实验室确诊病例依法实行隔离治疗,对疑似病例及实验室确诊病例的密切接触者依法实行隔离和医学观察。

(3)预防和控制重大疫病,坚持"早、小、严、实"的方针,对留院观察病例、疑似病例、临床诊断病例及实验室确诊病例,要做到"及时发现、及时报告、及时治疗、及时控制"。同时,对疑似病例、临床诊断病例及实验室确诊病例的密切接触者要及时采取实行隔离控制措施,做到统一、有序、快速、高效。

(4)实行属地管理,应急人员必须服从本单位和卫生主管部门统一指挥。

(二)预警制度

预警制度包括现场预警、区域预警、全体预警。当出现下列情况时立即启动预警:

(1)某种在短时间内发生、波及范围广泛,出现大量的伤病员或死亡病例,其发病率远远超过常年发病率水平的重大传染病疫情。

(2)群体性不明原因疾病是指在一定时间内某个相对集中的区域或者相继出现相同临床表现的伤病员、病例不断增加、呈蔓延趋势有暂时不明确诊断的疾病。

(3)其他严重影响公众健康事件,具有重大疫情特征,及突发性、针对不特定社会群体,造成或者可能造成社会公众健康严重损害,影响社会稳定的重大事件。

(三)信息报告制度

一旦发生传染病疫情,现场人员应尽可能了解和弄清事故的性质、地点、发生范围和影响程度,然后迅速向本单位上级如实汇报。

(1)发现甲类传染病和乙类传染病中的肺炭疽、传染性非典型肺炎、脊髓灰质炎、人感染高致病性禽流感的伤病员、疑似伤病员或不明原因疾病暴发时,于 2 小时内将传染病报告卡通过网络报告;未实行网络直报的医疗机构于 2 小时内以最快的通讯方式,如电话、传真等,向当地疾病预防控制机构报告,并与 2 小时内寄送出传染病报告卡。

(2)乙类传染病为要求发现后 6 小时内上报,并采取相应的预防控制措施。

(3)丙类传染病在发病后 24 小时内向当地疾病控制中心报告疫情。

(四)应急响应

1.成立护理应急管理小组

成立由护理部、感染科、急诊科、ICU 等护士长及医院感染控制科组成的护理应急管理小组,负责应急护理救援工作的指挥、协调、检查与保障等工作。

2.人员调动

护理应急管理小组根据伤病员数量及隔离种类等需要,启动医院护理人力资源应急调配方案,合理调配人力资源。应急护理队伍主要由具有丰富的传染病护理经验、熟练掌握危重伤病员抢救知识和技能、身体素质好的护士组成。

3.组织救援

成立应急护理救援专家组,组织专家对疑难伤病员进行护理会诊,制定科学合理的护理方案,实施有效的救护;负责病房的随时消毒、终末消毒和相关部门的消毒技术指导工作;严格清洁区、半污染(缓冲)区、污染区的区域划分,在缓冲区、污染区分别贴有医护人员防护、污染物品处理流程与路线的醒目标识,防止医院内交叉感染;建立健全各项规章制度,做到有序管理。

4.物资保障

物资保障包括必要的通信设备、急救设备、抢救设备、测量设备、标志明显的服装或显著标志、旗帜等。指定专人保管,并定期检查保养,使其处于良好状态。

(五)善后处理

应急处置结束后,进入临时应急恢复阶段,应急救援指挥部要组织现场清理、人员清点和撤离。并组织专业人员对应急进行总结评审,评估事故后期的损失,尽快恢复医疗护理秩序。

三、大规模传染病的救护

突发传染病发病病种多样,发生时间往往不确定,发生地域广泛,而可能造成突发传染病的因素复杂,表现形式差异较大,本节仅根据以往世界范围和我国传染病突发事件的特点予以简述。

(一)烈性呼吸道传染病

1.传染性非典型肺炎

传染性非典型肺炎又名严重急性呼吸道综合征,为一种由冠状病毒(SARS-CoV)引起的急性呼吸道传染病,世界卫生组织(WHO)将其命名为严重急性呼吸综合征(severe acute respiratory syndrome,SARS)。临床特征为发热、干咳、气促,并迅速发展至呼吸窘迫,外周血白细胞计数正常或降低,胸部 X 线为弥漫性间质性病变表现。又称传染性非典型肺炎、SARS。2002 年 11 月,该病首先在我国广东出现,随后蔓延我国多个省、市、自治区,并波及世界 29 个国家和地区。

目前发现的传染途径有经呼吸道传播或经密切接触传播;易感人群包括与SARS患者密切接触的医护人员、家庭成员及青壮年人群。该病潜伏期为2~12天,多数为4~5天,首发的症状是发热(100%),体温较高,多在38℃以上,可有寒战或畏寒、肌痛、头痛等,呼吸道症状较多的为咳嗽、咳痰少,伴胸闷及呼吸困难。偶有恶心、呕吐或腰痛,有些患者可有腹泻。严重的病例可导致急性呼吸窘迫综合征(ARDS)、多器官功能衰竭综合征(MODS)。肺部体征一般较少,有时可闻少许湿啰音,有皮疹、淋巴结肿大及发绀。实验室检查见大多数患者白细胞数正常或降低,在病程中部分病例常有淋巴细胞计数减少和血小板计数减少。23.4%的患者ALT升高,71%的患者LDH升高,有6%~10%的患者心肌酶谱升高,部分患者有低钠。

影像学检查见胸片显示一侧或双侧肺多肺叶病变,最突出的特征是病变进展迅速。病变形态无典型特征,可为片状、斑片状、网状、毛玻璃样改变。目前传染性非典型肺炎的病因尚没有完全确定,又缺乏特效治疗方法,只能采用综合治疗方法。2003年后,本病没有再次出现,但需要密切关注。

目前尚无针对SARS-CoV的药物,临床治疗主要根据病情采取综合性措施,应全面密切观察病情,监测症状、体温、脉搏、呼吸频率、血象、SpO_2或动脉血气分析,定期复查胸片(早期不超过3天),以及心、肝、肾功能和水电解质平衡等。患者均应严格隔离,并注意消毒和防护措施。

(1)对症支持:①卧床休息,避免用力活动。②发热:超过38℃者可做物理降温(冰敷、酒精擦浴)或解热镇痛药(儿童忌用阿司匹林)。③镇咳祛痰药:用于剧咳或咳痰者,如复方甘草合剂、盐酸氨溴索等。④氧疗:有气促症状尽早作氧疗,可作持续鼻导管或面罩吸氧,以缓解缺氧。⑤营养支持治疗:由于能量消耗及进食困难,患者常有营养缺乏,影响恢复,应注意足够的营养支持和补充,可经肠内或全肠外营养给予,如鼻饲或静脉途径。总热量供应可按每天每公斤实际体重83.7~104.6 kJ(20~25 kcal/kg)计算,或按代谢能耗公式计算[代谢消耗量(HEE)=基础能量消耗(BEE)×1.26],营养物质的分配一般为糖40%,脂肪30%,蛋白质30%。氨基酸摄入量以每天每公斤体重1.0g为基础,并注意补充脂溶性和水溶性维生素。患者出现ARDS时,应注意水、电解质平衡,结合血流动力学监测,合理输液,严格控制补液量(25 mL/kg体重),要求液体出入量呈轻度负平衡,补液以晶体液为主。

(2)糖皮质激素:糖皮质激素治疗早期应用有利于减轻肺部免疫性损伤,减轻低氧血症和急性呼吸窘迫综合征(ARDS)的发生和发展,并可预防和减轻肺纤维化的形成,大部分患者用药后改善中毒症状,缓解高热,但是大量长期应用糖皮质激素,可能削弱机体免疫力,促进病毒增生繁殖,以及引起三重感染(细菌和真菌),因此激素的合理应用值得进一步探讨。①指征:有严重中毒症状,高热3天持续不退;48小时内肺部阴影进展超过50%;出现ALI或ARDS。②用法和剂量:一般成人剂量相当于甲泼尼龙80~320 mg/d,静脉滴注;危重病例剂量可增至500~1 000 mg/d,静脉滴注。体温恢复正常后,即应根据病情逐渐减量和停用,以避免和减少不良反应的发生,如消化道出血、电解质紊乱、继发感染等。采用半衰期短的糖皮质激素如甲泼尼龙较为安全有效。

(3)抗病毒药:抗病毒药物治疗效果报道不一,利巴韦林和干扰素的应用报道较多。利巴韦林可阻断病毒RNA和DNA复制,宜在早期应用,用法和剂量(成人)宜参照肾功能情况:①肌酐清除率>60 mL/min者,利巴韦林400 mg,静脉滴注,每8小时1次,连用3天;继以1 200 mg,口服,每天2次,共用7天。②肌酐清除率30~60 mL/min者,利巴韦林300 mg,静脉滴注,每12小时1次,连用3天;继而600 mg,口服,每天2次,共用7天。③肌酐清除率<30 mL/min

者,利巴韦林 300 mg,静脉滴注,每 24 小时 1 次,连用 3 天;继而改用每天 600 mg,口服。主要不良反应有骨髓抑制、溶血性贫血、皮疹和中枢神经系统症状,应加强注意。

(4)机械通气:机械通气治疗是对患者的重要治疗手段,宜掌握指征及早施行。①无创通气(NPPV)指征:鼻导管或面罩吸氧治疗无效,PaO_2<9.3 kPa(70 mmHg),SaO_2<93%,呼吸频率≥30 次/分,胸片示肺部病灶恶化。②方法:用面罩或口鼻罩,通气模式为持续气道正压通气。

2.肺鼠疫

鼠疫是鼠疫耶尔森菌(旧称鼠疫杆菌)引起的自然疫源性疾病。自然宿主为鼠类等多种啮齿类动物,主要是通过染菌的鼠蚤为媒介进行传播。经人皮肤传入引起腺鼠疫;经呼吸道传入引起肺鼠疫,都可发生败血症。临床表现为发热、严重的毒血症状,腺鼠疫有急性淋巴腺炎;肺鼠疫有胸痛、咳嗽、呼吸困难和发绀;败血症型鼠疫多为继发,可有广泛皮肤出血和坏死。该病传染性强,死亡率极高,是危害最严重的传染病之一,属国际检疫传染病。我国把其列为法定甲类传染病之首。

肺鼠疫患者是人间鼠疫的重要传染源,病菌借飞沫或尘埃传播。原发性肺鼠疫是由呼吸道直接吸入鼠疫杆菌而引起,感染后潜伏期可短至数小时。

肺鼠疫起病急,除高热、寒战等严重全身中毒症状外,并发生咳嗽、剧烈胸痛、呼吸急促。病初咳嗽轻,痰稀薄,很快转为大量泡沫样血痰,内含大量鼠疫杆菌。患者呼吸极为困难、发绀,肺部体征不多,仅有散在湿性啰音及胸膜摩擦音,与严重的全身症状不相称,多在 2～3 天内因心力衰竭、出血、休克而死亡。

肺鼠疫患者要严密隔离,单独一室,室内无鼠无蚤。联合应用抗生素,是降低死亡率的关键。可应用链霉素、庆大霉素、四环素、氯霉素。其中链霉素,每次 0.5g,每 6 小时 1 次肌内注射,2 天后剂量减半,疗程 7～10 天,也可和其他抗生素合用,加强对症治疗。

预防传播的措施:灭鼠、灭蚤,监测和控制鼠间鼠疫;疫情监测,加强疫情报告;工作人员每 4 小时更换帽子、口罩及隔离衣一次。严格隔离患者,患者与疑似患者分开隔离。腺鼠疫隔离至症状消失,淋巴结肿完全消散后再观察 7 天。肺鼠疫隔离至临床症状消失,痰培养 6 次阴性可解除隔离。接触者医学观察9 日,接受过预防接种者检疫 12 天。患者的分泌物、排泄物彻底消毒或焚烧,尸体应用尸体袋严密包套后焚烧。加强国际检疫与交通检疫,对可疑旅客应隔离检疫。医务和防疫人员在疫区工作必须穿五紧服、穿高筒靴、戴面罩、戴符合标准的口罩、防护眼镜、橡皮手套等,必要时接种疫苗。

3.禽流感

人禽流行性感冒(以下称人禽流感)是由禽甲型流感病毒某些亚型中的一些毒株引起的急性呼吸道传染病。早在 1981 年,美国即有禽流感病毒 H7N7 感染人类引起结膜炎的报道。1997 年,我国香港特别行政区发生 H5N1 型人禽流感,导致 6 人死亡,在世界范围内引起了广泛关注。近年来,人们又先后获得了 H9N2、H7N2、H7N3 亚型禽流感病毒感染人类的证据,荷兰、越南、泰国、柬埔寨、印尼及我国相继出现了人禽流感病例。尽管目前人禽流感只是在局部地区出现,但是,考虑到人类对禽流感病毒普遍缺乏免疫力,人类感染 H5N1 型禽流感病毒后的高病死率以及可能出现的病毒变异等,世界卫生组织认为,该疾病可能是对人类潜在威胁最大的疾病之一。禽流感病毒属正黏病毒科甲型流感病毒。已证实感染人的禽流感病毒亚型为 H5N1、H9N2、H7N7、H7N2、H7N3 等,其中感染 H5N1 的患者病情重,病死率高。

禽流感病毒对乙醚、氯仿、丙酮等有机溶剂均敏感。常用消毒剂容易将其灭活,如氧化剂、稀酸、卤素化合物(漂白粉和碘剂)等都能迅速破坏其活性。病毒对热较敏感,在低温中抵抗力较强,65 ℃加热30分钟或煮沸2分钟以上可灭活。

传染源主要为患禽流感或携带禽流感病毒的鸡、鸭、鹅等禽类。野禽在禽流感的自然传播中扮演了重要角色,目前尚无人与人之间传播的确切证据。经呼吸道传播,也可通过密切接触感染的家禽分泌物和排泄物、受病毒污染的物品和水等被感染,直接接触病毒毒株也可被感染。一般认为,人类对禽流感病毒并不易感。尽管任何年龄均可被感染,但在已发现的H5N1感染病例中,13岁以下儿童所占比例较高,病情较重。从事家禽养殖业者及其同地居住的家属、在发病前1周内到过家禽饲养、销售及宰杀等场所者、接触禽流感病毒感染材料的实验室工作人员、与禽流感患者有密切接触的人员为高危人群。

感染H9N2亚型的患者通常仅有轻微的上呼吸道感染症状,部分患者甚至无任何症状;感染H7N7亚型的患者主要表现为结膜炎;重症患者一般均为H5N1亚型病毒感染。患者呈急性起病,早期类似普通型流感。主要为发热,大多持续在39 ℃以上,可伴流涕、鼻塞、咳嗽、咽痛、头痛、肌肉酸痛和全身不适。部分患者有恶心、腹痛、腹泻、稀水样便等消化道症状。重症患者可出现高热不退,病情发展迅速,几乎所有患者都有临床表现明显的肺炎,可出现急性肺损伤、急性呼吸窘迫综合征、肺出血、胸腔积液、全血细胞减少、多脏器功能衰竭、休克及雷耶综合征等多种并发症。可继发细菌感染,发生败血症;重症患者可有肺部实变体征等。

H5N1亚型病毒感染者可出现肺部浸润。胸部影像学检查可表现为肺内片状影,重症患者肺内病变进展迅速,呈大片状毛玻璃样影及肺实变影像,病变后期为双肺弥漫性实变影,可合并胸腔积液。白细胞总数一般不高或降低;重症患者多有白细胞总数及淋巴细胞减少,并有血小板降低。取患者呼吸道标本采用免疫荧光法(或酶联免疫法)检测甲型流感病毒核蛋白抗原(NP)或基质蛋白(M1)、禽流感病毒H亚型抗原。还可用RT-PCR法检测禽流感病毒亚型特异性H抗原基因;从患者呼吸道标本中可分离禽流感病毒;发病初期和恢复期双份血清禽流感病毒亚型毒株抗体滴度4倍或以上升高,有助于回顾性诊断。

人禽流感的预后与感染的病毒亚型有关。感染H9N2、H7N7、H7N2、H7N3者大多预后良好,而感染H5N1者预后较差,据目前医学资料报告,病死率超过30%。影响预后的因素还与年龄、基础疾病、合并症以及就医、救治的及时性等有关。

对疑似病例、临床诊断病例和确诊病例应进行隔离治疗。抗病毒治疗应在发病48小时内使用抗流感病毒药物神经氨酸酶抑制剂奥司他韦,并辅以对症治疗,可应用解热药、缓解鼻黏膜充血药、止咳祛痰药等。儿童忌用阿司匹林或含阿司匹林以及其他水杨酸制剂的药物,避免引起儿童雷耶综合征。

4.呼吸道传染病的护理

(1)卧床休息。

(2)饮食宜清淡为主,注意卫生,合理搭配膳食。

(3)避免剧烈咳嗽,咳嗽剧烈者给予镇咳,咳痰者给予祛痰药。

(4)发热超过38.5 ℃者,可使用解热镇痛药,儿童忌用阿司匹林,因可能引起Reye综合征,或给予冰敷、酒精擦浴等物理降温。

(5)鼻导管或鼻塞给氧是常用而简单的方法,适用于低浓度给氧,患者易于接受。氧气湿化瓶应每天更换。

(6)行气管插管或切开经插管或切开处给氧,有利于呼吸道分泌物的排出和保持气道通畅。

但应按气管切开护理常规去护理。

（7）心理护理：患者因受单独隔离，且病情重，常易出现孤独感和焦虑、恐慌等心理障碍，烦躁不安或情绪低落，需要热情关注，并有针对性进行心理疏导治疗。

（8）健康教育：保持良好的个人卫生习惯，不随地吐痰，避免在人前打喷嚏、咳嗽、清洁鼻腔，且事后应洗手；确保住所或活动场所通风；勤洗手；避免去人多或相对密闭的地方，应注意戴口罩。建立良好的卫生习惯和工作生活环境，劳逸结合，均衡饮食，增强体质。

（9）对临床诊断病例和疑似诊断病例应在指定的医院按呼吸道传染病分别进行隔离观察和治疗。对医学观察病例和密切接触者，如条件许可应在指定地点接受隔离观察，为期14天。在家中接受隔离观察时应注意通风，避免与家人密切接触，并由卫生防疫部门进行医学观察，每天测量体温。

（10）完善疫情报告制度：按传染病规定进行报告、隔离治疗和管理。发现或怀疑呼吸道传染病时，应尽快向卫生防疫机构报告。做到早发现、早隔离、早治疗。

（二）严重肠道传染病

1.霍乱

霍乱是由霍乱弧菌所致的烈性肠道传染病。发病急、传播快，可引起世界大流行，属国际检疫传染病。在我国《传染病防治法》中列为甲类。一直认为霍乱是由O1群霍乱弧菌的两种生物型，即古典生物型与埃尔托生物型所致的感染。1992年发现非O1群新的血清型，即O139引起霍乱样腹泻大量患者的暴发或流行，已引起人们的重视。

霍乱弧菌对热、干燥、直射日光、酸及一般消毒剂（如漂白粉、来苏儿、碘、季铵盐和高锰酸钾等）均甚敏感。干燥2小时或加热55℃持续10分钟，弧菌即可死亡，煮沸后立即被杀死。自来水和深井水加0.5 ppm的氯，经15分钟即可杀死。1 L水加普通碘酊2～4滴，作用20分钟亦可杀死水中的弧菌。在正常胃酸中霍乱弧菌能生存4分钟，在外界环境中如未经处理的河水、塘水、井水、海水中，埃尔托行弧菌可活存1～3周，在各类食品上存活1～3天。O139型霍乱弧菌在水中存活时间较O1霍乱弧菌更长。

霍乱患者和带菌者是霍乱的传染源，患者在发病期间，可连续排菌，时间一般为5天，亦有长达2周者。尤其是中、重型患者，排菌量大，每毫升粪便含有10^7～10^9个弧菌，污染面广，是重要的传染源。可通过水、食物、日常生活接触和苍蝇等不同途径进行传播或蔓延，其中水的作用最为突出。缺乏免疫力的人，不分种族、年龄和性别对霍乱弧菌均普遍易感。病后免疫力不持久，再感染仍有可能。潜伏期一般为1～3天，短者3～6小时，长者可达7天。

典型患者多为突然发病，临床表现可分3期。①泻吐期：多数以剧烈腹泻开始，继以呕吐。多无腹痛，亦无里急后重，少数有腹部隐痛，个别可有阵发性绞痛。每天大便数次至数十次或更多，少数重型患者粪便从肛门直流而出，无法计数。排便后一般有腹部轻快感。初为稀便，后为水样便，以黄水样或清水样为多见，少数为米泔样或洗肉水样，无粪臭，稍有鱼腥味，镜检无脓细胞。少数人有恶心、呕吐（喷射状），呕吐物初为食物残渣，继为水样，与大便性质相仿。一般无发热，少数有低热。本期可持续数小时至2天。②脱水虚脱期：由于严重泻吐引起水和电解质丧失，可出现脱水和周围循环衰竭。碳酸氢根离子大量丧失可产生代谢性酸中毒。此期一般为数小时至3天。③反应期及恢复期：脱水纠正后，大多数患者症状消失，尿量增加，体温逐渐恢复正常。约1/3患者出现发热性反应。

按临床症状、脱水程度、血压、脉搏及尿量等可分为轻、中、重三型。此外尚有罕见的特殊临床类型即"干性霍乱",起病急骤,不待泻吐症状出现即迅速进入中毒性循环衰竭而死亡。可以通过粪便涂片镜检,动力实验,制动实验和粪便培养获得诊断。霍乱病后不久,可在血清中出现抗菌的凝集素、抗弧菌抗体及抗毒抗体。前二者可于第 5 天出现,半月时达峰值,有追溯性诊断价值。

采用补液疗法,补充液体和电解质是治疗本病的关键。原则是早期、快速、足量、先盐后糖、先快后慢、纠酸补碱、见尿补钾。输液总量应包括纠正脱水量和维持量。对患者应及时严格隔离至症状消失 6 日,大便培养致病菌,每天 1 次,连续 2 次阴性,可解除隔离出院。

2.细菌性痢疾

细菌性痢疾简称菌痢,为夏秋季常见肠道传染病。病原体是痢疾杆菌,经消化道传播。一些卫生状况差的学校和其他人群聚居地可以发生本病暴发和流行。目前痢疾杆菌分为 4 群及47 个血清型,即 A 群痢疾志贺菌、B 群福氏志贺菌、C 群鲍氏志贺菌和 D 群宋内志贺菌。各型痢疾杆菌均可产生内毒素,是引起全身毒血症的主要因素;痢疾杆菌在外界环境中生存力较强,在瓜果、蔬菜及污染物上可生存 1~2 周,但对各种化学消毒剂均很敏感。

传染源为菌痢患者及带菌者,病原菌随患者粪便排出,污染食物、水经口通过消化道传播使人感染;苍蝇污染食物也可传播,均可造成夏、秋季流行。人群普遍易感,病后可获得一定的免疫力,但短暂而不稳定,且不同菌群及血清型之间无交叉免疫,但有交叉抗药性,故易复发和重复感染。

急性典型菌痢有发热、腹痛、腹泻、脓血便、里急后重等症状,易于诊断。不典型病例仅有黏液稀便,应予注意。夏秋季遇急性高热或惊厥的学龄前儿童需考虑中毒型菌痢的可能,可用肛拭或温盐水灌肠取粪便做检查。

本病主要采用敏感有效的喹诺酮类抗菌药物进行治疗。按肠道传染病隔离。休息,饮食以少渣易消化的流食及半流食为宜,保证足够水分、维持电解质及酸碱平衡。中毒型菌痢病势凶险,应及时采用山莨菪碱改善微循环,综合措施抢救治疗。

3.肠道传染病的护理

(1)急性期患者要卧床休息,大便次数频繁的,应用便盆、布兜或垫纸,以保存体力。

(2)饮食以流食为主,开始 1~2 天最好只喝水,进淡糖水、浓茶水、果子水、米汤、蛋花汤等,喝牛奶有腹胀者,不进牛奶。病情好转,可逐渐增加稀饭、面条等,不宜过早给予刺激性、多渣、多纤维的食物。不要吃生冷食品,可鼓励患者多吃点生大蒜。

(3)保护肛门:由于大便次数增多,尤其是老人和小孩肛门受多次排便的刺激,皮肤容易淹坏溃破,因此每次便后,用软卫生纸轻轻擦后用温水清洗,涂上凡士林油膏或抗生素类油膏。

(4)按时服药:要坚持按照医嘱服药 7~10 天,不要刚停止腹泻就停止服药,这样容易使细菌产生抗药性,很容易转为慢性腹泻。

(三)严重虫媒传染病

1.流行性乙型脑炎

流行性乙型脑炎简称乙脑,是以脑实质炎症为主要病变的中枢神经系统传染病。病原体是乙脑病毒,经蚊虫传播,多在夏秋季流行,多见于儿童。理论上人和多种家畜均可成为本病的传染源,在乙脑流行区,猪感染率高达 100%,且血中病毒数量多,病毒血症时间长,故猪是主要传染源。带喙库蚊是主要的传播媒介人群普遍易感;病后可获得稳定的免疫力。我国是乙脑高发区,除新疆、西藏和青海等少数地区无乙脑疫情报告外,其他省份均有出现。2003 年广东出现局部流行,2006年山西、河北出现局部暴发流行,表明当对此病监控减弱后,本病就会卷土重来。

本病起病急,有高热、呕吐、惊厥、意识障碍以及脑膜刺激征。实验室检查:白细胞总数及中性粒细胞增高,脑脊液细胞增多,压力和蛋白增高,糖、氯化物正常。特异性IgM抗体检查早期出现阳性。补体结合试验双份血清抗体效价呈4倍增高,有助于回顾性诊断。死亡主要由于中枢性呼吸衰竭所致。

本病无特效疗法,一般采用中西医结合治疗,重点是对高热、惊厥、呼吸衰竭等危重症的处理,这是降低病死率的关键;加强护理,防止呼吸道痰液阻塞、缺氧窒息及继发感染,注意营养及加强全身支持疗法。

2.疟疾

疟疾是疟原虫寄生于人体所引起的传染病。经疟蚊叮咬或输入带疟原虫者的血液而感染。不同的疟原虫分别引起间日疟、三日疟、恶性疟及卵圆疟。本病主要表现为周期性规律发作,全身发冷、发热、多汗,长期多次发作后,可引起贫血和脾肿大。儿童发病率高,大都于夏秋季节流行。是一种严重危害人民健康的传染病。全球约有40%的人口受疟疾威胁,每年有2 000万人感染疟疾,超过200万人死于疟疾。世界卫生组织估计,全球有59%的疟疾病例分布在非洲,38%分布在亚洲,3%分布在美洲。我国传染病网络报告系统数据显示,疟疾年报告病例数由2002年的2.4万增加到2006年的6.4万,2007年,全国共报告疟疾病例46 988例,死亡15例,较2006年下降22.2%。发病主要集中在经济相对落后、交通不便的边远、贫困地区。

疟疾是疟原虫按蚊叮咬传播的寄生原虫病。临床特点是周期性寒战、高热,继以大汗而缓解,可出现脾肿大和贫血等体征。间日疟、三日疟常复发。恶性疟的发热不规则,常侵犯内脏,引起凶险发作。典型发作是诊断的有力依据,非典型发作要仔细分析,可通过血涂片查疟原虫获得诊断。

抗疟原虫治疗是最有效手段,并且辅助以对症处理。①积极治疗传染源:常用的药物主要有羟基喹哌、乙胺嘧啶、磷酸咯啶等。另外常山、青蒿、柴胡等中药治疟的效果也很好。以上这些药物要根据疟原虫的种类和病情的轻重由医师来对症使用,剂量和用法一般人不易掌握,千万不要自己乱吃。除此之外,还要对患者进行休止期治疗,即对上一年患过疟疾的人,再用伯氨喹治疗,给予8天剂量,以防止复发。②彻底消灭按蚊:主要措施是搞好环境卫生,包括清除污水,改革稻田灌溉法,发展池塘、稻田养鱼业,室内、畜棚经常喷洒杀蚊药等。③搞好个人防护:包括搞好个人卫生,夏天不在室外露宿,睡觉时最好要挂蚊帐;白天外出,要在身体裸露部分涂些避蚊油膏等,以避免蚊叮。④切断传播途径:主要是消灭按蚊,防止被按蚊叮咬。清除按蚊幼虫孳生场所及使用杀虫药物。个人防护可应用驱避剂或蚊帐等,避免被蚊虫叮咬。彻底消灭按蚊。

3.登革热

登革热是由伊蚊传播登革热病毒引起的急性传染病。临床上主要以高热、头痛、肌肉痛、骨骼和关节痛为主,还有疲乏、皮疹、淋巴结肿大及白细胞减少。本病是一种古老的疾病,现在已成为一种重要的热带传染病。20世纪在世界各地发生过多次大流行,病例数可达百万。我国广东、海南、广西等地近年已数次发生流行,已知的4个血清型登革病毒均已在我国发现。

传染源主要是患者和隐性感染者。传播途径是埃及伊蚊和白纹伊蚊,新流行区人群普遍易感,成人发病为主。主要发生于夏秋雨季。本病潜伏期3～14天,通常5～8天。世界卫生组织按登革热的临床表现将其分为典型登革热和登革出血热。

登革热无特殊治疗药物,主要采取支持及对症治疗。单纯隔离患者不能制止流行,因为典型患者只是传染源中的一小部分。灭蚊是预防本病的根本措施。

4.虫媒传染病的护理

(1)早期患者宜卧床休息,恢复期的患者也不宜过早活动,体温正常,血小板计数恢复正常,无出血倾向方可适当活动。

(2)保持病室内凉爽、通风、安静。昆虫隔离,病室彻底灭蚊,须有防蚊设备。采取以灭蚊、防蚊及预防接种为主的综合性预防措施。

(3)严密观察精神、意识、心率、血压、体温、呼吸、脉搏及出血情况等,异常时及早通知医师处理。并准确记录出入量。

(4)发热的护理:高热以物理降温为主,不宜全身使用冰袋,以防受凉发生并发症,但可头置冰袋或冰槽,以保护脑细胞,对出血症状明显者应避免酒精擦浴,必要时药物降温,降温速度不宜过快,一般降至38 ℃时不再采取降温措施。

(5)皮肤护理:出现瘀斑、皮疹时常伴有瘙痒、灼热感,提醒患者勿搔抓,以免抓破皮肤引起感染,可采用冰敷或冷毛巾湿敷,使局部血管收缩,减轻不适,避免穿紧身衣。有出血倾向者,静脉穿刺选用小号针头,并选择粗、直静脉,力求一次成功,注射结束后局部按压至少5分钟。液体外渗时禁止热敷。

(6)疼痛的护理:卧床休息,保持环境安静舒适,加强宣教,向患者解释疼痛的原因,必要时遵医嘱使止痛药。

(7)饮食护理:给予高蛋白、高维生素、高糖、易消化吸收的流质、半流饮食,如牛奶、肉汤、鸡汤等,嘱患者多饮水,对腹泻、频繁呕吐、不能进食、潜在血容量不足的患者,可静脉补液。

(四)严重动物源性传染病

1.肾综合征出血热

出血热是多种病毒引起的临床以发热和出血为突出表现的一组疾病。世界各地冠以"出血热"的疾病达几十种,按肾脏有无损害,分两大类。我国一直沿用流行性出血热(epidemic hemorrhagic fever,EHF),现统称肾综合征出血热(HFRS)。

HFRS是由汉坦病毒引起,以鼠类为主要传染源的自然疫源性疾病。临床以起病急、发热、出血、低血压和肾损害为特征。我国除青海、台湾外均有疫情发生。本病呈多宿主性,我国发现自然感染汉坦病毒的脊椎动物有53种。其中黑线姬鼠是农村野鼠型出血热的主要传染源;林区为大林姬鼠;褐家鼠为家鼠型出血热的主要传染源;大白鼠则为实验室感染的主要传染源。携带病毒的鼠类等排泄物污染尘埃后形成气溶胶,通过呼吸道而感染人体。此外,携带病毒的动物排泄物污染食物,可以通过消化道而感染人体。被鼠咬伤或破损伤口接触带病毒的鼠类血液和排泄物,也可以被感染。本病毒还可以通过患病孕妇胎盘传给胎儿。寄生于鼠类身上的革螨和恙螨也可能具有传染作用。感染人群以男性青壮年、工人多见。

本病潜伏期4~46天,一般1~2周。典型病例分发热期、低血压休克期、少尿期、多尿期、恢复期。重者可发热、休克和少尿期相互重叠。实验室检查有白细胞第3~4天逐渐升高,可达(15~30)×10^9/L,少数重者可达(50~100)×10^9/L,并出现较多的异型淋巴细胞。发热后期和低血压期血红蛋白和红细胞明显升高,血小板减少。尿常规可出现蛋白尿,4~6天常为(＋＋＋)~(＋＋＋＋),对诊断有明确意义。部分患者尿中出现膜状物。尿沉渣中可发现巨大的融合细胞,此细胞能检出EHF病毒抗原。免疫学检查中的特异性抗体检查:包括血清IgM和IgG抗体。一周后4倍以上增高有诊断意义。重症患者可因并发症,如腔道出血、大量呕血、便血引起继发性休克,大量咯血引起窒息。还可能出现心力衰竭性肺水肿、呼吸窘迫综合征、脑炎和脑膜炎、休克、凝血功能障碍、电解质紊乱和高血容量综合征等,并可能出现严重的继发性呼吸系统、泌尿系统感染及心肌损害、肝损害等。

早发现、早休息、早治疗,减少搬运是本病的治疗原则。防休克、防肾衰、防出血。采取综合治疗,早期可应用抗病毒治疗,中晚期对症治疗。灭鼠防鼠是关键,做好食品卫生和个人卫生工作。防止鼠类排泄物污染食品,不用手接触鼠类及排泄物。动物试验要防止馈大、小白鼠咬伤。必要时可进行疫苗注射,有发热、严重疾病和过敏者忌用。

2.钩端螺旋体病

钩端螺旋体病简称钩体病。是由致病性钩端螺旋体引起的急性传染病,属自然疫源性疾病。鼠类和猪是其主要传染源。人接触被钩体污染的水、周围环境及污染物,通过皮肤、黏膜进入人体。另外可在消化道传播。临床表现为急性发热,全身酸痛,结膜充血、腓肠肌压痛、浅表淋巴结肿大和出血倾向,疾病后期可出现各种变态反应并发症等。重者可并发黄疸、肺出血、肾衰竭、脑膜炎等,预后差。

钩体病的治疗包括杀灭病原治疗、对症治疗及并发症的治疗。病原治疗首选青霉素 G。早期剂量不宜过大,以防止赫克斯海默尔反应(一般在首剂后 2～4 小时发生,突起发冷、寒战、高热甚至超高热,头痛、全身酸痛、脉速、呼吸急促等比原有症状加重,持续 30 分钟至 2 小时。继后大汗,发热骤退。重者可发生低血压、休克。一部分患者在反应过后,病情加重,可促发肺弥漫性出血)。首剂:5 万单位肌内注射,4 小时后再用 5 万单位肌内注射,再 4 小时后才开始 20 万～40 万单位肌内注射,每 6～8 小时 1 次,至退热后 3 天,疗程约 1 周。对青霉素过敏者,可选用四环素 0.5g,口服,每 6 小时 1 次;庆大霉素 8 万单位肌内注射,每 8 小时 1 次。

3.动物源性传染病的护理

(1)发热期的护理:早期卧床休息,创造舒适、安静的环境。减少噪声,减少对患者的刺激。予以高热量、高维生素、易消化饮食。随时观察体温的变化,特别是高热的患者,体温过高时应及时采取物理降温。由于此病有毛细血管中毒性损害,故不宜用酒精擦浴。尽量少用解热镇痛药,定期测量血压。患者发热后期多汗,应鼓励患者多口服补液。必要时给予右旋糖酐-40 等防止休克和保护肾脏。

(2)低血压期的护理:严密观察血压的变化,每 30 分钟测血压、脉搏 1 次,做好记录及时报告医师;注意补液速度,低血压早期应快速补液,必要时加粗针头或多静脉通道,但对老年体弱及心、肾功能不全者,速度应适当放慢,减少用量以防止肺水肿的发生,准确记录 24 小时尿量,尽早发现少尿倾向;低血压期患者注意保暖,禁止搬动。

(3)少尿期的护理:少尿期应注意尿量每天 3 000 mL 为依据。此时鼓励患者食用营养丰富、易消化、含钾量较高的饮食,对严重贫血者可酌情输入新鲜血液。尿量每天＞3 000 mL,补钾时应以口服为主。必要时可缓慢静脉滴入,同时注意钠、钙等电解质的补充。对尿量每天＜500 mL 者,可试用氢氯噻嗪、去氧皮质酮、神经垂体后叶素、吲哚美辛等。由于免疫功能低下,应注意预防感染。注意病室内空气消毒。特别是加强口腔及皮肤的护理。

(4)恢复期的护理:加强营养,高蛋白、高糖、多维生素饮食。注意休息,一般需 1～3 个月,应逐渐增加活动量,重型病例可适当延长时间。

(5)并发症的护理:①观察是否有鼻出血、咯血、呕血、便血;是否有烦躁不安、面色苍白、血压下降、脉搏增快等休克的表现。根据出血部位的不同给予相应的护理,并按医嘱给予止血药。

②心力衰竭、肺水肿患者,应减慢输液或停止补液,半卧位,注意保暖。氧气吸入保持呼吸道通畅。③脑水肿发生抽搐等中枢神经系统并发症时,应镇静、止痉脱水。注意观察疗效。④高血钾患者静脉注射葡萄糖酸钙时宜慢。输注胰岛素时应缓慢静脉滴注,随时观察患者的生命体征,必要时血液透析治疗。⑤进行预防流行性出血热的宣教,特别是宣传个人防护及预防接种的重要性和方法。以降低本病的发病率。向患者及家属说明,本病恢复后,肾功能恢复还需较长时间,应定期复查肾功能、血压垂体功能,如有异常及时就诊。

（袁婷婷）

第六节 群体性食物中毒的救护

近年来,群体性食物中毒事件时有发生,在食源性疾病报告系统中,过去 20 多年里,仅在美国,每年就有 7 600 万食物中毒病例,导致 32 万人住院、5 000 人死亡,发展中国家情况更加严重。中国作为世界上最大的发展中国家,据卫生部(现为国家卫生健康委员会)发布的信息显示,在我国人口死亡原因中,中毒原因致死居第五位,群体性食物中毒事件是造成居民急性死亡的重要原因之一。其实许多食物中毒的暴发是有局限性的,如 2009 年 2 月 18 日新疆伊犁 5 名儿童食用自制酸菜中毒,次日广州46 人吃猪内脏引起中毒等,这些中毒均与食用某种食物有明显关系,且多数表现为胃肠炎的症状。因此,群体性食物中毒的现状应引起我们的高度重视,一旦发生应立即进行紧急现场医疗救援,经食品药监局部门等调查,抽取标本,明确中毒物质,控制好污染源,预防新增患者的再出现。

一、群体性食物中毒的概述

（一）基本概念

1.食物中毒

我国国家标准 GB 14938-1994《食物中毒诊断标准及技术处理总则》将食物中毒定义为:摄入了含有生物性、化学性有毒物质的食品或者把有毒有害物质当作食品摄入后出现的非传染性(不属于传染性)的急性、亚急性疾病。

食物中毒属于食源性疾病的范畴,但不包括食源性肠道传染病、食物过敏引起的腹泻、暴饮暴食引起的急性胃肠炎以及寄生虫病等,也不包括因一次大量或长期少量多次摄入含有有毒有害物质的食物引起的以慢性毒害为主的疾病。

2.群体性食物中毒

群体性食物中毒指在一定时间内,在某个相对的区域内,因食入或吸入特定有毒物质后,同时或相继出现 3 例及以上相同临床症状、体征者。有群体性、复杂性、紧迫性、共同性、艰苦性的特点。

3.突发公共卫生事件

《突发公共卫生事件应急条例》将突发公共卫生事件定义为"突然发生、造成或可能造成社会公众健康严重损害的重大传染病疫情、群体性不明原因疾病、重大食物和职业中毒以及其他影响公众健康的事件"。

突发公共卫生事件对公众健康的影响表现为直接危害和间接危害两类。直接危害一般为事件直接导致的及时性损害。间接危害一般为事件的继发性损害或危害,例如,事件引起公众恐惧、焦虑情绪等,对社会、政治、经济产生影响。

4.现场急救

现场急救指在最短的时间内,把确切而有效地救治措施带到危重患者身边,现场实施干预,然后直接转送相关医院或重症监护病房。

(二)群体性食物中毒的原因

(1)食品生产、运输或保存等环节卫生管理不当,造成食品被微生物或其他有毒物质污染。

(2)食品消费者因缺乏相应知识或鉴别能力,误食有毒动、植物。

(3)违法使用工业原料或其他含有毒物质的原料,生产和销售假冒伪劣食品。

(4)在食品中进行人为投毒。

(三)食物中毒的机制

1.局部刺激腐蚀作用

强酸、强碱可吸收组织中的水分,并与蛋白质或脂肪结合,使细胞变性坏死。

2.缺氧毒物引起机体缺氧

毒物破坏了呼吸功能,抑制或麻痹了呼吸中枢,或引起喉头水肿、支气管痉挛、呼吸肌痉挛及肺水肿等;毒物引起血液成分的改变,如发生碳氧血红蛋白血症、溶血等;毒物使机体组织细胞的呼吸受抑制,如氰化物、硫化物中毒;毒物破坏心血管功能,如毒物对心脏及毛细血管破坏并可引起休克。

3.麻醉作用

有机溶剂和吸入性麻醉剂有强嗜脂性,可蓄积于脂类丰富的脑组织和细胞膜,干扰氧和葡萄糖进入细胞内,从而抑制脑功能。

4.抑制酶的活力

多数毒物由其本身或其代谢产物抑制酶的活力而产生毒性作用。

(1)破坏酶的蛋白质部分的金属离子或活性中心。如氰化物能迅速与氧化型细胞色素氧化酶(Fe^{3+})结合,并阻碍其被细胞色素还原为还原型细胞色素氧化酶(Fe^{2+}),结果破坏了其传递氧的作用,引起组织缺氧及坏死。

(2)毒物与基质竞争同一种酶而产生抑制作用。例如,丙二酸与琥珀酸结构相似,因而竞争抑制琥珀酸脱氢酶,从而影响三羧酸循环。

(3)毒物与酶的激活剂作用,如氟化物可与 Mg^{2+} 结合,形成复合物,结果使金属离子失去作用。

(4)抑制辅酶合成,例如铅中毒时,烟酸消耗增多,从而抑制辅酶Ⅰ和辅酶Ⅱ的合成。

(5)毒物与基质直接作用,例如氟乙酸可直接与柠檬酸结合成氟柠檬酸,从而阻断三羧酸循环的进行。

5.干扰细胞膜和细胞器的生理功能

例如四氯化碳在体内产生自由基,自由基使细胞膜中脂肪酸发生过氧化而导致线粒体、内质网变性,细胞死亡。酚类如二硝基酚、五氯酚、棉酚等,可使线粒体内氧化磷酸化作用解偶联,妨碍高能磷酸键的合成与贮存,结果释放出大量能量而发热。

6.毒物对传导介质的影响

例如有机磷化合物可抑制胆碱酯酶活性,使组织中乙酰胆碱过量蓄积,而引起一系列以乙酰胆碱为传导介质的神经处于过度兴奋状态,最后转为抑制和衰竭。

7.毒物通过竞争作用引起中毒

如一氧化碳可与氧竞争血红蛋白,形成碳氧血红蛋白,破坏了正常的输氧功能。

8.毒物通过影响代谢引起中毒

如芥子气影响核糖核酸的正常代谢,引起机体中毒。

(四)群体性食物中毒的流行病学特征

虽然食物中毒的原因不同,症状各异,但一般都具有如下流行病学特征:

(1)潜伏期短,发病突然,呈暴发性。一般由几分钟到几小时,很快形成高峰,呈暴发流行。

(2)临床表现相似,多以恶心、呕吐、腹痛、腹泻等胃肠道症状为首发或常见症状。

(3)发病与食物有明显关系,几乎所有患者在近期同一段时间内都食用过同一种"有毒食物",发病范围与食物分布呈一致性,不食者不发病,停止食用该种食物后很快不再有新病例。

(4)一般人与人之间不直接传染,发病曲线呈骤升骤降的趋势,没有传染病流行时不发病。

(五)群体性食物中毒的诊断、治疗原则

1.诊断

应根据流行病学调查资料、患者的临床表现和实验室检验资料做出诊断。其中,实验室检验包括对可疑食物、患者的呕吐物和粪便及血液等进行细菌学与血清学检查,必要时可进行动物实验,检测细菌毒素或测定细菌毒力。

2.治疗原则

中毒发生后,应立即采取下列措施救治患者并保全中毒线索:

(1)停止食用可疑中毒食品。

(2)在用药前采集患者血液、尿液、吐泻物标本,以备送检。

(3)积极救治患者:①催吐、洗胃、清肠等,特别是对病死率高且尚无特效治疗药物的食物中毒。②对症治疗:纠正酸中毒和电解质紊乱,保护肝肾功能,治疗腹痛和腹泻等。③特殊治疗:对于症状较重的感染性食物中毒者及时进行抗感染治疗;

3.中毒复苏原则

(1)保证现场安全,迅速清除毒源,有效消除威胁生命的中毒效应。

(2)尽快明确毒物接触史,快速准确对中毒患者做出病情评估。

(3)尽早足量的使用特效解毒药。

(4)严密注意病情变化,及时有效地进行对症处理。

(5)尽早地行脏器功能支持,降低死亡率与致残率。

(6)认真做好救治的医疗文书。

(7)主动、负责地做好病情与救治的报告工作。

(六)群体性食物中毒的预防

1.防止食品污染

(1)加强对污染源的管理:搞好食品卫生监督和食堂卫生,禁止食用病死禽畜肉或其他变质肉类,如醉虾、腌蟹;加强对海产品的管理,以防污染其他食品;炊事员、保育员等患传染病和化脓性皮肤病,治愈前不得接触与食品有关的工作。

(2)防止食品在加工、贮存和销售等环节的污染:搞好场所卫生清洁工作,餐具、刀、蔬菜筐、抹布等用具要洁净,并做好消毒工作,加工食物的容器,生熟食物、卤制品等都要分开,避免交叉污染;及时做好灭蚊虫,避免蚊虫滋生,食品从业人员注意个人卫生。

2.控制细菌繁殖及形成外毒素

注意低温存放食物,以控制细菌繁殖和毒素的形成。

3.杀灭病原菌和破坏毒素

食物食用前充分加热,以彻底杀灭病原菌或破坏形成的毒素。如蛋类应煮沸 8～10 分钟,肉块内部温度达到 80 ℃应持续 12 分钟,制作发酵食品的原料要高温灭菌等。

(七)群体性食物中毒监管部门

县级以上地方人民政府卫生行政部门主管管辖范围内食物中毒事故的监督管理工作。跨辖区的食物中毒事故由食物中毒发生地的人民政府卫生行政部门协助调查处理,由食物中毒肇事者所在地的人民政府卫生行政部门协助调查处理。对管辖有争议的,由共同上级人民政府卫生行政部门管辖或者指定管辖。

县级以上地方人民政府卫生行政部门应当指定食物中毒接报单位。

二、群体性食物中毒的救护

近年来,地震、洪涝事件等频频发生,灾后由于居住条件、饮用水供应系统破坏等原因,食物短缺、极易导致群体性食物中毒的发生和流行;其次,不健康的饮食也经常造成群体性食物中毒,因此,医务人员应在了解各类食物中毒的特点、症状及救治原则的基础上,进行紧急的现场救护,以便在第一时间内保证中毒人员的生命安全。

(一)各类群体性食物中毒的特点

1.细菌性食物中毒

(1)特点。①季节:在气候炎热地区和夏秋季节高发,常常为集体突然暴发。②发病:表现为胃肠道症状或神经症状。发病率高,病死率低,一般病程短,预后良好。③中毒食品:主要为动物性食物,例如肉、奶、蛋等及其制品,植物性食品如剩饭、冰糕、豆制品、面类发酵食品也引起食物中毒。④常见病原菌:沙门氏菌属、葡萄球菌、芽孢杆菌、副溶血性弧菌、肉毒梭菌、大肠埃希菌等。

(2)临床表现。①潜伏期:潜伏期一般在 1～48 小时,最短 0.5 小时。②特点:感染型有发热和急性胃肠炎的症状,毒素型无发热而有急性胃肠炎的症状。③症状:细菌性食物中毒以胃肠道症状为主,如恶心、呕吐、腹痛、腹泻,腹泻水样便,偶有黏液、脓血。此外,还有神经精神系统症状,如头痛、怕冷发热、乏力、瞳孔散大、视力模糊、呼吸困难等,中毒严重者,可因腹泻造成脱水而危及生命。

(3)救治原则。①迅速排出毒物:对潜伏期短的中毒患者可催吐、洗胃以促使毒物排出;对肉毒中毒可用清水或 0.05% 的高锰酸钾溶液洗胃。②对症治疗:止吐、止泻、补液,纠正酸中毒和酸碱平衡紊乱。③特殊治疗:重症患者可用抗生素治疗,但葡萄球菌毒素中毒一般不需要用抗菌药,以保暖输液调节饮食为主。肉毒中毒患者应以尽早使用多价抗毒血清,注射前要做过敏试验;并用盐酸胍以促进神经末梢释放乙酰胆碱。

2.真菌毒素和霉变食物中毒

(1)特点:中毒的发生主要通过被霉菌污染的食物,被污染的食品和粮食用一般烹调方法加热处理不能将其破坏。机体对霉菌毒素不产生抗体有明显的季节性和地区性。霉菌生长繁殖和产生毒素需要一定的温度和湿度,常见的种类:赤霉病变、霉玉米中毒、霉变甘蔗中毒等。

(2)临床表现:潜伏期一般为10~30分钟,长者可延长至1~5小时。以胃肠道症状为主,主要症状恶心、呕吐、腹痛腹泻、头晕、嗜睡、流涎、乏力。少数患者有发热、畏寒等,症状一般在一天左右,慢者一周左右自行消失,预后良好。

(3)救治原则:一般采取对症治疗,无须治疗可自愈。严重呕吐者可补液。

3.化学性食物中毒

(1)特点:①发病快,潜伏期较短,多在数分钟至数小时,少数也有超过一天的。②中毒程度严重,病程比细菌性毒素中毒长,发病率和死亡率较高。③季节性和地区性均不明显,中毒食品无特异性,多以误食或食入被化学物质污染的食品而引起,偶然性较大。

(2)临床表现:急性中毒发病急骤,病情较复杂,变化迅速。

(3)救治原则。①清除毒物:如催吐、洗胃、灌肠、导泻、利尿等。②其他措施:根据毒物的理化性质,可分别选用中和剂、沉淀剂,如牛奶、蛋清等,或液体石蜡。③血液净化疗法:不同毒物选用不同的净化技术,有指证者及早实施。④特殊解毒剂:排毒剂,如二巯基丙环酸钠等;拮抗剂,如急性有机磷中毒用抗胆碱能剂,急性酒精中毒、吗啡中毒用盐酸纳洛酮等;复能剂,如急性有机磷中毒用氯解磷定,高铁血红蛋白用亚甲蓝等;非特异性拮抗剂,如糖皮质激素等。⑤其他对症、支持治疗:改善患者内环境、增加抵抗力、减少痛苦、防止并发症以及重症护理工作、良好的营养、心理治疗等都十分重要。⑥中医药治疗:可根据辨证论治原则来进行。

4.有毒动植物食物中毒

(1)中毒原因:①动植物本身含有某种天然有毒成分(如河豚、毒蕈)。②由于贮存条件不当产生某种有毒物质(如发芽马铃薯)。③加工过程中未能破坏或祛除有毒成分的可食的植物食品(如木薯、苦杏仁)。

(2)临床表现:①河豚毒素可引起中枢神经麻痹,阻断神经肌肉间传导,使随意肌出现进行性麻痹;直接阻断骨骼纤维;导致外周血管扩张及动脉压急剧降低。潜伏期10分钟到3小时。早期有手指、舌、唇刺痛感,然后出现恶心、呕吐、腹痛、腹泻等胃肠症状。四肢无力、发冷、口唇和肢端知觉麻痹。重症患者瞳孔与角膜反射消失,四肢肌肉麻痹,以致发展到全身麻痹、瘫痪。呼吸表浅而不规则,严重者呼吸困难、血压下降、昏迷,最后死于呼吸衰竭。目前对此尚无特效解毒剂,对患者应尽快排出毒物和给予对症处理。②毒蕈中毒:一种毒蕈可含多种毒素,多种毒蕈也可含有一种毒素。毒素的形成和含量常受环境影响。胃肠炎型可能由类树脂物质,胍啶或毒蕈酸等毒素引起,潜伏期10分钟至6小时,表现为恶心、剧烈呕吐、腹痛、腹泻等,病程短,预后良好。神经精神型引起中毒的毒素有毒蝇碱、蟾蜍素和幻觉原等,潜伏期6~12小时,中毒症状除有胃肠炎外,主要有神经兴奋、精神错乱和抑制,也可有多汗、流涎、脉缓、瞳孔缩小等,病程短,无后遗症。溶血型同毒蕈素、马鞍蕈毒等毒素引起,潜伏期6~12小时,除急性胃肠炎症状外,可有贫血、黄疸、血尿、肝脾肿大等溶血症状,严重者可致死亡。肝肾损害型主要由毒伞七肽、毒伞十肽等引起,毒素耐热、耐干燥,一般烹调加工不能破坏,毒素损害肝细胞核和肝细胞内质网,对肾也有损害,潜伏期6小时至数天,病程较长,临床经过可分为六期:潜伏期、胃肠炎期、假愈期、内脏损害期、精神症状期、恢复期。该型中毒病情凶险,如不及时积极治疗,病死率甚高。③木薯中毒:木薯的根、茎、叶中都含有亚麻苦甙,经水解后可析出游离态的氢氰酸,致组织细胞窒息中毒。潜伏期6~9小时,也有1小时发病者。主要是氢氰酸中毒症状。可因抽搐、缺氧、休克,呼吸麻痹而死亡。

(3)救治原则:早期用催吐、导泻等措施排出毒物,并给予其他对症治疗。

(二)群体性食物中毒调查与处理的目的

(1)查明食物中毒事件的发生经过:①确定食物中毒病例。②查明中毒食品。③确定食物中毒致病因素。④查明造成食物中毒的原因。

(2)提出并采取控制食物中毒的措施。

(3)对中毒患者进行抢救和治疗。

(4)收集对违法者实施处罚的依据。

(5)提出预防类似事件再次发生的措施和建议。

(6)积累食物中毒资料,为改善食品卫生管理提供依据。

(三)群体性食物中毒现场自救基本常识

中毒后一旦出现上吐、下泻、腹痛等食物中毒症状,首先应立即停止食用可疑食物,同时,立即拨打急救中心 120 呼救。在急救车来到之前,可以采取以下自救措施。

1.催吐

对中毒不久而无明显呕吐者,可先用手指、筷子等刺激其舌根部的方法催吐,或让中毒者大量饮用温开水并反复自行催吐,以减少毒素的吸收。如经大量温水催吐后,呕吐物已为较澄清液体时,可适量饮用牛奶以保护胃黏膜。如在呕吐物中发现血性液体,则提示可能出现了消化道或咽部出血,应暂时停止催吐。

2.导泻

如果患者吃下去的中毒食物时间较长(如超过两小时),而且精神较好,可采用服用泻药的方式,促使有毒食物排出体外。用大黄、番泻叶煎服或用开水冲服,都能达到导泻的目的。

3.保留食物样本

由于确定中毒物质对治疗来说至关重要,因此,在发生食物中毒后,要保存导致中毒的食物样本,以提供给医院进行检测。如果身边没有食物样本,也可保留呕吐物和排泄物,以方便医师确诊和救治。

(四)现场处置基本原则

1.群体性食物中毒现场救护基本原则

(1)及时报告当地卫生行政部门:根据食物中毒事故处理办法规定,发生食物中毒或者疑似食物中毒事故的单位、接收食物中毒或者疑似食物中毒患者进行治疗的单位,应当及时向当地政府卫生行政部门报告发生食物中毒事故的单位、地址、时间、中毒人数、可疑食物等有关内容。

(2)对患者采取紧急处理:停止食用可疑中毒食品;采集患者呕吐物、血液、尿液等标本,以备送检;急救处理,包括催吐、洗胃和清肠;对症治疗与特殊治疗,如纠正水和电解质失衡,使用特效解毒药。①惊厥与抽搐:首选安定。②休克:补充血容量,尤其注意观察是发生中毒性心肌炎。③心律失常:密切观察、处理好中毒性心肌炎,调整好内环境。④呼吸困难:保持呼吸道通畅,合理、有效给氧。⑤颅内压增高:及时发现并应用脱水剂。⑥尿少:注意肾功能、补充血容量,最好应用活血、扩血管药和利尿药,不用对肾脏损害的药物。⑦高热:查明原因,对症处理。⑧心搏呼吸骤停:心搏呼吸骤停是急性中毒最为严重的危象,及时有效地心肺复苏可达到有效地临床疗效。

(3)对中毒食品控制处理:保护现场,封存中毒食品或可疑中毒食品;采集剩余中毒食品或可疑中毒食品,以备送检;追回已售出的中毒食品或可疑中毒食品;对中毒食品进行无害化处理或销毁。

(4)根据不同的中毒食品,对中毒场所采取相应的消毒处理。

2.食物中毒事件的分级

食物中毒事件的发病人数达到 30 例及以上时,应按照突发公共卫生事件进行处理,事件分级如下:

(1)属重大突发公共卫生事件的食物中毒事件:一次食物中毒人数超过 100 人并出现死亡病例;或出现 10 例以上死亡病例。

(2)属较大突发公共卫生事件的食物中毒事件:一次食物中毒人数超过 100 人;或出现死亡病例。

(3)属一般突发公共卫生事件的食物中毒事件:发病人数在 30～99 人,未出现死亡病例。

对影响特别重大的食物中毒事件由国务院卫生行政部门报国务院批准后可确定为特别重大食物中毒事件。各省、自治区、直辖市人民政府卫生行政部门可结合本行政区域实际情况,对特殊环境和场所的分级标准进行补充和调整。

(五)群体性食物中毒现场处置流程

1.接报

建立首接负责制,由接报人做好详细记录,包括报告人姓名、联系电话,事件发生的时间、地点和现场情况,了解事件属性,填写食物中毒来电来访接报记录表。接报后核实报告内容,按规定程序立即上报,并通知救援队成员。

2.赴现场前的准备

(1)人员准备:指派与中毒人员数量相适应的医护人员,食品卫生监督专业人员、流行病学、中毒控制、检验、药理学或其他部门有关人员协助前往现场救援。

(2)采样用物准备(根据中毒人员数量准备充足):采样用的刀、剪、勺、镊子、夹子、吸管等;供采粪便用的采便管、培养基;供采呕吐物用的无菌平皿、采样棉球;供采血用的一次性注射器、灭菌试管;保藏样品的冷藏设施;盛装食物的灭菌广口瓶、塑料袋、75%酒精、酒精灯、记号笔等;防污染的工作衣或隔离衣、帽、消毒口罩、手套、靴子等;供涂抹用的生理盐水试管,棉拭子若干包,有条件的应配备选择性培养基。

(3)取证工具准备:照相机、录音机、摄像机等。

(4)现场快速检测设备:食物中毒快速检测箱、毒物快速分析设备、温度计等。

(5)调查用表和记录单准备:食物中毒个案调查登记表、调查结果汇总表、现场卫生检查笔录、询问笔录、采样单、卫生监督意见书、卫生行政控制决定书等卫生监督文书。

(6)参考资料准备。

(7)其他准备:如化学性、动物性食物中毒的特效解毒药。

3.人员分组及职责

到达现场后,一般情况下分两个小组,一组人员对病例开展个案调查,另一组人员抓紧时间开展相关现场调查,同时采集相关样品。特殊情况可以结合现场情况临时决定。对大规模食物中毒,调查处理组负责人应统一组织、协调、指挥调查人员分组分别赶赴不同的食物中毒现场进行调查处理。

(1)个案调查组:应对患者逐一进行认真全面的调查,并填写中心统一印制的食源性疾病个案调查记录表,对个案调查表上的所有项目均作详细询问和记录,调查完毕后应请被调查者在个案调查表上签字认可。调查过程中的注意事项:①对最早发病和症状较重的患者进行重点调查。②对每项症状和体征进行仔细询问和记录,要注意对诉说的主观症状真实性的分析判断,应避免诱导性的询问,多收集客观的表现。③应特别注意是否出现特殊临床表现,如指甲口唇青紫、阵发性抽搐等。④若中毒餐次不清,则需结合临床症状,对72小时内进餐食品进行调查。⑤如果患者以恶心、呕吐为主要症状,可以重点询问发病前数小时内所吃的食物;若患者以腹痛、腹泻为主要症状,应重点调查发病前20小时内的进餐食品;如疑为化学性食物中毒,则重点调查发病前一餐的食品,调查时应注意了解是否存在食物之外的其他可能与发病有关的暴露因素。

(2)现场调查组:应对可疑中毒食品的加工环境及其制作和销售过程进行详细调查询问,同时完成相关样品的采集。根据就餐食谱、患者临床表现特点和就餐情况、食品的加工方法等确定重点食品优先调查。①采样品种包括三类,分别是可疑食物和水样、环节类样品(食品容器和加工用具等物品表面涂抹液)、患者生物材料(粪便、呕吐物、血液、尿液等),可能条件下还应采集厨师和直接接触食品人员的手、肛拭子等。对腹泻患者要注意采集粪便和肛拭子,对发热患者注意采集血液样品,对怀疑化学性中毒者应采集血液和尿液。②采样要求:送微生物检验时,用具必须是无菌的,并以无菌操作进行采样;样品需在合适的容器中密封,需冷藏应在最短时间内送检;对规模较大的食物中毒事件应采集10~20名具有典型临床症状的患者的检验样品,同时应采集部分具有相同进食史但未发病者的同类样品作为对照。③特殊情况时的采样:如果样品是必须的,不管患者是否已经使用过抗生素,也不管设备工具等是否已进行过消毒,均需按常规采样。④样品的现场检测:有条件时,应尽可能用快速检验方法在现场进行定性检验,不要求灵敏度,但应简便、快速,以协助诊断为抢救患者提供依据。⑤样品的保管与送检:不能进行现场检测的样品必须贴上标签,填写名称、时间、地点、数量、现场条件、采样人等,做到严密封闭包装,置冰箱内保存,温度通常控制在4℃左右,并应在4小时内送至实验室,无条件时,在样品采集和运送途中应用冰壶冷藏;如发现容器可能影响检验结果时,应在检验报告上注明;送检材料必须注明材料件数、数量、采样的条件、样品名称、采样时间、送检时间;为使化验室明确样品的送检目的,应注明送检理由,食物中毒情况以及食物中毒可疑原因;化验室接到样品必须签字,注明接到时间,并立即进行化验。

4.急救与护理

一般来讲,群体性食物中毒现场处理中的任务主要有4项:①迅速对现场患者进行检查及伤害程度分类,对危重患者进行紧急处置。②了解中毒人员自救措施实施程度。③保持危重患者的气道通畅、供氧,维持其血液循环,满足生命需要。④迅速安全地将所有患者疏散、转送到有救治能力的医院。

群体性食物中毒发生后,应立即停止食用可疑中毒食品,并且在用药前采集患者血液、尿液、吐泻物标本,以备送检。具体方法如下:

(1)清除胃内毒物,阻止继续吸收,加速排泄:立即给予中毒症状较轻、神志清醒且能合作的患者口服温盐水催吐洗胃;对中毒时间长且神志不清者,用洗胃机洗胃,直至呕吐物及洗出物无味为止。洗胃时要密切观察患者的神志、呼吸、脉搏、回流液等情况。如发现异常应暂停洗胃并采取相应的措施处理。洗胃完毕从胃管内注入33%硫酸镁溶液20 mL,以加速毒物的排泄。

(2)快速建立静脉通道:重患者在洗胃同时,迅速建立静脉通道,按医嘱给予相应的治疗,如给予10%葡萄糖或生理盐水加相应的解毒剂、护肝剂等药物;较轻患者也立即给予静脉输液及相应的药物治疗。

(3)密切观察病情：由于患者数量较多，在抢救的同时也应注意患者的神志、呼吸、脉搏、瞳孔、皮肤颜色、血压、大便次数(特别观察是否带脓血)，记录好尿量、监测血钾、钠等情况变化，并及时给予相应的处理。

(4)做好基础护理，预防并发症的发生：认真记录护理病历，为治疗患者提供可靠资料。对于患者身上污染的衣物及时脱下，进行消毒处理。

(5)心理护理：此类患者由于突发性事件，多无心理准备且多无家属，往往表现为恐惧、紧张、激动，对预后甚为担忧，且患者由于心理作用，因相互影响而使自觉症状加重。而发生事件的单位则表现为紧张、不知所措、怕负责任。这时作为医护人员给予充分的理解，做好解释工作，并由后勤部门协助他们办理有关手续，护送患者检查、入院；安排无症状人员的生活等工作，耐心解除他们紧张、恐惧及无助的心理，让他们主动配合抢救及治疗的工作。在抢救工作顺利进行后，碰到患者家属的疑问时，我们要及时解答，并做好疾病相关知识的健康教育。

(6)认真执行消毒隔离，防止交叉感染。

5.事件现场的临时控制措施

(1)保护现场，封存中毒食品或可疑中毒食品。

(2)封存被污染的食品用工具、用具和设备，并责令进行清洗消毒。

(3)暂时封锁被污染的与食物中毒事件相关的生产经营场所。

(4)责令食品生产经营单位追回已售出的中毒食品或可疑中毒食品。

(5)对已明确的中毒食品进行无害化处理或销毁。

(6)做好垃圾的分类处理，防止水源污染。

6.善后处理

(1)封存物品、场所处理：①对被封存的食品、食品用工具和用具及有关生产经营场所，应当在封存之日起15日内完成检验或卫生学评价工作，并作出以下处理决定：属于被污染或含有有毒有害物质的食品，依法予以销毁或监督自行销毁；属于未被污染且不含有有毒有害物质的食品，以及已消除污染的食品相关用具及有关生产经营场所，予以解封。②因特殊原因，需延长封存期限的，应作出延长控制期限的决定。

(2)行政处罚：调查结束后，依据中华人民共和国食品卫生法及食品卫生行政处罚办法等法律规定，对肇事者实施行政处罚。对受害者的赔偿等，由政府相关部门按相应法律、依法处理。

(3)食物中毒事件评估：在食物中毒事件处理完毕后，应对事件进行科学、客观地评估。评估内容包括食物中毒事件种类和性质、事件对社会、经济及公众心理的影响、应急处理的响应过程、调查步骤和方法、对患者所采取的救治措施、调查结论等，评估应包括有关经验和教训的总结。

7.防止事件危害进一步扩大的措施

(1)停止出售和摄入中毒食品和疑似中毒食品。

(2)当发现中毒范围仍在扩展时，应立即向当地政府报告。发现中毒范围超过本辖区时，应通知有关辖区的卫生行政部门并向共同的上级卫生行政部门报告。

(3)如有外来污染物，应同时查清污染物及其来源、数量、去向等，并采取临时控制措施。

(4)如中毒食品或疑似中毒食品已同时供应其他单位，应追查是否导致食物中毒。

(5)根据时间控制情况的需要，建议政府组织卫生、医疗、医药、公安、工商、交通、民政、广播电视和新闻单位等部门采取相应的措施和预防措施。

(6)其他有关措施。

(六)常见食物中毒的救护

1.肉毒芽孢菌(简称肉毒梭菌)食物中毒

(1)尽快排除毒物:立即催吐后用0.05％高锰酸钾溶液、2％碳酸氢钠溶液或活性炭混悬液洗胃、导泻、高位灌肠等。

(2)抗毒素治疗:此为本病的特效疗法,一般在进食污染食物24小时内或肌肉麻痹前给予最为有效。多价抗毒素(A、B、E型)1万～2万单位静脉注射或肌内注射,或静脉及肌肉各半量注射,必要时于6小时后同量重复1次。使用前必须做过敏试验,如出现变态反应,则需用脱敏方法给药。①过敏实验法:吸取0.1 mL血清制品,用生理盐水稀释到1 mL,在前臂掌侧皮内注入0.1 mL,注射后观察10～30分钟,注射后如有红肿、皮丘者为阳性反应,无红肿、皮丘者为阴性。②脱敏法:将血清制品稀释10倍,分数次皮下注射,每次间隔10～30分钟,第一次注射0.2 mL,观察有无气喘、发绀、脉搏加速等反应,没有上述反应可酌情增量注射,共注射观察3次,如仍无异常,即可将全量做皮下或肌内注射。

(3)对症和支持治疗:①患者应安静、卧床休息,休息期限依病情轻重而定,注意保暖。②吞咽困难时,用鼻饲或胃肠外营养;防止水、电解质及酸碱平衡失调。而呼吸困难时应给氧,必要时行人工呼吸或气管插管,呼吸衰竭时应迅速抢救。按医嘱给予肌松剂,忌用麻醉剂、镇静剂。③给予青霉素,防止并发感染,禁用氨基糖苷类抗生素如庆大霉素等,以防加重症状。④便秘者应灌肠,一方面可缓解腹胀,另一方面又可加速毒物排出。⑤婴儿肉毒中毒:一般不用抗毒素,而用青霉素类抗生素口服或肌内注射,以减少肠道内肉毒杆菌的数量,防止毒素的产生和吸收,同时进行对症及支持治疗。

2.沙门菌食物中毒

(1)洗胃、催吐、导泻:中毒后立即用0.05％高锰酸钾溶液反复洗胃,洗胃越早效果越好。在无呕吐的情况下,可催吐。机械性刺激或用催吐剂,如吐根糖浆。但是在中毒时间较长,可给硫酸钠15～30 g,一次口服。吐泻严重的患者,可不用洗胃、催吐和导泻。

(2)抗生素治疗:一般病例无须使用抗生素。严重患者可用氯霉素,静脉滴注或口服。亦可使用头孢唑林等。

(3)补充水分和纠正电解质紊乱:胃肠炎型及霍乱型患者,吐、泻较重,损失大量水分,应根据失水情况,补充适当水分。补充水分,一是口服,二是静脉滴注。凡能饮用者,应尽力鼓励患者多喝糖盐水、淡盐水等,这在人数很多的食物中毒现场时十分必要的。如有酸中毒,应补充碱性药物,如有低钾血症,应补充钾盐。补充水分和纠正电解质紊乱,应贯穿于急救治疗的全过程。这样,往往会收到事半功倍的效果。

(4)对症治疗:腹痛、呕吐严重者,可用阿托品0.5 mg肌内注射。烦躁不安者给镇静剂,如有休克,进行休克治疗。

3.副溶血弧菌食物中毒

抗生素治疗,副溶血性弧菌对氯霉素敏感,脱水应及时补充水分、纠正电解质紊乱。

4.志贺菌属食物中毒

可用抗生素治疗,一般用于治疗的抗生素有氨苄西林、甲氧苄嘧啶/新诺明(也被称作复方新诺明或Septra磺胺类抗生素)、环丙沙星。适当的治疗可以杀死患者粪便中的致病菌,并缩短病程。但一些志贺菌属越来越具有耐药性,一些症状较轻的患者不用抗生素治疗,通常也会很快恢复。因此当在一个社区有许多人感染志贺菌属时,抗生素有时只用于治疗那些较重的病例。止泻灵类药物,如洛哌丁胺或地芬诺酯都含有阿托品,会导致病情加重,应当避免使用。

5.李斯特菌食物中毒

本菌对氨苄西林、四环素、氯霉素、红霉素、新霉素敏感,对多粘菌素 B 有抗药性,不过首选药物为氨苄西林。如果孕妇发生感染,要迅速应用抗生素,可以防止胎儿和新生儿的感染。婴儿感染李斯特杆菌病,应用和成人相同的抗生素,一般联合使用抗生素直到医师明确诊断。

6.创伤弧菌食物中毒

抗生素治疗,如多西环素、第三代头孢菌素(头孢曲松、头孢他啶等)。

7.空肠弯曲菌食物中毒

空肠弯曲菌都是自限性疾病,不经过特殊的治疗都可以康复,如果患者腹泻时间较长,需要补充液体。对一些严重的病例,可以应用红霉素或庆大霉素等抗生素治疗,来缩短病程。如果早期用药,一定要经过医师,确定抗生素是否必须使用。

8.小肠结肠炎耶尔森菌食物中毒

腹泻较轻的病例,通常不需要抗生素治疗就可以痊愈。然而,较重的合并感染者,可用氨基糖苷类、多西环素、氟化喹啉酮类等,对第一代头孢不敏感,亦可试用第二代、第三代头孢。

9.椰毒假单胞菌酵米面亚种食物中毒

在本菌中毒发生后,应立即组成急救组织,将患者分成轻、中、重型,于不同病室分别进行急救与治疗,以免互相干扰。根据现场经验,急救与治疗主要分为以下四项。

(1)危重患者重点急救,轻症患者当重症治,未发病者当患者治。在本菌食物中,医务人员忽视了对其进行及时、彻底地洗胃和清肠,未发病者可突然发病或轻症者病情恶化,而造成死亡。这种沉痛的教训必须很好地吸取。因此,我们务必采取危重患者重点急救,轻症患者当重症治,未发病者当患者治的急救与治疗原则。

(2)排除毒物要及早、坚决、彻底。洗胃、清肠以排除本菌食物中毒患者的体内毒素,应当作为急救与治疗的首要措施。这项措施执行的早晚和彻底与否,与预后关系甚大。洗胃、清肠越彻底,病死率可以大大降低。因此,一旦发生本菌食物中毒,凡进食者,不论其是否发病、轻重程度、发病早晚、发病迁延多久,甚至 2～3 天,只要是未有彻底排除毒物的,一律都要洗胃、清肠。但是,洗胃、清肠往往被忽视,一般又多认为中毒时间较久,毒素已吸收入体内,就无须洗胃、清肠了。实际不然,曾有进食臭米面食品后 48 小时和 72 小时死亡的患者,尸检时胃内仍有大量的臭米面食物。这可能与胃肠麻痹,胃肠排空能力降低有关。因此,我们在排毒措施上,一定要早、要彻底,可以收到事半功倍的效果,提高治愈率。如果发现本菌食物中毒者后,应立即令其用各种方法刺激咽部催吐。催吐不成则应反复、彻底地洗胃。洗胃以用洗胃机(器)为宜,一定要把臭米面残渣和黏液彻底洗出来。洗胃之后口服或注入硫酸钠 25～30 g,以便清肠。投予药物而来排便者,则应考虑重复给药。也可在洗胃同时用温肥皂水高位灌肠,油类泻剂以不用为宜。

(3)保肝、护肾、防止脑水肿是对症治疗的重点。本菌食物中毒患者,常常出现不同程度的多种脏器损害。一旦出现肝、肾损害时,治疗上多有矛盾。因此,在保肝、护肾方面要早期采取措施,而不要等待症状出现后再给予处置。其中护肾尤为重要,如果一旦出现肾功衰竭,各种药物的应用十分困难。

(4)控制感染。本菌食物中毒患者机体抵抗力大为降低,很容易感染,如一旦发现则很难控制,常迅速发展,引起死亡。对于插管、导尿必须严格注意消毒与无菌操作,对于呼吸道感染必须予以注意。

10.河豚鱼食物中毒

(1)争取尽快排出毒物,用5‰碳酸氢钠溶液洗胃。洗胃完毕时,从胃管注入硫酸钠溶液导泻。

(2)及时补液,并维持水与电解质平衡,促进毒物排泄。

(3)肌肉麻痹用士的宁2 mg肌内或皮下注射。

(4)呼吸困难者可用洛贝林等肌内注射。一般认为尽早应用肾上腺皮质激素,可收到良好的疗效。

11.亚硝酸盐食物中毒

使患者处于空气新鲜,通风良好的环境中注意保暖。进食时间短者可催吐。用筷子或其他相似物品轻轻刺激咽喉部,诱发呕吐。或大量饮温水也能产生反射性的呕吐。如病情严重,且中毒时间较长者,应速送到医院进行抢救。

（袁婷婷）

参 考 文 献

[1] 肖芳,程汝梅,黄海霞,等.护理学理论与护理技能[M].哈尔滨:黑龙江科学技术出版社,2022.

[2] 宋鑫,孙利锋,王倩,等.常见疾病护理技术与护理规范[M].哈尔滨:黑龙江科学技术出版社,2021.

[3] 刘爱杰,张芙蓉,景莉,等.实用常见疾病护理[M].青岛:中国海洋大学出版社,2021.

[4] 杨青,王国蓉.护理临床推理与决策[M].成都:电子科学技术大学出版社,2022.

[5] 张翠华,张婷,王静,等.现代常见疾病护理精要[M].青岛:中国海洋大学出版社,2021.

[6] 苏文婷,赵衍玲,马爱萍,等.临床护理常规与常见病护理[M].哈尔滨:黑龙江科学技术出版社,2022.

[7] 张俊英,王建华,宫素红,等.精编临床常见疾病护理[M].青岛:中国海洋大学出版社,2021.

[8] 张晓艳.临床护理技术与实践[M].成都:四川科学技术出版社,2022.

[9] 崔杰.现代常见病护理必读[M].哈尔滨:黑龙江科学技术出版社,2021.

[10] 高淑平.专科护理技术操作规范[M].北京:中国纺织出版社,2021.

[11] 李淑杏.基础护理技术与各科护理实践[M].郑州:河南大学出版社,2021.

[12] 潘红丽,胡培磊,巩选芹,等.临床常见病护理评估与实践[M].哈尔滨:黑龙江科学技术出版社,2022.

[13] 吴雯婷.实用临床护理技术与护理管理[M].北京:中国纺织出版社,2021.

[14] 申璇,邱颖,周丽梅,等.临床护理常规与常见病护理[M].哈尔滨:黑龙江科学技术出版社,2022.

[15] 刘庆芬,顾芬,顾纪芳.常见疾病预防护理知多少[M].上海:上海交通大学出版社,2021.

[16] 李艳.临床常见病护理精要[M].西安:陕西科学技术出版社,2022.

[17] 姜鑫.现代临床常见疾病诊疗与护理[M].北京:中国纺织出版社,2021.

[18] 李红芳,王晓芳,相云,等.护理学理论基础与护理实践[M].哈尔滨:黑龙江科学技术出版社,2022.

[19] 黄粉莲.新编实用临床护理技术[M].长春:吉林科学技术出版社,2021.

[20] 于翠翠.实用护理学基础与各科护理实践[M].北京:中国纺织出版社,2022.

［21］于红,刘英,徐惠丽,等.临床护理技术与专科实践[M].成都:四川科学技术出版社,2021.

［22］孙立军,孙海欧,赵平平,等.现代常见病护理实践[M].哈尔滨:黑龙江科学技术出版社,2021.

［23］王玉春,王焕云,吴江,等.临床专科护理与护理管理[M].哈尔滨:黑龙江科学技术出版社,2022.

［24］尉伟,郭晓萍,杨继林.常见疾病诊疗与临床护理[M].广州:世界图书出版广东有限公司,2021.

［25］崔珍.实用护理学研究与护理新进展[M].哈尔滨:黑龙江科学技术出版社,2021.

［26］任秀英.临床疾病护理技术与护理精要[M].北京:中国纺织出版社,2022.

［27］黄浩,朱红.临床护理操作标准化手册[M].成都:四川科学技术出版社,2021.

［28］赵衍玲,梁敏,刘艳娜,等.临床护理常规与护理管理[M].哈尔滨:黑龙江科学技术出版社,2022.

［29］刘峥,程耀敏,黄晓文.临床专科疾病护理要点[M].郑州:河南大学出版社,2021.

［30］张兰凤.护理院护理技术[M].北京:科学出版社,2021.

［31］杨春,李侠,吕小花,等.临床常见护理技术与护理管理[M].哈尔滨:黑龙江科学技术出版社,2022.

［32］李华.基础护理与疾病护理[M].哈尔滨:黑龙江科学技术出版社,2021.

［33］周晓丹.现代临床护理与护理管理[M].北京:科学技术文献出版社,2021.

［34］张红芹,石礼梅,解辉,等.临床护理技能与护理研究[M].哈尔滨:黑龙江科学技术出版社,2022.

［35］孙慧,刘静,王景丽,等.基础护理操作规范[M].哈尔滨:黑龙江科学技术出版社,2022.

［36］谢丽丽.小儿川崎病护理中舒适护理的临床效果研究[J].中文科技期刊数据库(全文版)医药卫生,2022(10):98-101.

［37］陈香花.临床护理路径实施在脑出血护理中效果及对患者预后的影响研究[J].中文科技期刊数据库(全文版)医药卫生,2022(8):35-38.

［38］潘毓珊.SBAR沟通模式在泌尿外科医护沟通中的应用[J].中国继续医学教育,2021,13(8):88-192.

［39］朱秀妮,陈霄云,李娟.早期预警与医护沟通对急诊危重患者的救治效果研究[J].医院管理论坛,2021,38(9):39-42.

［40］钟锦华,杨帆,黄雁翎.沐舒坦经纤维支气管镜给药治疗支气管扩张症的护理[J].海峡药学,2021,33(1):111-113.